面向 21 世纪课程教材

Textbook Series for 21st Century

高等医药院校教材

供基础、预防、临床、药学、检验、口腔、影像、麻醉、护理等专业用

基础中医学

主编 陆付耳 刘沛霖

科学出版社

北京

·版权所有 侵权必究·

举报电话：010-64030229；010-64034315；13501151303（打假办）

内 容 简 介

本书为面向21世纪课程教材，在编写内容上突破了从基础到临床、从总论到各论的传统编写模式，按照"一条主线"（中医的理法方药）的思维方法，串联"三个模块"（基础理论、辨证论治、证治药方）的编写思路，较系统地介绍了中医学的基本知识、基本理论和基本技能；在编写体例上大胆创新，注重实用，力求重点突出，文字精练，采用丰富的图表取代冗长的阐述。全书体现了病机为本、辨证论治、以证统病、以法定方的编写风格；书末选取一些常用的中药、方剂、腧穴及术语收载于附录中，以便学生查阅自学。本书特点是重点突出、体例新颖、实用性强。

本书可供高等医药院校基础、预防、临床、药学、检验、口腔、影像、麻醉、护理等专业学生使用。

图书在版编目(CIP)数据

基础中医学/陆付耳，刘沛霖主编．—北京：科学出版社，2003.8
（面向21世纪课程教材）
ISBN 978-7-03-011938-4

Ⅰ．基… Ⅱ．①陆… ②刘… Ⅲ．中医医学基础-医学院校-教材 Ⅳ．R22

中国版本图书馆CIP数据核字（2003）第066604号

责任编辑：郭海燕　李国红　曹丽英/责任校对：柏连海
责任印制：李　彤/封面设计：卢秋红

版权所有，违者必究。未经本社许可，数字图书馆不得使用。

科 学 出 版 社 出版
北京东黄城根北街16号
邮政编码：100717
http://www.sciencep.com

北京虎彩文化传播有限公司 印刷
科学出版社发行　各地新华书店经销

*

2003年8月第　一　版　开本：850×1168　1/16
2022年12月第十五次印刷　印张：21 1/2
字数：557 000

定价：79.80元
如有印装质量问题，我社负责调换

《基础中医学》编委会

主　编　陆付耳　刘沛霖
副主编　胡永红　程化奇　李廷谦
编　委（以姓氏笔画为序）
　　　　王春梅　（郧阳医学院）
　　　　卢训丛　（三峡大学医学院）
　　　　叶望云　（华中科技大学同济医学院）
　　　　刘沛霖　（华中科技大学同济医学院）
　　　　任开明　（武汉大学医学院）
　　　　李廷谦　（四川大学华西医学中心）
　　　　李鸣真　（华中科技大学同济医学院）
　　　　李道本　（华中科技大学同济医学院）
　　　　张瑞明　（四川大学华西医学中心）
　　　　陆付耳　（华中科技大学同济医学院）
　　　　陈友香　（武汉大学医学院）
　　　　陈　琢　（华中科技大学同济医学院）
　　　　胡永红　（华中科技大学同济医学院）
　　　　郜红记　（湖北民族学院医学院）
　　　　涂胜豪　（华中科技大学同济医学院）
　　　　程化奇　（武汉大学医学院）
　　　　程梦琳　（咸宁医学院）
　　　　强世平　（武汉科技大学医学院）
秘　书　涂胜豪（兼）　陈　琢（兼）

前　言

　　高等医药院校的《中医学》课程有其特殊性,课时少而内容多是长期未能解决的难题。如何让高等医药院校的学生在很有限的课时内系统学习并掌握中医学的基本知识、基本理论和基本技能,是当前教学工作中普遍存在而又很难解决的大问题,它直接关系到我国医学教育的目标和质量要求能否实现。从改革中医学课程教材入手,可能是解决这一问题的重要途径之一。本教材的立项是在总结国内高等医药院校中医学教学经验与教训的基础上,积极吸收武汉大学医学院、四川大学华西医学中心的教授在中医课程教学中的经验,以华中科技大学同济医学院中医学教研室原编写的《基础中医学》讲义为蓝本进行系统地修改,希望能为高等医药院校五年制本科或七年制学生学习中医学课程提供一本重点突出、体例新颖、实用性强的教材。

　　本教材在编写内容上突破了从基础到临床、从总论到各论的传统编写模式,按照"一条主线"(中医的理法方药系统思维方法),串联"三个模块"(由基础理论、辨证论治、证治药方三部分组成)的编写思路,在编写体例上大胆创新,注重实用,力求重点突出,文字精练,采用丰富的图表取代冗长的阐述,全书体现了病机为本、辨证论治、以证统病、以法定方的编写风格。根据中医临床诊疗的全过程,本教材以脏腑学说和辨证论治为重点,不惜篇幅系统地介绍了相关的知识和技能,目的是方便学生自学。由于本教材在选择正文的编写内容上强调文字通俗简洁,难免遗漏重要内容,为此编委会特意选取一些常用的中药、方剂、腧穴及术语收载于附录中,以便学生查阅。此外,根据国务院国发[1993]39号《关于禁止犀牛角和虎骨贸易的通知》,这两种药品已停止供药用,本教材中古医籍或方剂涉及这两药时,仅供参考,建议使用其代用品。

　　本教材较系统地介绍了中医学的基本知识、基本理论和基本技能,旨在使高等医药院校五年制本科或七年制学生,在目前规定的比较有限的课时内通过学习本教材,能完整地掌握中医学的精髓,为将来在医疗、科研、教学及其他工作中运用中医学的知识解决医疗与保健问题打下较扎实的基础。

　　教材的编写是一件很艰难的事情,要写一本具有教学改革特色的教材尤其如此。编者曾对编写内容反复推敲,力求减少谬误,追求完美,并为此付出艰辛努力。然而,由于编者水平有限,更兼时间仓促,教材中错漏之处定会不少;更由于本教材系初次尝试革新传统编写内容与模式,无论是在学术观点还是编排体例方面都难免存在偏颇甚至错误的地方,恳切希望广大读者提出宝贵的批评意见,以便再版时更正。我们甚至很单纯地认为,教材不是法典,教材的内容也不可能是铁定的公律,应当允许不同的观点进行争论与交流,最终达到不断提高教材与教学水平的目的。

　　在本教材即将出版之际,特别要感谢华中科技大学同济医学院附属同济医院中医学教研室的历届主任及全体教师!正是他们的辛勤努力,热心于中医学课程的教学改革,致力于探索编写中医学教材的新思路,先后共编写了四版中医学讲义,经过不断地修订与完善,为我们今天的《基础中医学》的编写打下了一个非常坚实的基础。

《基础中医学》编委会
2003年6月

目　　录

前言

第一篇　基础理论

第一章　中医学的形成、发展及特点 …(3)
　一、中医学理论体系的形成和发展 …(3)
　二、中医学的特点 …………………(5)
　三、中医学与西医学的比较 ………(6)
第二章　阴阳学说 ……………………(10)
　一、阴阳学说的主要内容 …………(10)
　二、阴阳学说在中医学中的应用 …(12)
第三章　五行学说 ……………………(15)
　一、五行学说的主要内容 …………(15)
　二、五行学说在中医学中的应用 …(17)
　三、阴阳和五行学说的关系及正确运用 …(20)
第四章　脏腑学说 ……………………(21)
　一、五脏 ……………………………(21)
　二、六腑 ……………………………(31)
　三、奇恒之腑 ………………………(34)
　四、脏腑之间的相互关系 …………(35)
　五、气、血、津液 …………………(39)
第五章　经络系统 ……………………(45)
　一、经络系统的组成 ………………(45)
　二、十二经脉 ………………………(46)
　三、奇经八脉 ………………………(54)
　四、经别、别络、经筋、皮部 ……(55)
　五、经络的功能 ……………………(56)
第六章　病因与病机 …………………(58)
　一、病因 ……………………………(58)
　二、病机 ……………………………(62)

第二篇　辨证论治

第七章　四诊 …………………………(67)
　一、望诊 ……………………………(67)
　二、闻诊 ……………………………(73)
　三、问诊 ……………………………(74)
　四、切诊 ……………………………(76)
第八章　辨证论治概述 ………………(78)
　一、辨证论治的含义 ………………(78)
　二、证与病和症的关系 ……………(79)
　三、辨证与辨病的关系 ……………(80)
第九章　八纲辨证 ……………………(82)
　一、表里辨证 ………………………(82)
　二、寒热辨证 ………………………(83)
　三、虚实辨证 ………………………(83)
　四、阴阳辨证 ………………………(84)
　五、六要结合辨析 …………………(86)
　六、八纲辨证与其他辨证的关系 …(87)
第十章　病邪辨证 ……………………(88)
　一、风证 ……………………………(88)
　二、寒证 ……………………………(89)
　三、暑证 ……………………………(92)
　四、湿证 ……………………………(94)
　五、燥证 ……………………………(96)

六、火(热)证 …………………… (98)
七、郁证 ………………………… (99)
八、瘀证 ………………………… (102)
九、痰证 ………………………… (104)
十、食证 ………………………… (107)

第十一章 虚损辨证 ……………… (109)
　　一、气虚 ………………………… (109)
　　二、血虚 ………………………… (110)
　　三、阳虚 ………………………… (112)
　　四、阴虚 ………………………… (113)

第十二章 脏腑辨证 ……………… (115)
　　一、心与小肠病辨证 …………… (115)
　　二、肺与大肠病辨证 …………… (119)
　　三、脾与胃病辨证 ……………… (122)
　　四、肝与胆病辨证 ……………… (125)
　　五、肾与膀胱病辨证 …………… (129)
　　六、脏腑兼证 …………………… (132)

第十三章 外感病辨证 …………… (136)
　　一、六经辨证 …………………… (136)
　　二、卫气营血辨证 ……………… (140)

第十四章 治疗原则 ……………… (143)
　　一、标本治则 …………………… (143)
　　二、同异治则 …………………… (145)
　　三、虚实治则 …………………… (147)
　　四、寒热治则 …………………… (148)

第十五章 治疗方法 ……………… (150)
　　一、解表法 ……………………… (150)
　　二、催吐法 ……………………… (151)
　　三、攻下法 ……………………… (151)
　　四、和解法 ……………………… (151)
　　五、温里法 ……………………… (152)
　　六、清热法 ……………………… (152)
　　七、补益法 ……………………… (153)
　　八、消散法 ……………………… (153)
　　九、固涩法 ……………………… (154)
　　十、开窍法 ……………………… (154)
　　十一、重镇法 …………………… (155)

第十六章 中药概述 ……………… (156)
　　一、中药的性能 ………………… (156)
　　二、中药的应用 ………………… (162)

第十七章 方剂概述 ……………… (165)
　　一、方剂的组成 ………………… (165)
　　二、方剂的变化 ………………… (166)
　　三、方剂的剂型 ………………… (167)

第十八章 针灸 …………………… (169)
　　一、腧穴 ………………………… (169)
　　二、针法 ………………………… (169)
　　三、灸法 ………………………… (171)
　　四、十四经常用穴位 …………… (171)
　　五、选穴方法 …………………… (173)

第三篇　证治药方

第十九章 表证 …………………… (177)
　　一、证候 ………………………… (177)
　　二、治法 ………………………… (177)
　　三、药物 ………………………… (178)
　　四、方剂 ………………………… (180)

第二十章 热证 …………………… (183)
　　一、证候 ………………………… (183)
　　二、治法 ………………………… (183)

　　三、药物 ………………………… (184)
　　四、方剂 ………………………… (187)

第二十一章 寒证 ………………… (191)
　　一、证候 ………………………… (191)
　　二、治法 ………………………… (192)
　　三、药物 ………………………… (193)
　　四、方剂 ………………………… (194)

第二十二章 风湿证 ……………… (196)

一、证候 …………………………… (196)
　　二、治法 …………………………… (196)
　　三、药物 …………………………… (196)
　　四、方剂 …………………………… (197)
第二十三章　内风证 ………………… (200)
　　一、证候 …………………………… (200)
　　二、治法 …………………………… (201)
　　三、药物 …………………………… (201)
　　四、方剂 …………………………… (202)
第二十四章　湿证 …………………… (205)
　　一、证候 …………………………… (205)
　　二、治法 …………………………… (205)
　　三、药物 …………………………… (207)
　　四、方剂 …………………………… (208)
第二十五章　痰证 …………………… (211)
　　一、证候 …………………………… (211)
　　二、治法 …………………………… (212)
　　三、药物 …………………………… (212)
　　四、方剂 …………………………… (213)
第二十六章　食滞证 ………………… (216)
　　一、证候 …………………………… (216)
　　二、治法 …………………………… (216)
　　三、药物 …………………………… (217)
　　四、方剂 …………………………… (217)
第二十七章　气滞证与气逆证 ……… (219)
　　一、证候 …………………………… (219)
　　二、治法 …………………………… (219)
　　三、药物 …………………………… (220)
　　四、方剂 …………………………… (221)
第二十八章　血瘀证 ………………… (224)

　　一、证候 …………………………… (224)
　　二、治法 …………………………… (225)
　　三、药物 …………………………… (225)
　　四、方剂 …………………………… (226)
第二十九章　出血证 ………………… (231)
　　一、证候 …………………………… (231)
　　二、治法 …………………………… (232)
　　三、药物 …………………………… (232)
　　四、方剂 …………………………… (234)
第三十章　气虚证 …………………… (237)
　　一、证候 …………………………… (237)
　　二、治法 …………………………… (239)
　　三、药物 …………………………… (239)
　　四、方剂 …………………………… (240)
第三十一章　血虚证 ………………… (243)
　　一、证候 …………………………… (243)
　　二、治法 …………………………… (243)
　　三、药物 …………………………… (245)
　　四、方剂 …………………………… (246)
第三十二章　阳虚证 ………………… (248)
　　一、证候 …………………………… (248)
　　二、治法 …………………………… (248)
　　三、药物 …………………………… (249)
　　四、方剂 …………………………… (251)
第三十三章　阴虚证 ………………… (252)
　　一、证候 …………………………… (252)
　　二、治法 …………………………… (252)
　　三、药物 …………………………… (252)
　　四、方剂 …………………………… (255)

附录 …………………………………………………………………………………………… (258)
　附录一　中药备查 ………………………………………………………………………… (258)
　附录二　方剂备查 ………………………………………………………………………… (288)
　附录三　腧穴备查 ………………………………………………………………………… (304)
　附录四　术语简释 ………………………………………………………………………… (320)

第一篇 基础理论

第一章 中医学的形成、发展及特点

中医学是我国优秀传统文化的一个重要组成部分,是中华民族在长期的生活与生产实践中,逐渐积累不断发展而形成的具有独特理论风格和丰富诊疗经验的医学体系;它以整体观念和辨证论治为重要特征,以自然疗法为主要形式;在历史上它曾为中华民族的繁衍昌盛做出了巨大贡献,至今仍然在人类的医疗和保健事业中发挥着重要作用。中医学以其独特的理论体系和卓越的诊疗效果独立于世界医学之林,并通过其现代化的研究与发展,正在以崭新的面貌走向世界。

一、中医学理论体系的形成和发展

人类漫长的进化过程也就是人类生活与生产的知识和技能不断积累和发展的过程。远古时代,生产力水平极为低下,人们主要以打猎和采集野生果实为生,茹毛饮血、筑穴而居,便是当时极为原始的生活写照,觅食充饥是当时人们的第一生产和生活要务。先人在寻找食物的过程中,可能由于误食某些有毒的植物或食物,发生呕吐、腹泻、昏迷乃至死亡等食物中毒现象;也可能因为吃进某些植物或食物,而使疾病减轻,身体康复。通过这样长期口尝身受的实践,人们逐渐积累了能预防中毒和治疗疾病的常识,后者堪称医药知识而实则为生活经验,其不断积累、不断发展,便产生了我国早期的医药学。在我国传为千古美谈的"神农尝百草"的故事,家喻户晓的"药食同源"的民谚,都足以说明我国的传统医药学是先人在长期的生产和生活实践中通过不断地与疾病做斗争而逐渐形成和发展起来的。

探寻我国中医药学的发展轨迹,先人给我们留下的最为宝贵的财富就是中医药学的学术专著,这既是我们今天考察古代医学家学术思想的重要来源,更是中医药学发展过程的历史见证。正是这些浩如烟海的系列中医药典籍,构筑了中医药学形成与发展的辉煌历史,并为进一步研究中医药学、提高中医药学学术水平奠定了坚实的基础。

我国从周朝开始,封建社会逐渐形成,至春秋战国时期,生产力进一步提高,医学和其他科学一样也迅速发展起来。许多杰出的医学家总结了历来的医学成就,著成了现存的医学文献中最早的一部经典著作《黄帝内经》,简称《内经》。全书分《素问》和《灵枢》两大部分,采用黄帝与岐伯相互问答的体裁,以阴阳五行学说阐明人体生理现象和病理变化,为中国医药学奠定了理论基础。其内容包括藏象、经络、病机、诊法、辨证、治则和预防等方面。《内经》主张人与自然相统一,在讨论人体生理、病理、病因、诊断、治疗等问题时,无不密切结合四时气候、地理环境等方面的变化,重视人体与外界环境的统一性。在形态学方面,《内经》对人体脏器的大小、胃肠的容量及骨骼、血管的长度等都有详细的记载,而且基本符合实际情况。如就食管与肠的比例而言,在《内经》为1:35,而于现代解剖学为1:37,两者非常接近;指出呼吸与脉搏频率的比例为1:4,称一息四至;这些堪称精密正确的数据表明古代先人对人体结构和功能密切观察的准确性。在血液循环方面,提出"心主身之血脉",并认识到血液是在血管内"流行不止,环周不休",这些认识比英国人哈维在公元1628年发现血液循环早一千多年。《内经》已明确了人体十二经脉、奇经八脉,创建了中医学的重要学说经络学说。在疾病诊治方面,初步确立了辨证论治的原则。在药性理论方面,提出了寒、热、温、凉"四气",辛、甘、酸、苦、咸"五味"等概念,并指出五味入五脏的理论,这也是后世归经学说的本源。《内经》对方剂亦有所记载,全书共收录12个中药处方。

秦汉时代,医药学术进一步发展。秦越人著《难经》,后者为一部与《内经》相媲美的古代医学典籍。《难经》内容十分丰富,包括生理、病理、诊断、治疗各个方面,补充了《内经》的不足。《神农本草经》,简称《本经》,收载药物365种,不仅对药物的疗效作了总结,而且对药物的产地、采集、炮制方法、剂型与疗效的关系以及方剂君臣佐使的配伍原则也作了记述,是我国历史上第一部药学著作。东汉末年,著名医学家张仲景,"勤求古训、博采众方",在《内经》和《难经》的基础上结合自己的临床经验,写成了《伤寒杂病论》,经后世整理分为《伤寒论》和《金匮要略》两部。《伤寒论》在临床医学方面,以《素问·热论》为基础,丰富和发展了辨证论治的原则,首开先河地建立了六经辨证的理论体系,形成了理、法、方、药比较完整的治疗体系。它收载了许多方剂,如桂枝汤、大承气汤、小柴胡汤、四逆汤等,至今仍被广泛应用。《金匮要略》论述了各种杂病的病因、诊断、治疗和预防等问题,为后世医学对杂病的治疗奠定了基础。

在《内经》与《伤寒杂病论》的基础上,历代医家都从不同的角度发展了祖国医学理论。如隋代巢元方等编著的《诸病源候论》,是中医学第一部病因病机证候学专著;宋代陈无择的《三因极一病证方论》在病因学方面提出了著名的"三因学说";钱乙的《小儿药证直诀》开创了脏腑证治的先河。金元时期,不少医家认真探讨古代医书理论,结合自己的临证经验,开展学术争鸣,出现各具特色的医学流派,其中以四大学派即"金元四大家"最为突出。刘完素重视"火热"为病,提倡"六气皆从火化"、"五志过极皆能生火"之说,用药以寒凉为主,故称其为"寒凉派";张从正认为病从邪生,"邪去正自安",使用汗、吐、下三法攻逐邪气,故称其为"攻下派";李东垣认为脾胃在人体具有重要作用,提出"内伤脾胃,百病由生",在治疗上善用温补脾胃之法,后世称其为"补土派";朱丹溪提出"相火论",指出"阳常有余,阴常不足",治疗常以滋阴降火为主,后世称其为"滋阴派"。诸医家从不同角度丰富了祖国医药学的内容,促进了医学理论的发展。明代张景岳等提出了命门学说,为中医藏象学说增加了新的内容。

温病学是研究四时温病的发生、发展规律及其诊治方法的一门临床学科。温病学理论源于《内经》、《难经》和《伤寒杂病论》等书,经过历代医家不断补充和发展逐步形成的一门独立学科。明代吴又可在《温疫论》中提出"温疫"的病原"非风、非寒、非暑、非湿,乃天地间别有一种异气所感",其传染途径是从口鼻而入,这对温病病因学的发展是一巨大的进步。清代叶天士、吴鞠通等温病学家创立了以卫气营血、三焦为核心的温病辨证论治的理论和方法,从而形成了温病学"因证脉治"完整的理论体系。清代医家王清任著《医林改错》,勇于改正古医书在人体解剖方面的错误,进一步发展了血瘀致病的诊治理论和方法。上述古代先贤都对中医学理论的发展做出了很大的贡献。

新中国成立后,广大中西医学工作者,走中西医结合的道路,系统地整理研究祖国医药学理论,继承先人的经验,并运用现代技术和方法探讨中医药理论的科学内涵,在中医药学基础与临床的各个领域都取得了显著的成就。如中医基础理论脏腑学说的研究、经络现象和理论的研究、证的本质及其规范化研究、中医药治疗常见病和重大疾病的研究、中药药性理论的研究、中药的现代药理研究、中药和方剂的物质基础的研究、中药新药的开发及新剂型的研究等等,都取得了划时代的进展,取得可喜的成绩,为祖国医学事业的发展和中西医结合事业的壮大做出了重要贡献。

今天,古老的中医药学更是焕发了青春。随着医学模式由单纯的生物医学向生物-心理-社会医学的转变,在疾病构成中以慢性退行性疾病和代谢紊乱性疾病为主的疾病谱的变化,中医药借其天才的理论和丰富的经验,使得人们普遍认识到它具有现代医学所不可替代的优势,中医药已经并且必将继续在人类的医疗保健事业方面发挥更大的作用。我国政府着力弘扬民族文化,振兴中医药事业,实现中医药现代化,采取了一系列推动中医药发展的政策。我国的中医药正以崭新的面貌走向世界、走向未来。

二、中医学的特点

(一) 整体观念

整体就是统一性和完整性。中医学认为人体是一个有机的整体,构成人体的各组成部分,在结构上不可分割,在功能上相互协调、相互为用,在病理上相互影响。同时也认识到人体与自然环境有着密切的关系,人类在能动地适应自然、改造自然的斗争中维持着正常的生命活动。这种内外环境的统一性、人体自身的整体性的思想,称之为"整体观念"。

1. 人体的统一性

人体统一性的形成,是以五脏为中心,配以六腑,通过经络系统内属脏腑、外络肢节的作用而实现的,并且通过精、气、血、津液的作用来完成机体统一的机能活动。中医学不仅从整体来探索生命活动的规律,而且在分析病理机制时,还着眼于局部病变所引起的整体病理反应。人体的局部与整体是辩证的统一。某一局部的病理变化,往往与全身脏腑、气血、阴阳的盛衰有关。如舌通过经络直接或间接地与脏腑相通,人体内部脏腑的虚实、气血的盛衰、津液的盈亏以及疾病的轻重顺逆,都可表现于舌,所以察舌可以测知内脏的功能状态。治疗局部病变也要从整体出发,如心开窍于舌,心与小肠相表里,因此可用清心泻小肠火的办法治疗口腔糜烂。总之,中医学在阐述生理功能、病理变化、疾病的诊断与治疗时都贯穿着"人体是一个有机的整体"这一基本观点。

2. 人与自然界的统一性

人生活在自然界中,自然界的变化可以直接或间接地影响人体,而人体则相应地产生反应,在生理范围内属正常的生理适应性;超越生理范围,则产生病理性反应。《灵枢·邪客》早就指出"人与天地相应也","人与天地相参,与日月相应也"。

四时季节气候的变化影响人体的机能变化。《灵枢·五癃津液别》曰"天暑衣厚则腠理开,故汗出……天寒则腠理闭,气湿不行,水下流于膀胱,则为溺与气"。这说明春夏阳气开泄,气血容易趋向于体表,表现为皮肤松弛,多汗等;秋冬阳气收藏,气血容易趋向于体内,表现为皮肤致密,少汗而多尿等。同样,四时脉象也有相应的变化,春夏脉多浮大,秋冬脉多沉细。昼夜晨昏对人体亦有显著的影响。《素问·生气通天论》曰"故阳气者,一日而主外,平旦阳气生,日中阳气隆,日西而阳气已衰,气门乃闭"。这种人体阳气白天多趋向于表、夜晚多趋向于里的现象,既说明了昼夜晨昏的自然现象对人体的影响,也反映了在昼夜阴阳变化过程中人体生理活动的适应变化。

四时气候的变化,有时会成为生物生存的不利因素。如果气候剧变,超过了人体调节机能的限度而使人体不能作出适应性的调节时,就会生病。昼夜的变化,对疾病也有一定的影响。一般疾病大多是白天病情较轻,夜晚较重。《灵枢·顺气一日分为四时》曰"夫百病者,多以旦慧昼安,夕加夜甚。朝则人气始生,病气衰,故旦慧;日中人气长,长则胜邪,故安。夕则人气始衰,邪气始生,故加。夜半人气入脏,邪气独居于身,故甚也"。因为早晨、中午、黄昏、夜半人体的阴阳存在着生、长、化、收、藏的规律,因而疾病也随之有慧、安、加、甚的变化。

人类的生产与生活实践活动也同样会影响自然环境。中医学认为,人与天地相应,不是消极的、被动的,而是积极的、主动的。人类不仅能主动地适应自然,更能主动地改造自然,改善自然条件,从而提高健康水平,减少疾病。《素问·移精变气论》提到"动作以避寒,阴居以避暑";《养生类纂》更指出"积水沉之可生病,沟渠通浚,屋宇清洁无秽气,不生瘟疫病",这些记述足以说明先人在改造自然方面的措施和实践。

由于人与自然界存在既对立又统一的关系,所以因时、因地、因人制宜,也成为中医学的重要原则。因此,在辨证论治过程中,必须分析外在环境与内在整体的有机关系而进行有效的治疗。

(二)辨证论治

辨证论治是中医认识疾病和治疗疾病的基本原则,也是中医学的基本特点之一。证,是机体在疾病过程中某一阶段的病理概括。其概念包括了病变的部位、病因、性质以及正邪盛衰的关系,反映疾病发展过程中某一阶段的病理变化和本质,所以它比症状更全面更正确地揭示疾病的本质。

所谓辨证,就是将四诊(望、闻、问、切)所收集的资料、症状和体征,通过分析和综合,辨清疾病的部位、原因和性质以及正邪盛衰的关系,概括判断为某种病理性质的证。论治(施治),则是根据辨证的结果,确定相应的治疗方法。辨证论治的过程,就是认识疾病和治疗疾病的过程,辨证与论治是诊治疾病过程中不可分割的两个方面,是中医学的理法方药在临床上的具体运用,是指导中医临床工作的基本原则。

中医在临床诊治疾病方面,既辨病又辨证,但重点在辨证。如感冒,病邪在表,但由于病因和机体的反应不同,常可表现为"风寒表证"和"风热表证"两种不同性质的证,因而在治疗上给予"辛温解表"和"辛凉解表"的不同方法。中医强调辨证论治,医生必须辨证地看待病和证的关系,既要看到一种病可包括几种不同的证,又看到不同的病在其发展过程中可表现出同一种证。因此,在治疗上可采用"同病异治"或"异病同治"的方法来处理。必须指出,中医治病主要不是着眼于病的异同,而是着眼于病机的区别。相同的病机,其基本治法也就相同;不同的病机,其治法就不相同,即所谓"证同治亦同"、"证异治亦异",实质上是由于"证"的概念中含有病机的缘故。这种针对疾病发展过程中不同性质的"证"用不同的治疗方法去解决的法则,就是辨证论治的精神实质。

三、中医学与西医学的比较

中医学与西医学都是先人在劳动创造中不断积累经验的基础上发展而来的预防和治疗疾病的科学体系,二者在医学知识最初的起源、发展过程中的医巫合一与分流、指导医学理论的哲学基础、医学伦理原则及对服务对象的平等尊重等许多方面具有相同或相似之处。然而,中西医学却是在东方与西方不同的地域、相异的文化背景下发生和发展起来的,两者在认知方法、理论体系、诊疗体系的基本属性和特征方面具有很大的差异。认真学习和分析中西医学的差异，对我们坚持中西医结合的方针、促进现代医学的繁荣具有重要意义。

（一）中西医学基本属性与特征的比较

1. 归纳与分析

中医学和西医学起源于不同的文化土壤，所采用的认知方法也就显著不同。中医采用的认知方法是司外揣内、归纳演绎，在阴阳五行理论指导下，对所观察到的人体生理与病理现象在横向的比类取象之后判定其本质。西医采取的认知方法则是深入的纵向分析，直接探讨生理与病理现象的原因和机制。

2. 宏观与微观

中医的整体观念决定了其认识人体生理与病理现象的宏观性，着眼于从宏观上把握病理现象的性质及其变化，任何发生在局部的病理现象，也被看做是整体的病理反应在局部的表现。西医则偏重于从微观入手，以还原论为指导，对医学现象不断深入细致地剖析，以把握其实质。

3. 抽象与具体

由于中医学司外揣内、演绎推理的认知方法，再加上阴阳五行等哲学概念和范畴融入其理论体系，使得中医学理论和相关术语富有抽象性，与西医概念和术语直观、直接、具体的描述形成鲜明的对照。

4. 功能与结构

演绎推理的认知方法，使得源于观察结构的中医脏腑概念逐渐功能化。无论是人体五脏六腑的生理现象还是病理变化，中医强调的是脏腑的功能是否正常、气血的运行是否调和、阴阳是否平衡，反映中医病理本质的"证"也可以看做是机体所处特定状况下的一种"功能态"；而西医的理论则可以说是建立在结构的基础之上，依赖于肉眼观察所见或借助仪器设备的观察与检测，即使论及功能也是以结构为基础的功能，并且使结构与功能相统一。

5. 辨证与辨病

如前所述，中医辨证就是分析病变的原因，了解病变的机制，弄清病变的部位、判断机体的正气与病邪的盛衰关系，最后辨明为某种性质的"证"，因此中医的辨证过程就是中医的诊断过程；辨证是中医治疗的基础和前提，而"证"就是中医治疗的靶标。西医的诊断单元则是疾病，诊断与鉴别诊断都是以疾病为基础，因为西医疾病诊断的确立反映了病变的基本性质，在很大程度上决定了治疗方法和措施，预示了病变的发展趋势和预后。因此，西医病名的认定极为重要，而中医的疾病名称多来自某一症状或体征，对治疗不具决定性的作用。因此可以说，中医的诊断是辨证，西医的诊断则是辨病。如将二者结合起来进行诊断，则能更全面地反映出疾病的性质，将大大有利于提高疗效。

(二) 中西医学的优势与互补

1. 中医学的优势

虽然现代生命科学和医药科学取得了巨大进步,可是人类面临的健康问题依然严峻,现代医学显然不能解决所有的疾病与健康问题。随着社会的发展和生活方式的变化,传统医药学的光芒在新的时期更加灿烂。究其原因,乃传统医药学有其天才的理论和丰富的实践,在医学模式转化和疾病谱改变的今天大有可为,显示出不可替代、不可或缺的优越性。

(1) 医哲交融的整体观念

中医学诞生于中国古代的自然哲学之中,在起源上与自然哲学联为一体,在思维方法上一开始就以整体观念统领学科,使中医药学理论体系自始至终都是在整体观念下发展延伸。这种闪光的思想,正是中医学最为显著的优势;这与对现代自然科学的发展产生深刻影响的横断学科如系统论、控制论、信息论等思维方法,在一定程度上可谓异曲同工。

(2) 安全有效的自然疗法

中医药疗法丰富多彩,包括中草药、针灸、推拿、按摩、火罐、刮痧等,治疗药具都源于自然,手法操作则更能体现医者与患者间的交流。中医药疗法主要的特点首先是安全,合理应用一般无明显的毒副作用;其次为有效,源于自然的疗法虽历经时代的变迁,皆因其经过反复的实践检验,疗效可靠而得以流传至今;最后,应看到中医药疗法的简便和廉价,从卫生经济学角度考量,中医药疗法具有显著的优势,这对当前全球范围内医疗费用的不断高涨,政府、社会及家庭已经不堪重负的局面,也许有一定的借鉴和提示作用。

(3) 个体化的治疗方案

贯穿于全部中医学的辨证施治的治疗精神、因人因时因地制宜的治疗原则,决定了中医学具有追求个体化治疗的特征;中医治疗的艺术性,也为体现个体化治疗提供了新的佐证。个体化的治疗不仅是追求完美医疗效果的需要,更是治疗措施人性化的体现,这正是现代医学甚为推崇并努力追求的医疗发展方向。

(4) 治病与养生相结合

中医"未病先防,既病防变"的"治未病"思想和养生保健的思想,充分体现了中医学预防与治疗相统一的特点,这与现代医学重视和强调"预防为主"的观点不谋而合。然而,中医学在长期的发展过程中对养生保健积累了比西医更为丰富的知识和经验,如食疗、药浴、针灸和推拿等,不仅对健康和亚健康状态有多姿多彩的方法进行维护和调理,即便是在疾病的治疗过程中也极为重视调护机体正气,促进康复,完整地体现了治病与养生的有机结合。

2. 中西医学的互补性

(1) 西医辨病与中医辨证相结合

建国以来,中西医结合领域的一项重大进步就是将西医辨病与中医辨证结合起来进行诊治,这两种从不同角度、不同层面认识疾病本质和治疗规律的诊治方法具有明显的互补性,使医生在制定诊疗计划时能整体与局部兼顾、宏观和微观并调,治疗措施更具针对性和选择性。

(2) 西医善于祛病,中医长于调理

建立在微观的病原学和病理学等具体概念基础之上的西医药在治疗很多疾病方面有显著的

优势,如对实质性肿瘤的治疗,手术、放疗、化疗被称为西医治疗恶性肿瘤的三大法宝,在祛除肿瘤病灶、减轻肿瘤负荷方面常能迅速取效。然而,恶性肿瘤不是局部性疾病,而是全身性疾病,仅施行针对局部的治疗不足以使肿瘤患者得以康复。此外,随着治疗观念由"治病"到"治病人"的转化,医学的目标更强调集中在病人的整体状况,使病人延年益寿、享受生活;而中医药在提高机体抵抗力和改善生活质量的调理方面则有显著优势。中西医学的结合,在肿瘤防治领域堪称取长补短,正发挥着越来越重要的作用。

(3) 急则西治为主,缓则中调见长

中医治疗历来强调标本缓急,急则治其标,缓则治其本。不可否认中医药在治疗急性危重疾病方面积累了丰富的经验,还显示出中医治疗急症的特色;但综合来看,西医治疗急症更具快速取效、针对性强等特点,常可力挽狂澜。中医的突出长处在于其平衡阴阳、调畅气血的作用,实现其调理、调和、调养等功效,这对于慢性病多环节的病机非常对应,在治疗方面具有显著的优势。

(4) 单靶点取效与多因素协调

一般来说,西药的成分与结构清楚,作用机理明确,常对患病机体的某单一靶点有显著的干预作用;而中药处方中结构不明的众多化学成分,则是通过多环节、多靶点的协调而起作用。

(5) 科技文明与返朴归真

在科学技术高速发展的今天,人类在空间领域能够上天入地,在人体内可以移植器官;高科技带来了全新的社会生活方式,高科技促进了医学的全面进步,在征服危害人类健康的重大疾病方面取得了巨大的进展。但是,科技进步的现代文明并不排斥传统文明,现代与传统,在人类社会都极为重要,谁也离不开谁。就医学而言,一方面借助高科技,人类不断创造新的医学奇迹,另一方面现代社会的高度发展又派生出许多新的健康问题,而在探求解决新问题的时候又认识到传统医学的可贵。当前,一股回归自然的绿色和平思潮正在席卷全球,人类已经认识到科技进步与返朴归真的相辅相成,进而非常实在地把握发展的方向。

第二章 阴阳学说

阴阳,属于我国古代之哲学范畴;它萌生于商周,成熟于战国与秦汉之际。阴阳最初的涵义很朴素,系指日光的向与背,即向日为阳,背日为阴。古人通过长期的实践和对各种自然现象的观察,逐渐发现事物都普通存在着相互对立的阴阳两个方面,进而认识到两者的运动变化促进了事物的发生、发展,故以阴阳为说理工具解释自然界的各种现象,形成阴阳学说。

阴阳学说认为世界是物质的,物质世界是在阴阳二气相互作用下滋生、发展和变化着的;认识世界的关键在于分析既相互对立,又相互统一、相反相成的两种物质势力,即阴阳之间的相互关系及其变化的规律;因此,阴阳学说包含着丰富的辩证法思想和方法论内容。

阴阳学说渗透到中医学领域,影响着中医学的形成和发展。阴阳学说贯串在中医学理论的各个方面,用来解释人体生理、病理现象、分析归纳疾病的性质和分类,从而作为预防、诊断和治疗的根据,指导着临床医疗实践。

一、阴阳学说的主要内容

(一) 基本概念

阴阳,是对相关事物或现象的相对属性或同一事物内部对立双方属性的概括。阴阳学说认为,宇宙的一切事物和现象都可概括为阴阳两种属性,阴阳之间存在着对立制约、互根互用、消长平衡和相互转化的辩证关系;阴阳的相互作用是事物运动变化的源泉和宇宙的根本规律。

(二) 事物的阴阳属性

宇宙中一切相互关联的事物和现象,均可分为相互对立的两个方面,并概括为阴阳两种属性;如朝向日光为阳,背向日光为阴。进一步引申其意,将对立双方的部位、趋向和运动性质等属性,均可概括为阴阳;如外向的、上升的、运动的、温热的、明亮的、无形的、兴奋的为阳,内守的、下降的、静止的、寒冷的、晦暗的、有形的、抑制的为阴。阴阳既可代表两个相互对立的事物,如地与天,水与火,寒与热;又可代表内部相互对立的两个方面,如人体的血与气,脏与腑,物质与功能。应当指出,用阴阳来概括事物属性,必须是同一范畴相互关联的对立双方,不同范畴互不关联的事物,如天与血,任何单一的事物或方面,均不能用阴阳归属。

事物的阴阳属性具有相对性。一方面,阴阳无限可分,即阴阳中可再分阴阳。如昼为阳,夜为阴;昼再分,则上午为阳中之阳,下午为阳中之阴;夜再分,则前半夜为阴中之阴,后半夜为阴中之阳。另一方面,阴阳在一定条件下可相互转化。

(三) 阴阳之间的相互关系

阴阳学说的核心是阐述阴阳之间相互关系及通过这些关系以认识自然界万物生长、发展和变

化的内在机理及规律。阴阳之间关系是错综复杂的,最主要的有以下几方面:

1. 阴阳对立制约

对立即相反,阴阳相反导致阴阳相互制约,它具有两层意义:一方面是指凡阴阳属性都是对立的、矛盾的,如上与下、左与右、天与地、动与静、昼与夜、明与暗,乃至寒与热、水与火等等,它是自然界普遍存在的规律。另一方面则是指在属性相对立的基础上,阴阳还存在着相互制约的特性,对立的阴阳双方相互抑制,相互约束,表现出阴强阳弱,阳胜则阴退的错综复杂的动态关系。如夏季本应阳热盛,但夏至以后阴气却渐次以生,用以制约炎热之阳;而冬季本应阴寒盛,但冬至以后则阳气渐复,用以制约严寒的阴。相互对立着的双方,一方总是通过斗争对另一方起制约作用。《素问·阴阳应象大论》:"阴胜则阳病,阳胜则阴病",就说明了阴阳的胜负、失调都会导致疾病的发生。在人体的正常生理状态下,阴阳两个对立面,不是平静和互不相关地共处于一个统一体中,而是在阴阳不断地相互排斥、相互斗争的过程中推动着人的生长壮老的变化。

2. 阴阳互根互用

互根,即相互依存、阴阳双方互为存在的前提和条件。阴阳是对立统一的,二者相互对立,又相互依存,任何一方都不能脱离另一方而单独存在。如上为阳,下为阴,没有上,就无所谓下,没有下,也无所谓上;左为阳,右为阴,没有左,就无所谓右,没有右,也无所谓左;热为阳,寒为阴,没有热,就无所谓寒,没有寒,也无所谓热。所以,阳依存于阴,阴依存于阳,每一方都以其另一方的存在为自己存在的条件。阴阳间的这种相互关系,称为阴阳的互根。互用,指相互资助,促进。如功能为阳,物质为阴,功能活动化生物质,物质运动产生功能。又如以气血之关系而言,气和血分属于阳和阴,气能生血、行血和统血,故气的正常,有助于血的生成和运行正常;血能舍气、养气,血的充沛又可资助气充分发挥其生理效应。所以,阳根于阴,阴根于阳;阳为阴之统,阴为阳之基。互根互用是阴阳消长和转化的内在根据。

3. 阴阳消长平衡

阴阳的消长平衡,是指阴阳在不断消长运动中维持着相对的平衡状态。"消"是削减、衰弱。"长"是增加、强盛。阴阳消长,即是指阴阳的盛衰变化。阴阳双方不是处于静止不变的状态,而是在一定限度内,在"阴消阳长","阳消阴长"之中保持相对的动态平衡,以维持事物的正常发展和变化。以一年四季为例,由春及夏,寒气渐减,温热日增,是"阴消阳长"的过程;由秋至冬,热气递减,寒气日甚,是"阳消阴长"的过程,这是正常气候阴阳消长变化的一般规律。从人体的功能活动和物质代谢的关系来讲,各种功能活动(阳)的产生,必须是消耗一部分营养物质(阴),这是"阳长阴消"的过程。而各种营养物质(阴)的代谢,又必须消耗一定的能量(阳),这就是"阴长阳消"的过程。人体内的这种物质与功能消长过程,维持机体正常生命活动。但由于某些原因使这种消长关系超出一定限度,破坏了这种相对平衡,造成阴阳某一方的偏盛或偏衰,就会导致疾病的出现。

4. 阴阳相互转化

阴阳相互转化是指阴阳对立的双方,在一定条件下,可以相互转化,阴可以转化为阳,阳可以转化为阴。阴阳消长是量变过程,阴阳转化是在量变基础上的质变。阴阳转化既可表现为渐变,也可表现为突变。转化必须在一定的条件下才能发生,如季节气候变化,夏为阳,冬为阴,夏往秋来,阴渐生至冬而达极度,由阳转化为阴;冬去春至,阳渐生至夏而达极度,又由阴转化为阳。临床上某些急性传染病,由于热毒极重,正气大伤,在持续高热的情况下,可突然出现四肢厥冷,脉微欲绝的阳气暴脱证,即属阳证转化为阴证。这里的热毒极重,即为转化的条件。此时,若抢救及时,处理得当,四肢转温,色脉转和,阳气恢复,阴渐转阳,病情又可转危为安。

(四) 阴阳是宇宙运动变化的源泉和根本规律

阴阳对立制约和互根互用,即阴阳对立统一,是宇宙的根本规律。阴阳对立统一交互作用,是宇宙运动变化的源泉,是万物发生和变化的根源。自然界,天之阳气下降,地之阴气上升,阴阳交感,形成云雾、雷电、雨露,生命得以衍生。在人类,男女媾精,阴阳交合,新的个体诞生。阴阳交互作用是阴阳在不断运动过程中进行的,阴阳消长和阴阳转化是阴阳运动的形式。阴阳消长稳定在一定范围内,取得动态平衡,阴阳平和,万物才能化生。阴阳的运动是绝对的,平衡是相对的。这种相对的平衡使自然界正常运转,人体保持健康,人体和自然环境相适应。所以,《素问·阴阳应象大论》说:"阴阳者,天地之道也,万物之纲纪,变化之父母,生杀之本始,神明之府也。"道,即规律;神明,指宇宙间事物的无穷变化。

二、阴阳学说在中医学中的应用

(一) 从整体上说明人与自然

阴阳学说把自然界缤纷众多的事物和现象,归纳为阴阳两大类,提出阴阳的对立统一是宇宙的根本规律。它从整体上说明自然界,把人体作为自然界的一部分,视人与自然为一整体。中医学认识人体的健康和疾病,是在自然界大环境中进行的。阴阳对立统一的协调平衡,使自然界和人体处于相对稳定的状态,是人类生存和健康的必备条件。阴阳失去平衡,自然界就要发生灾害,人体就要患病。同时,阴阳的协调平衡,都是在阴阳对立统一的运动过程中通过整体调控而实现的。所以,阴阳学说是中医学整体观念的理论基础。

养生治病,最根本的是善于调理阴阳。人体的阴阳,是生命的根本。自然界有春、夏、秋、冬四时阴阳变化,善于养生者,就要使人体的阴阳与自然界四时的阴阳变化相适应,保持人与自然环境的协调统一,以延年益寿。诊断治疗疾病,同样要注意季节气候、昼夜晨昏、地域居处、人体体质的阴阳变化,因时、因地、因人制宜,才能提高疗效。

(二) 说明人体的组织结构

人体是一个整体,它的组织结构,可以用阴阳两个方面加以说明。就人体的部位来说,身体的上部为阳,下部为阴;体表为阳,体内属阴;背部属阳,腹部属阴;四肢外侧为阳,内侧为阴。就脏腑而言,六腑属阳,五脏属阴。而每一脏中又可再分阴阳,如心有心阳、心阴等;就气血而言,气为阳,血为阴;就经络而言,可分阴经和阳经。正如《素问·宝命全形论》所说:"人生有形,不离阴阳。"

(三) 说明人体的生理功能

人体正常生理活动,是阴阳两个方面保持对立统一协调关系的结果。如以功能与物质为例,则功能属阳,物质属阴。人体的生理活动是以物质为基础的,没有物质就无以产生生理功能,而生理活动的结果,又不断促进物质的新陈代谢,人体功能与物质的关系也就是阴阳相互依存、相互制约、相互消长的关系。如果阴阳不能相互为用而分离,人的生命就终止了。故《素问·生气通天论》说:"生之本,本于阴阳。"

(四)说明人体的病理变化

阴阳学说认为疾病的发生,是致病因素作用于机体,破坏了阴阳的动态平衡,出现阴阳偏盛或偏衰的结果。因此,疾病的发生发展关系到正气和邪气两个方面。正气包括人体的结构与功能及其对疾病的抵抗能力、对内外环境的适应能力和自身调控修复能力。邪气泛指各种致病因素。阴阳学说在病理学方面的应用,主要分析正气或邪气的阴阳属性和概括病理变化的基本规律。正气分阴阳,包括阳气和阴液两部分;邪气亦可分为阳邪和阴邪,如寒、湿为阴邪,风、暑、火(热)、燥为阳邪。疾病的过程就是邪正斗争的过程,其结果导致阴阳偏胜或偏衰。

1. 阴阳偏胜

阴阳偏胜即阴胜和阳胜,是属于阴或阳任何一方高于正常水平的病理状态。《素问·阴阳应象大论》说:"阴胜则阳病,阳胜则阴病。阳胜则热,阴胜则寒。"阳胜即阳邪亢盛致病。由于阳的特性是热,阳邪亢盛导致疾病的性质属热,故说"阳胜则热"。如温热之邪侵入人体,可出现高热、汗出、面赤、脉数等证。因阳能制阴,阳邪亢盛则消耗阴液,导致阴液的亏损,故说"阳胜则阴病"。阴胜即阴邪亢盛致病。由于阴的特性属寒,阴邪亢盛导致疾病的性质属寒,故说"阴胜则寒"。因在阴胜时要损伤阳气,导致阴胜阳衰,故说"阴胜则阳病"。

2. 阴阳偏衰

阴阳偏衰即阴虚和阳虚,是属于阴或阳任何一方低于正常水平的病理状态。《素问·调经论》说:"阳虚生外寒,阴虚生内热。"按照阴阳动态平衡原理,阴或阳任何一方的不足,必将导致另一方相对偏盛。阳虚不能制阴,则阴相对偏盛出现虚寒。临床可见面色㿠白,形寒肢冷,舌淡、脉沉迟等虚寒证,即为"阳虚则寒"。阴虚是阴液不足,不能制阳,则阳相对偏盛而出现潮热、盗汗、舌红少苔、脉细数等虚热证,即为"阴虚则热"。根据阴阳互根的原理,阴或阳任何一方虚损到一定程度,必定会导致另一方面的不足。如阳虚不能化生阴液时,可出现阴虚的证候,称"阳损及阴"。同样阴虚不能化生阳气时,可出现阳虚的证候,称"阴损及阳"。"阳损及阴"、"阴损及阳"最终均可导致"阴阳两虚"。阴阳两虚并不是阴阳双方处于同等低水平的平衡状态,同样存在着偏于阳虚或偏于阴虚的不同。阴阳偏衰所形成的病证是虚证,故《素问·通评虚实论》说:"精气夺则虚。"

3. 阴阳转化

人体阴阳失调而出现的病理变化,在一定的条件下,可各自向相反的方向转化,如阳证可转化为阴证,阴证转化为阳证。应当指出,转化必须具备一定的条件。《素问·阴阳应象大论》说:"重阴必阳,重阳必阴"、"寒极生热,热极生寒"。这里的"重"和"极",就是转化的条件。

(五) 用于疾病的诊断

1. 四诊分阴阳

如望诊,面色鲜明光泽属阳,晦暗无光属阴;黄、赤色属阳,白、黑、青色属阴。闻诊,语声高亢洪亮属阳,语声低微无力属阴;呼吸声高气粗属阳,呼吸声低气怯属阴。问诊,发热属阳,畏寒属阴;口干而渴属阳,口润不渴属阴;病在表、在外、在上属阳,在里、在内、在下属阴。切诊,脉象浮、大、洪、滑、数属阳,沉、小、细、涩、迟属阴。

2. 辨证概括为阴证和阳证

八纲辨证是各种辨证的纲领,八纲中又以阴阳作为总纲,表、实、热属阳,里、虚、寒属阴。临床辨证中,首先要分清阴阳,才能抓住疾病的本质,做到执简驭繁。

3. 分析病机审察阴阳失调

中医诊断主要是辨证。辨证,是将四诊所收集的资料、症状和体征,通过分析、综合,概括判断为某种证。证,指疾病发展过程中,某一阶段的病理概括。可见,辨证主要是辨病理变化。病理变化可概括为阴阳失调,阴阳的偏胜偏衰和阴阳转化,所以分析病机审察阴阳失调,就是辨证的核心。

(六) 用于疾病的治疗

由于疾病发生、发展的根本原因是阴阳失调所致,因此调整阴阳偏胜偏衰,以恢复正常的阴阳消长平衡,是治疗的基本原则。正如《素问·至真要大论》说:"谨察阴阳所在而调之,以平为期"。

1. 确定治疗原则

如阳胜则热,热证宜用寒凉之药以制其阳热,即"热者寒之";阴胜则寒,寒证宜用温热之阳药以制其阴寒,即"寒者热之"。又如阴虚不能制阳而导致阳亢者,不是阳有余,而是阴不足,不能用寒凉药直折其热,须用"壮水之主,以制阳光"的方法,即用滋阴壮水之法,以制阳亢过盛,此治疗原则称为"阳病治阴";若阳虚不能制阴而导致阴盛者,不是阴有余,而是阳不足,不宜用辛温发散药以散其阴,须用"益火之源,以消阴翳"的方法,即扶阳益火法,以消退阴盛,此治疗原则称为"阴病治阳"。

2. 归纳药物性能的阴阳属性

药物的性能,主要根据它的性味和升降浮沉来决定,而这些内容均可用阴阳来归纳说明。中药有寒、热、温、凉四气(四性),其中寒、凉属阴,温、热属阳。药物有辛、甘、酸、苦、咸五味,辛、甘属阳,酸、苦、咸属阴。中药有升降浮沉四种作用。升浮之药其性多具有上升、发散的特点,符合于阳的属性,故为阳;降沉之药其性多具有内收、泄下、重镇的特点,符合阴的属性,故为阴。

治疗疾病,就是根据阴阳偏胜偏衰情况,确定治疗原则,再结合药物性能的阴阳属性和作用,选择适当的方药,以调整由疾病引起的阴阳失调现象,促使阴平阳秘,从而达到治愈疾病的目的。

第三章 五行学说

五行学说是战国至两汉时期很有影响的哲学思想。五行，是指木、火、土、金、水五种物质的运行。五行原称五材，即木、火、土、金、水五种可用之材。最初人们只认识到这五种物质是人类生活中不可缺少的东西，后来人们把这五种物质的相互关系加以抽象推演，用来说明整个物质世界，形成了五行学说。五行学说的基本观点认为，宇宙是由木、火、土、金、水五种基本物质构成。宇宙间一切事物都可用五行的特性进行演绎、推论、归类。五行之间的"相生"、"相克"规律是宇宙间各种事物普遍联系的基本法则；其特点是描绘了事物的结构和运动形式，具有系统论的逻辑思维方式。五行学说与中医理论融合，成为中医五行学说，用以阐释人体的系统结构和各系统结构的相互联系，及人与自然的复杂关系，强调了整体观念。它同阴阳学说一样，也成为中医学理论体系的组成部分，在历史上对中医学术的发展产生了深远的影响。

一、五行学说的主要内容

（一）基本概念

"五"是指木、火、土、金、水五种基本物质；"行"有两层涵义：一是指行列、次序；二是指运动变化。因此，可将"五行"定义为木、火、土、金、水五种物质及与之相关的不同事物之间的联系和变化。就性质而言，五行学说也是古代先贤用以解释世界和探求自然规律的一种自然观和方法论。

（二）事物属性的五行归类

古代医家运用五行学说，对人体脏腑、组织、生理、病理现象及与人类生活有关的自然界事物，采取"取象比类"及"推演绎络"的方法，按照事物不同性质、作用与形态分别归属于木、火、土、金、水五行中，借以阐述人体脏腑组织间的复杂联系及与外界环境之间的相互关系。

事物属性五行分类是按五行特性来归纳的。如《尚书·洪范》指出："水曰润下，火曰炎上，木曰曲直，金曰从革，土爱稼穑。"这就是说，木具有生长、升发、条达舒畅的特性；火具有温热、向上升腾的特性；土具有载物、生化的特性；金具有变革、肃杀的特性；水具有滋润、向下的特性。古人就基于这种认识，把宇宙间各种事物分门别类归属于五行。因此，五行在概念上已超过了木、火、土、金、水具体物质的本身，而是以这五种物质的抽象特性来推演各种事物的五行属性。

所谓"取象比类"，就是从事物的形象（性质、作用、形态）中摘取其能反映本质的特有征象，以五行的抽象属性为基准，与某一事物特有征象进行比较、推演，以确定其五行属性。如以五脏配五行：脾主运化，为气血生化之源，与土的抽象特性相类似，故脾属土；肺主肃降，与金之肃杀特性相类似，故肺属金。所谓"推演绎络"，即是根据已知某些事物的五行属性出发，推演绎络于其他相关的事物，以确定其五行属性，如已如肝属木，由于肝与胆相表里，主筋、开窍于目，从而即可推演绎络胆、筋、目的五行属性皆为木。总之，事物属性的五行归类，是以事物五行特性来推演绎络，分析归纳,把自然界千变万化的事物,归纳为木、火、土、金、水的五行系统。对人体来说,也是将人体的各种组织和功能,归结为以五脏为中心的五个生理、病理系统,用以说明五个系统间的相互资生、相互克制的关系(表3-1)。

表3-1 自然界与人体的五行分类简表

自然界						五行	人体				
五味	五色	五化	五气	五方	五季		五脏	五腑	五官	五体	五志
酸	青	生	风	东	春	木	肝	胆	目	筋	怒
苦	赤	长	暑	南	夏	火	心	小肠	舌	脉	喜
甘	黄	化	湿	中	长夏	土	脾	胃	口	肉	思
辛	白	收	燥	西	秋	金	肺	大肠	鼻	皮	悲
咸	黑	藏	寒	北	冬	水	肾	膀胱	耳	骨	恐

(三) 五行的生克乘侮规律

五行学说并不是静止地、孤立地将事物归属于五行,主要是运用五行之间的相生相克,来探索和阐述事物之间的相互联系及其协调平衡的整体关系。同时,还以五行之间的相乘相侮,来探索和阐述事物间的协调平衡被破坏后的相互影响。这就是五行生克乘侮的主要意义。

1. 相生与相克

五行学说以相生、相克说明事物之间相互资生和相互制约的关系。相生与相克是事物运动变化的正常规律,在自然界属正常情况,在人体则属生理现象。

(1) 相生

相生是指五行中某一行事物对另一行事物具有促进、助长和资生的作用。五行相生的次序是:木生火、火生土、土生金、金生水、水生木,五行依序相生,循环无尽(图3-1)。

在相生关系中,任何一行都有"生我"、"我生"两方面的关系,又称"母子关系"。以火为例,"生我"者木,木能生火,则木为火之母;"我生"者土,则土为火之子,余可类推。

(2) 相克

相克是指五行中某一行事物对另一行事物的生长和功能具有克制和制约作用。五行相克的次序是:木克土、土克水、水克火、火克金、金克木。五行间序相克,这种相互制约的关系,也是循环往复无穷无尽的(图3-1)。

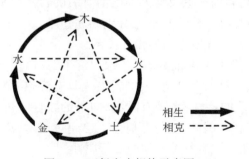

图3-1 五行生克规律示意图

在相克关系中,任何一行都具有"克我"、"我克"两方面的关系。"克我"者为我"所不胜","我克"者为我"所胜"。因此,五行相克关系又称为"所不胜"与"所胜"的关系。以土为例,"克我"者木,则木为土之"所不胜";"我克"者水,则水为土之"所胜",余可类推。

（3）制化

"制"即制约、克制；"化"即生化、变化。制化是把相生、相克联系一起而言，如果五行中只有相生而没有相克，则不能维持正常的平衡，如果仅有相克而没有相生，则万物无以生化。制化的规律是：木克土、土生金、金克木；火克金、金生水、水克火，余可类推。由此可见，制化是通过五行中的相生、相克，对五行中某一行旺盛之时，予以制约，防止其"亢而为害"。正如张景岳说："造化之机，不可无生，亦不可无制。无生则发育无由，无制则亢而为害。"五行学说就是运用生克关系的调节，解释大自然的正常生态平衡以及人体生理平衡。

2. 相乘与相侮

五行乘侮是指木、火、土、金、水之间的异常"相克"关系，是破坏了五行间的协调平衡而引起的一系列反常现象。在中医学理论中，常以相乘或相侮来阐释疾病的某些病理现象。

（1）相乘

乘是以强凌弱的意思。五行中的相乘，是指五行中某一行对被克的一行克制太过，从而引起一系列的异常相克反应。引起相乘的原因，不外乎两个方面：一是五行中某一行本身过于强盛，因而造成被克制的一行克制太过，导致被克的一行虚弱，从而引起五行之间的生克制化异常。例如，木过于强盛，则克土太过，造成土的不足，即称为"木乘土"。二是五行中某一行本身虚弱，因而对它"克我"的一行的相克显得相对地增强，导致其本身就更衰弱。例如，木本不过于强盛，其克制土的力量也仍在正常范围，但由于土本身的不足，因而形成了木克土的力量相对增强，使土更加不足，即称为"土虚木乘"（图3-2）。

（2）相侮

"侮"在这里是指"反侮"。五行中的相侮，是指由于五行中的某一行过于强盛，对原来"克我"的一行进行反克；所以，反克即为反侮。例如，木本受金克，但在木特别强盛时，不仅不受金的克制，反而对金进行反侮（即反克），称为"木侮金"，这是发生反侮的一个方面。另一方面，也是由金本身十分虚弱，不仅不能对木进行克制，反而受到木的反侮，称作"金虚木侮"（图3-2）。

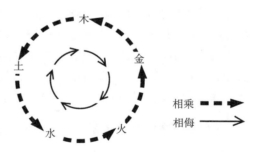

图 3-2　五行乘侮规律示意图

相乘和相侮，都是不正常的相克现象，两者之间既有区别又有联系。相乘与相侮的主要区别是：前者是按五行的相克次序发生的克制；后者是指五行相克次序发生相反方向的克制现象；从而形成五行间的生克制化异常。两者之间的联系是：在发生相乘时，也可同时发生相侮；发生相侮时，也可同时发生相乘。如木过强时可侮金；金虚时，既可受到木的反侮，又可受到火乘，余可类推。

二、五行学说在中医学中的应用

中医学运用五行学说，主要是以事物属性的五行归类和生克乘侮规律，具体解释人体生理、病理现象，并指导临床诊断和治疗。

(一) 用五行系统说明人与自然环境的统一

五行学说将宇宙中的各种事物,用五行的抽象特性来归类,构成五行系统。就人体而言,以五脏为中心,将五腑、五官、五体、五志等联系起来,构成五脏系统。如肝、胆、目、筋、怒等构成肝系统;心、小肠、舌、脉、喜构成心系统等。系统内的各组成部分密切联系,如肝与胆相表里,开窍于目,主筋,在志为怒。五脏系统之间以相生、相克关系相互联系,相互制约,维持着动态的协调平衡,从而使人体成为以五脏为中心的有机整体。同时,自然界五时、五方、五气、五色、五味等,也用五行的抽象特性归纳入五行系统。如木、春、东、风、生、青、酸,与肝、胆、目、筋、怒等构成木系统,肝病多发于春季,易动风,面色多青,治之以酸味药物入肝。这样,就把人体和内外环境联结为一个整体,说明人与自然的统一性,体现了天人相应的整体观念。所以,五行学说和阴阳学说一样,也是体现中医学整体观念的理论。

五行学说从整体着眼来研究人体生命活动的规律,整体由五个系统构成,从每一系统之中及各系统之间的相互联系中,研究五脏的生理功能和病理变化。同时,强调组成整体的各系统之间的相互联系,用生克乘侮阐述它们的运动变化规律;用生克制化的辨证关系,阐述系统之间动态的协调平衡。这些论述,与现代系统论的原理有某些相似。

(二) 说明脏腑的生理功能及其相互关系

1. 说明五脏的生理功能

五行学说将人体的内脏分别归属于五行,以五行的抽象特性来说明五脏的生理功能。木性曲直,枝叶条达,具有生长、条达的特性;肝喜条达而恶抑郁,具有疏泄功能,故以肝属木。火性温热,其性炎上;心阳有温煦之功,故心属火。土性敦厚,有生化万物的特性;脾有运化水谷功能,为气血生化之源,故以脾属土。金性清肃、收敛;肺具有清肃之性,肺气以肃降为顺,故以肺属金。水性润下,有寒润、下行、闭藏的特性;肾有藏精、主水等功能,故以肾属水。

2. 说明五脏之间相互关系

运用五行的生克制化规律可以阐明脏腑之间的内在联系,即五脏之间不是孤立的,有相互资生,相互制约的关系。如肾(水)藏精以养肝(木),肝(木)藏血上济于心,心(火)之阳气能温暖脾阳,脾(土)化生水谷以充养肺,肺(金)清肃下行以助肾水。这就是五脏相互资生的关系。肺(金)气清肃下降,可抑郁肝阳上亢;肝(木)的条达,可疏泄脾土的壅郁;脾(土)的运化,可制止肾水的泛滥;肾(水)的滋润,可防止心火的亢烈;心(火)的阳热,可制约肺金清肃太过,这就是五脏相互制约的关系。

(三) 说明脏腑间的病理影响

五行学说还可说明脏腑间的相互影响。不论一脏受病还是多脏受病,本脏的病可传至他脏,他脏有病也可影响本脏。如肝病可以传脾(木乘土)、脾病也可传肝(土侮木)、肝脾也可同病(木郁土虚或土壅木郁)、肝病也可传心(母病传子)、传肺(木侮金)、传肾(子病及母)。肝脏如此,他脏也可类推,都可以用五行生克乘侮的关系说明它们在病理上的相互影响。

(四) 用于疾病的诊断

五脏与五色、五音、五味以及相关脉象的变化,在五行分类归属上有着一定的联系,临床诊断疾病时,可以根据四诊所得的资料,联系五行所属及其生克乘侮的变化规律,来推断病情。如面色青、喜食酸、脉弦,可诊断为肝病;面色赤、口苦、脉洪数,可诊断为心火亢盛。脾虚病人,面色黄,多为木乘土;心病面见黑色,为水来乘火。同时,以色脉合参结合五行的生克规律,可以判断疾病的预后。如肝病色青而见弦脉,为色脉相符,如果不得弦脉反见浮脉,则属相胜之脉,即克色之脉(金克木),为逆,预后不佳;若得沉脉,则属相生之脉,即生色之脉(水生木),为顺,预后较好。

(五) 用于疾病的治疗

1. 指导脏腑用药

按照五行归属,药物的五色、五味与五脏有一定的联系。即青色、酸味入肝,赤色、苦味入心,黄色、甘味入脾,白色、辛味入肺,黑色、咸味入肾。如白芍、山茱萸味酸入肝以补肝;朱砂色赤入心以镇心安神;石膏色白、味辛入肺以清肺热;黄连味苦入心以泻心火;白术色黄、味甘入脾以补脾气;玄参、熟地黄色黑、味咸入肾以滋养肾阴等。

2. 控制疾病传变

根据五行的生克乘侮规律,调整五脏的太过和不及,可以控制疾病的传变。如肝脏发生病变时,木旺必乘土,此时,在治肝的同时,还应及时补益脾气,防止肝病传脾;脾气健旺,则肝病不传于脾。

3. 确定治则治法

此主要有补母、泻子、抑强、扶弱等治则。

(1) 虚则补其母

虚则补其母是运用五行相生规律治疗五脏虚证的治则。一脏虚衰,不仅可补本脏,还可补益其母脏,通过相生作用促其康复。如滋水涵木法,是滋肾阴以养肝阴的方法;培土生金法,是用健脾补气以补益肺气的方法。

(2) 实则泻其子

实则泻其子是运用五行相生规律治疗五脏实证的治则。一脏之实证,不仅须泻本脏,还可泻其子脏,通过子气舍母的机理,以泻除其母脏的实邪。如肝火炽盛,除泻肝火外,还可用泻心火的方法,以消除过旺的肝火。

(3) 抑强

抑强主要用于太过引起的相乘和相侮。如抑木扶土法,是以疏肝和健脾相结合治疗肝旺脾虚的一种治法,适用于土旺乘土之证。

(4) 扶弱

扶弱主要用于不及引起的相乘或相侮。如培土制水法,是以健脾温阳治疗水湿停聚为病的一种治法,适用于土虚水侮之证;佐金平木法,是清肃肺气以抑制肝火偏盛的一种治法,适用于木侮金之证。

各种治则有时结合应用。如泻南补北法，是泻心火与补肾水相结合的一种治法。因心主火，南方属火，肾主水，北方属水，故称为泻南补北法，又称为泻火补水法，滋阴降火法；适用于肾阴不足，心火偏旺，水火不济，心肾不交之证。

三、阴阳和五行学说的关系及正确运用

阴阳学说和五行学说，互相联系，互相补充，在中医学中常综合运用。如论脏腑功能，脏腑之间阴阳结合，各脏又有阴阳，而且各脏之间存在着五行生克制化的关系。反之，以五行的生克制化来探讨五脏之间相互关系时，又离不开阴阳之间的相互联系和制约。在分析人体病理变化时，往往把阴阳学说和五行学说结合起来进行。如肾水可以滋养肝木，肾阴虚不能滋养肝阴而致肝阴不足，肝阴不足不能制约肝阳，导致肝阳上亢，形成水不涵木的阴虚阳亢之证，治以滋水涵木法，既采用了五行相生的原理，又运用了阴阳相互制约的关系。

阴阳五行学说作为我国古代的哲学，具有朴素的唯物论和辩证法思想：①认为宇宙是物质性的整体，抵制了上古巫祝的迷信唯心思想。②认为物质世界处在不断的运动变化之中，强调了物质的运动属性。③从事物的普遍联系以及局部与整体的辩证关系两方面来阐述人体的整体性和人与自然环境的统一性，是中医学整体观念的理论基础。④认为人体的生命过程是一个动态平衡过程，疾病就是阴阳及五行之间协调平衡的破坏，治疗就是调整和恢复阴阳及五行之间的协调平衡。⑤阴阳学说主要用事物内部阴阳两方面的对立统一运动来研究事物的运动规律，具有朴素的对立统一观和质量互变观。⑥五行学说以事物与事物的系统联系观点来认识事物的运动规律，具有原始的系统论思想。这些朴素的唯物辩证观，闪耀着我们祖先非凡智慧的光芒，是中医学具有强大生命力的根本原因，至今有效地指导着临床实践。

阴阳五行学说形成于两千多年前，必然有其历史局限性：①阴阳五行学说属于古代的自然哲学，采用的研究方法是原始的自然观察和简单的逻辑推理，以及天才的预测。它以哲学方法取代了医学研究的特殊方法，尚缺乏科学实验做依据。它以直观现象观察归纳出的事物属性，尚不能深刻地揭示人体生命现象的本质。②五行学说用类比和演绎的方法，概括事物的属性，具有一定片面性。如五行的特性，尚不能说明五脏的所有功能。同时，事物之间的复杂联系，很难完全用五行生克乘侮规律来概括。如五脏间的生理关系和病变的互相影响，难以完全用五行生克乘侮规律来说明，应结合精气学说、藏象学说和经络学说等深入研究，在临床诊治疾病时，不能将五行生克乘侮规律当成刻板的公式，机械地套用，必须从实际出发，四诊合参，辨证论治。

第四章 脏腑学说

脏腑学说是在整体观和阴阳五行学说指导下,研究人体各脏腑组织器官的生理功能、病理变化及其相互关系的学说。脏腑学说又称脏象、藏象。藏,即贮藏,是指隐藏于体内的脏腑器官;象,即形象、征象,指脏腑的生理功能和病理表现于外的征象。

脏腑学说的形成,首先基于古代解剖学知识,为脏腑学说的形态和命名奠定了基础;但其发展主要是通过长期临床实践,对人体生理病理现象进行观察、分析、对比、推理,在反复医疗实践中不断概括总结而成。因此,中医脏腑虽与现代人体解剖学名称基本相同,但其概念却大大超越了人体解剖学范围,其生理病理的含义各异。中医脏腑学说中一个脏腑的功能可能包括现代解剖生理学中的几个脏器功能;而现代解剖生理学中的一个脏器的生理功能又可能分散在中医脏腑学说的几个脏腑的功能之中。因此,中医脏腑学说中的脏腑,不单是一个解剖学概念,更重要的是生理病理学概念。

脏腑,是内脏的总称。按照其生理功能特点,分为五脏、六腑、奇恒之腑。五脏,即心、肝、脾、肺、肾;六腑,即胆、胃、小肠、大肠、膀胱、三焦;奇恒之腑,即脑、髓、骨、脉、胆、女子胞(子宫)。

五脏多为实质性器官,其共同生理功能主要是化生气血,贮藏精气,具有"藏而不泻"的特点;六腑多为中空性器官,其共同生理功能主要为受盛和传化水谷,具有"泻而不藏",以通为用的特点;奇恒之腑,因形态似腑而功能似脏,与脏腑有别,故名奇恒之腑。脏腑学说还认为,人的精神情志和意识思维活动与五脏的生理活动密切相关。

脏腑学说的主要特点,是以五脏为中心的整体观。以五脏为中心,六腑、奇恒之腑、肢体官窍,通过经络相互联系,共同组成一个有机的整体。精、气、血、津液作为其生理活动的物质基础,相互协调,相互为用,以维持机体内外环境的相对平衡和稳定,进行正常生命活动。脏与腑之间通过经络互为联系,各脏腑在生理功能上相互联系,相互制约,相互依存,相互为用。

一、五 脏

(一) 心

提要:心居于胸腔之内,膈膜之上,两肺之间,有心包卫护其外。心主血脉、主神志,在液为汗,其华在面,开窍于舌,与小肠互为表里。

1. 主血脉,其华在面

心主血脉是指心气推动血液在脉管中运行,灌注全身,发挥营养和滋润的作用。心主血脉包括主血和主脉两个方面。血即血液,是全身的营养物质;脉,即脉管,为血之府,是血液运行的通道。心脏和脉管相连,形成一个密闭的系统,成为血液循环的枢纽,心脏不停搏动,推动血液在全身血管中循行,周流不息,如环无端。心、脉、血三者共同组成一个循环于全身的系统,在这个系统中,心起着主导作用。因为只有心气才能推动血液在脉管内运行。血脉流通,脉管搏动,血液充足,则血液通畅,节律均匀,脉来和缓,面色红润,全身的五脏六腑、形体官窍才能得以濡养,用以维持人体生命活动。如心气衰竭,则血行停止,心与脉的搏动消失,生命也就随之终结了。正是由于心在血、脉中居于主导地位,故《素问·痿论》说:"心主身之血脉"。

心要完成主血脉的生理功能,必须具备两个条件:一为心脏和脉管内的血液,即心的物质,称为心血、心阴(血属阴);一为心脏推动血液循环的动力,即心的功能,称为心气、心阳。二者既对立又统一,构成了心脏自身的矛盾运动,用以维持心脏正常的生理功能。心脏的正常搏动主要依赖于心气的推动。心气盛,心血足,血液则能灌注全身,故颜面色泽红润、脉搏有力、节律整齐等。心气不足,则血流缓慢、面色㿠白、脉细无力、脉律不齐而现结代。心血亏损或失血过多,则脉管空虚而现芤脉,心悸,面色苍白无华。若心的气血俱虚,血行不畅,则使脉道阻塞而出现面色指甲青紫、心痛、涩脉等瘀血证候。

心的生理功能正常与否,可以从面部色泽的变化反映出来。由于头面部血脉极其丰富,故《内经》说:"十二经脉,三百六十五络,其血气皆上于面而走空窍"。因此,心气旺盛,血脉充盈,面部红润而有光泽;如心气不足,则面色苍白或晦涩;心血瘀阻,则面色青紫。

2. 主神志

心主神志,又称心主神明,心藏神。神有广义和狭义之分。广义的神,指整个人体生命活动的外在表现,即是机体表现于外的"形征",也是机体生命活动的外在反映,即通常所称的"神气"。狭义的神,即心所主的神,是指人的精神、意识、思维活动。因此,《灵枢·邪客篇》说:"心者,五脏六腑之大主也,精神之所舍也";《素问·灵兰秘典论》亦说:"心者,君主之官……神明出焉"。

人的精神、意识和思维活动,是大脑的生理功能,即是大脑对外界事物的反映。但在中医学理论中,人的精神、意识、思维活动不仅归属于五脏,而且主要归属于心的生理功能。心主神明以精血为物质基础。精血足,心主神的生理功能正常,则精神振奋,神志清晰,思维敏捷,对外界信息的反应灵敏。如果精血不足,即可出现精神意识思维的异常,临床上可见失眠、多梦、健忘、心悸、乏力、记忆力下降、心神不宁等症,如血热扰心则见狂躁谵语,或反应迟钝,意识朦胧甚则昏迷、不省人事等症状,如痰迷心窍则见喉中痰鸣,意识不清。

3. 心在液为汗

津液是人体正常的体液,是人体血液的重要组成部分,汗为津液所化生,故有"汗为心之液"之称。血与津液同出一源,由心气熏蒸,津液发散于肌腠即为汗液,故有"汗血同源"之说;而血又为心所主,心主血,故汗与血有密切关系,如心阳不足,卫外之气不固,常有自汗,甚则大汗淋漓,导致心阳虚脱;如心阴虚衰,阳无所附,睡中汗随阳气外泄而出,称为盗汗。

4. 心开窍于舌

心之经别络直接联系于舌,心气血通于舌,故舌能反映心的病变。心气血正常,则舌体灵活,舌质红润。如心血不足,则舌质淡白;心火上炎,则舌质红赤,或舌痛,舌体糜烂;心血瘀阻时,则舌质紫暗或有瘀点、瘀斑;痰阻心窍或痰火扰心,则舌强不语等。故有"心开窍于舌"、"舌为心之苗"的说法。

图 4-1 为心的功能示意图。

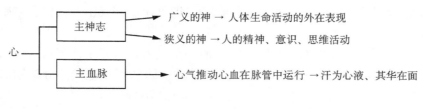

图 4-1　心的功能示意图

【附】心包

心包亦称心包络,是心的外膜,起保护心脏的作用。心包及其生理功能和病理现象仅应用在经络学说及温病学说中。

(二) 肺

提要:肺位于胸中,上连气道,喉为其门户;肺主气,司呼吸,主宣发肃降,通调水道。在液为涕,在体合皮,其华在毛,开窍于鼻,与大肠互为表里。

1. 主气,司呼吸

肺主气包括肺主呼吸之气和一身之气;气是人体赖以生存、维持人体生命活动的基本物质。人身之气皆为肺所主,因此,中医认为"诸气者,皆属于肺"。

(1) 主呼吸之气

肺是人体内外进行气体交换的重要器官。通过肺气的作用,不断呼出体内代谢所产生的浊气,吸入自然界的清气(新鲜空气)。通过不断吸清呼浊,促进气的形成,调节气的升降出入,从而维持人体新陈代谢的正常进行。

(2) 主一身之气

主一身之气指肺有主持、调节全身各脏腑之气的作用。其体现在以下两个方面:①参与气的生成,尤其是宗气的生成。宗气由肺吸入的清气与脾胃运化的水谷精气相结合而生成,积于胸中,具有贯心脉,辅助心气推动血液运行的作用。全身血液通过经脉汇聚于肺,通过肺的呼吸进行气体交换,然后再输布全身,称为"肺朝百脉"。②调节全身气机。宗气积于胸中,与肾中所藏先天之气相互补充,以维持人体正常的生理功能,故称肺主一身之气。肺的呼吸运动,即是气的升降出入运动。在正常情况下,气机通畅,各脏腑组织均受滋养,则精气充沛,气息调匀。如果气的功能异常,临床上则会出现气机失调的病理改变。如气虚,则见气短息微,倦怠乏力,声低自汗等症。

2. 肺主宣发、肃降,通调水道

宣发,即是升宣和布散,也就是肺气向上的升宣和向外的布散。肃降,即是清肃、洁净和下降,也就是肺气向下的通降和使呼吸道保持洁净的作用。

肺主宣发的生理作用,主要体现在三个方面:一是通过肺的宣发,排出体内浊气;二是将脾所输布的津液和水谷精微,布散到全身,内至脏腑经络,外达肌肉皮毛;三是宣发卫气,保卫肌体,抗御外邪,调节腠理之开合,将汗液排出体外。肺气足,则肌表固密,皮肤润泽,抗御外邪能力强;肺气不足,开阖失职,外邪易乘虚而入。因此,肺气失宣,即可出现呼气不利、胸闷、咳嗽以及鼻塞、喷嚏、自汗等现象。

肺主肃降的生理作用,也主要体现于三个方面:一是吸入自然界之清气;二是促进气的下降运行,使宗气下行不断充养先天之气,以布散全身;三是肃清肺和呼吸道内的分泌物,以保持呼吸道的洁净。因此,肺失肃降,即可出现呼吸短促、胸闷、喘息、咳嗽等症。

肺的宣发和肃降作用是相辅相成的,通过肺气的宣发肃降,才能保持气道通畅,呼吸均匀,维持人体内外气体交换。后天之气不断补充先天之气,充养全身各脏腑、器官,促使气血津液宣发布散于周身,以完成正常的生理功能。如二者的功能失常,就会出现"肺气失宣"、"肺失肃降"的病理变化,临床上也会出现相应的症状。

通调水道的通,即疏通;调,即调节;水道,是水液运行、排泄的道路。肺的通调水道功能,是指肺的宣发和肃降对体内水液的输布、运行、排泄起着疏通和调节作用。肺主宣发,不但将津液和水谷精微宣发至全身,同时司腠理的开合,调节汗液的排泄;肺气肃降,不但将吸入的清气纳于肾,而且也将体内代谢后的水液不断向下输送,经肾和膀胱的气化作用,生成尿液而排出体外。如果肺的通调水道功能异常,则水液停聚而生痰、成饮,甚则水泛为肿等现象。

3. 在体合皮,其华在毛

皮毛,包括皮肤、汗腺等组织。肺气宣发将卫气散布于体表,以发挥温养肌肤,管理毛孔开合,防御外邪入侵的作用。如肺气足,则肌表固密、皮肤润泽、防御力强,外邪不易侵犯。当肺气虚弱、卫气不足、腠理不固,外邪便可乘虚侵入体内,引起疾病。同时,外邪侵袭体表又可影响肺气的宣降,出现咳喘等症。卫表不固,机体抗病能力下降,可出现多汗、易感冒,或毛发憔悴枯槁等病症。

4. 在液为涕

涕,是鼻黏膜分泌的黏液,有润泽鼻窍的作用。鼻为肺窍,故其分泌物属肺。肺的功能正常,则鼻窍通畅,嗅觉正常,鼻涕润泽鼻窍而不外流。如风寒袭肺,则鼻塞流清涕;风热犯肺,则鼻流浊涕;阴虚肺燥,则鼻腔干燥。

5. 开窍于鼻

肺与鼻相通,鼻是呼吸的门户,如肺气调和,鼻窍通畅,呼吸通利,嗅觉正常。肺脏受病时,可出现鼻塞流涕,不辨香臭。肺热可出现鼻翼煽动、呼吸困难等肺失肃降的症状。

6. 与声音的关系

声音的发生与肺气有关,肺气足,则声音明亮清晰;肺气虚则声音低微;风寒犯肺,肺气不宣,则声音如瓮或嘶哑;久咳伤肺或肺痨病后期,可致声嘶失音等。

肺的功能概括如图4-2。

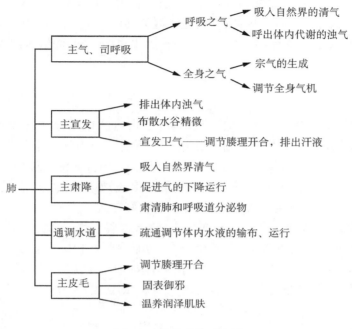

图 4-2 肺的功能示意图

（三）脾

提要：脾位于腹中、横膈之下。脾主运化，主统血，主升清，主四肢肌肉，在液为涎，其华在唇，开窍于口，与胃互为表里。脾对维系生命起着重要的作用，故被称为"后天之本"。

1. 主运化

运，即转运输送；化，即消化吸收。脾主运化，是指脾具有对饮食水谷消化吸收，化生为精微物质，并将精微物质转输到全身各脏腑组织中去的生理功能；也就是对营养物质的消化、吸收、运输的功能。脾的运化功能，包括了运化水谷和运化水湿两个方面。

（1）运化水谷

水谷，为各种饮食物的泛称。运化水谷，即是脾对水谷的消化及精微物质的吸收和输布作用。饮食入胃，通过胃的"腐熟"和小肠的"化物"分解成水谷精微和糟粕，还要通过脾的进一步消化，并将其所产生的精微物质吸收，上输于肺。又经肺的宣发功能输送到全身各个器官，作为各脏腑功能活动的物质基础。其中精微的部分，又在脏腑功能的作用下，化生为血，通过心脉输布全身，所以中医认为"脾为后天之本"、"脾为气血生化之源"。因此，脾的运化功能正常，才能为化生精、气、血、津液提供足够的水谷之精，给予脏腑、经络、四肢百骸、筋肉皮毛骨等组织器官充分的营养，以维持正常的生理功能。如果脾运化水谷的功能失常，则会出现消化功能障碍，临床上可出现腹胀、便溏、食欲不振、倦怠乏力、气血不足、消瘦等症。

（2）运化水湿

脾主运化水湿，又称运化水液，是指脾对水液代谢的调节作用。也就是说脾有促进水液吸收、转输、排泄的作用。人体摄入的水液，一方面通过脾的吸收转化布散全身；一方面在脾运化水湿的作用下,将各器官组织代谢后的水液,转输至肾,通过肾的气化作用形成尿液,下输膀胱,排泄于外,从而维持人体水液代谢的平衡。因此,脾运化水湿的功能正常,人体各组织器官既能得到津液的充分濡润,又不致使水湿过多潴留在体内。如果脾运化水湿失常,而致水湿停滞生痰,就可引起水肿、痰饮等证。

2. 脾统血

统,有统摄、控制管辖的意思。脾统血,指脾具有统摄血液在脉管内正常运行,使之不溢出脉外的功能。脾统血的作用是通过脾气摄血的作用来实现的。脾为气血生化之源,脾的功能健旺,则气血充盈,气能摄血,血液不致溢出脉管之外。若脾气虚,固摄血液功能障碍,则"血不循经"而溢出脉外,造成临床上各种慢性出血性病灶尤其是下部出血,如皮下出血、崩漏、尿血、便血等。对这类出血性疾病的中医治疗,须要补脾摄血,才能获得较好疗效。

脾有升清、喜燥恶湿的特性。升指上升和输布,清指水谷精微。脾运化水谷,吸收水谷精微,上输于肺,并通过心肺的作用化生气血,营养全身;其功能特点以上升为主,因此"脾气主升";其上升的是精微物质,又称"脾主升清"。脾的升举,还具有防止人体内脏下垂的作用。故脾气升,才能使消化吸收的水谷精气上输于肺送达全身。若脾气不升,则会出现"中气下陷",表现为少气懒言、久泄脱肛、胃下垂、或子宫脱垂,或其他内脏下垂等病证。同时脾还有喜燥恶湿的特性,若脾虚失运,湿邪内郁,久而困脾,出现头身沉重体倦,脘腹满闷不食,舌苔白厚,脉濡缓等症。

3. 在液为涎

唾液中较清稀的部分称为涎,具有保护口腔,润泽口腔的作用,进食时分泌增多,有助于饮食的吞咽和消化。脾胃不和或脾气不足,可出现涎液分泌过多,或口涎自出的表现。

4. 主四肢肌肉

脾为气血生化之源,四肢肌肉有赖于脾所运化的水谷精微的濡养,才能使肌肉发达,四肢健壮。如果脾的运化失常,气血不能荣于四肢肌肉,则会出现肌肉消瘦,四肢无力,甚至痿废不用。

5. 开窍于口,其华在唇

《灵枢·脉度》说:"脾气通于口,脾和则口能知五谷矣"。脾开窍于口,是指饮食、口味与脾的运化功能密切相关。故脾功能的盛衰,可以从口、唇反映出来。脾气健旺,则食物有味,唇色红润;反之,脾胃虚弱,则饮食乏味、食欲不振、面色萎黄、唇淡无华。脾蕴湿热,则口燥咽干,口唇糜烂。

脾的功能概括为图4-3所示。

(四) 肝

提要:肝位于胁下,胆附于肝。主藏血,主疏泄,主筋,其华在爪,在液为泪,开窍于目。肝与胆互为表里,肝的经络循行于会阴、少腹、两胁、乳房,上至巅顶。

1. 主疏泄

疏,即疏通;泄,即发泄,升发。疏泄,泛指肝具有疏畅、舒展、调达、宣散、流通以保持全身气机

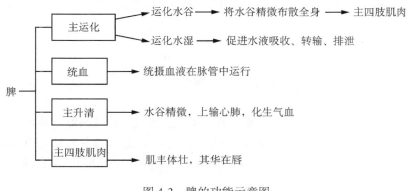

图 4-3 脾的功能示意图

通畅的综合生理功能。肝的疏泄功能是肝脏具有恶抑郁,喜条达,具有舒展、升发、柔和等生理特性。肝的生理特性是调畅全身气机,是促进血液和津液运行周身的一个重要环节。肝的疏泄功能主要表现在以下三个方面:

(1) 调节气机

气机,即气的升降出入运动。机体的脏腑、经络等活动,全赖气的升降出入运动调节。肝具有疏通、畅达、促进气机正常升降出入的作用。因此,肝的疏泄功能对气机的升降出入之间的平衡协调,起着调节作用。

肝的疏泄功能正常,则气机调畅,气血调和,经络通利,脏腑的功能活动也就正常协调。如果肝的疏泄功能异常,肝失疏泄,气机的疏通和畅达就会受到阻碍,从而形成气机不畅、致气机郁滞,出现胸胁、两乳或小腹等局部胀痛不适;如肝的升发太过,则肝气横逆,从而形成肝气上逆的病理变化,出现头目胀痛、面红目赤、急躁易怒等症。气升太过,则血随气逆,导致吐血、咯血等血从上溢的表现;甚则可以出现猝然昏倒不省人事,称为气厥。

"气行则血行,气滞则血凝"。肝气不畅,气机郁滞,而致血液运行障碍从而形成血瘀证。临床可出现胸胁刺痛、少腹痞块、月经不调、痛经等症。

(2) 促进消化功能

脾胃的运化功能与脾的升清和胃的降浊之间是否协调平衡密切相关。而肝的疏泄功能,和脾胃气机的升降密切相关。肝的疏泄,有助于脾胃的运化功能,还体现于胆汁的分泌与排泄;胆汁是肝之余气积聚而成。胆汁的分泌与排泄,实际上也是肝主疏泄功能的一个方面。肝的疏泄正常,则胆汁能正常地分泌和排泄,有助于脾胃的运化,促进消化吸收。肝的疏泄功能正常,全身气机疏通畅达,则有助于脾升胃降,共同完成消化功能。若肝的疏泄功能异常,影响脾的运化,症见两胁胀满、肠鸣泄泻;影响胃的降浊功能,在上则为呕逆、嗳气,在中则为脘腹胀满、疼痛,在下则为便秘。

(3) 调畅情志

情志,是人的精神、意识、思维活动的一个组成部分,与肝的疏泄功能密切相关。正常的情志活动有赖于气血的正常运行,肝的疏泄功能具有调畅情志的作用,实际上也是调畅气机的功能。肝的疏泄功能正常,则气机调畅,气血调和,心情开朗;肝的疏泄功能失常,则肝气郁结,心情抑郁,稍受刺激,则抑郁难解;肝的升发太过,阳气升腾而上,则情志不舒,急躁易怒,这是肝的疏泄功能对情志的影响。反之,持久的情志异常,亦影响肝的疏泄功能,而致肝气郁结,或升发太过的病理变化。

2. 主藏血

肝藏血是指肝具有贮藏血液和调节血量的生理功能。

(1) 贮藏血液

血液来源于水谷精微,生化于脾而藏受于肝。肝贮藏血液,既可濡润肝脏本身,制约肝的阳气升腾,勿使过亢,以维护肝的疏泄功能,使之条达。肝的疏泄功能与藏血功能互相影响。此外,肝藏血亦具有防止出血的重要作用。因此,肝不藏血,则不仅可出现肝血不足、阳气升泄太过等病变,还可导致出血。

(2) 调节血量

肝的藏血功能,还包括调节人体各部分血量的作用,特别是对外周血量的调节作用。当人体活动时,肝贮藏的血液,通过经脉输送于各组织器官,以维持人体的功能活动;而休息睡眠时,部分血液又回流于肝贮藏。肝的这种调节血液的作用,称肝藏血。由于肝脏具有储藏血液和调节血量的作用,又有"血海"之称。肝藏血功能障碍时,可出现各种血虚或出血的病变。如肝血不足,目失血养,可出现头昏眼花,两目干涩,视物昏花;肝血虚少,筋失所养,可有筋脉拘急,肢体麻木,屈伸不利。如妇女肝血不足,血海空虚,则月经量少,甚至闭经。如肝不藏血,血液妄行,则可出现吐血、衄血、月经过多、崩漏等症。

3. 在液为泪

肝开窍于目,泪从目出,故泪为肝之液。泪有濡润眼睛,保护视力的作用。在正常情况下,泪液的分泌,濡润而不外溢。如肝血不足,则泪液分泌减少,可出现两目干涩;肝经湿热,可见目眵增多。

4. 主筋、其华在爪

筋即筋膜,是附着于骨而聚于关节、肌肉的一种组织,具有联络关节、司运动的功能。肝血有濡养筋的作用,从而维持关节正常的伸屈运动。如肝血不足,筋失所养,轻则关节伸屈不利,震颤,重则筋急挛缩,甚至抽搐。

爪甲得肝血的濡养而红润。如肝血不足,则指甲枯槁失去正常的色泽或脆裂变形,故称"爪为筋之余"。

5. 开窍于目

由于五脏六腑经络皆与目有内在联系,肝的经脉上绕于目,目得肝血滋养而能视。肝血不足时,视力减退,或两目干涩,甚至夜盲;如肝火上炎,则目赤肿痛;肝胆湿热,则目珠发黄。肝的病变常反映于目上,所以说"肝开窍于目"。

图 4-4 为肝的功能示意图。

(五) 肾

提要:位于腰部,脊柱两侧,左右各一。肾藏精,主水,主纳气,主骨生髓,其华在发,在液为唾,

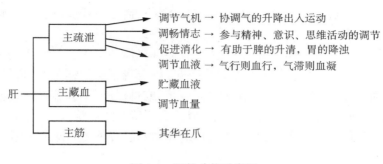

图 4-4 肝的功能示意图

开窍于耳及二阴。肾与膀胱互为表里。肾对生命的形成有重要的作用,故称"肾为先天之本"。

1. 肾藏精

藏,即贮藏,指肾具有贮存、封藏精气的生理功能。精是构成人体和维持人体生命活动的基本物质,有广义和狭义之分:广义之精,泛指一切精微和生理作用十分重要的物质,包括气、血、津液和从食物吸收来的水谷精微;狭义之精,即指生殖之精,包括禀受于父母的生殖之精和自身发育成熟后形成的生殖之精。

肾中所藏之精,按其来源又有先天和后天之别。先天之精:来源于父母,与生俱来,藏于肾中,是人体生长、发育、生殖的基本物质;出生之后,有赖于后天之精的不断充养。后天之精:来源于水谷精微,由饮食水谷经脾胃化生,是维持脏腑功能活动的精微物质,又称五脏六腑之精。后天之精是维持人体生命活动的基本物质,又称脏腑之精。

先天之精与后天之精,来源虽然不同,但却同归于肾,二者相互资生,相互依存,相互为用。

肾中精气的生理功能有二。

(1) 促进机体的生长、发育和生殖

《内经》说"女子七岁,肾气盛,齿更发长;二七而天癸至,任脉通,太冲脉盛,月事以时下,故有子;三七,肾气平均,故真牙生而长极;四七,筋骨坚,发长极,身体盛壮;五七,阳明脉衰,面始焦,发始堕;六七,三阳脉衰于上,面皆焦,发始白;七七,任脉虚,太冲脉衰少,天癸竭,地道不通,故形坏而无子也。丈夫八岁肾气实,发长齿更;二八,肾气盛,天癸至,精气溢泻,阴阳和,故能有子;三八,肾气平均,筋骨劲强,故真牙生而长极;四八,筋骨隆盛,肌肉满壮;五八,肾气衰,发堕齿槁;六八,阳气衰竭于上,面焦,发鬓斑白;七八,肝气衰,筋不能动,天癸竭,精少,肾脏衰,形体皆极;八八,则齿发去。"这段经文明确地指出了机体生、长、壮、老、已的自然规律,与肾中精气的盛衰密切相关。人体的牙齿、骨骼、毛发的生长状态是观察肾中精气的外候,是判断机体生长发育状况和衰老程度的客观标志。当精气不足时,小儿会出现生长发育迟缓;青年则见生殖器官发育不良,性成熟迟缓;中年可见性机能减退,或出现早衰;老年则衰老更快。临床上称这种病理变化为"肾精亏虚"。

(2) 调节机体的代谢和生理功能活动

肾的这一功能,是通过肾中精气所含的两种相互制约、相互依存、相互为用的成分。

肾阴,又称元阴、真阴,为人体阴液之本,主要具有滋养、濡润机体和制约阳热等功能。肾阴是人体的物质基础,是生命活动的源泉。若肾阴不足,则阴精亏耗,津液不足,可出现月经不调、不育、口干咽燥、潮热盗汗、五心烦热、脉细数、舌干红少苔等症,此外还可见腰酸、腿软、阳事易举和遗精、早泄等肾阴虚表现。

肾阳,又称元阳、真阳,为人体阳气之本,主要有促进机体的温煦、运动、兴奋和气化的功能,对机体各脏腑组织具有推动、温煦作用。如果肾阳不足,则全身新陈代谢降低,机体生理功能活动减弱,临床上可出现面色苍白、畏寒、肢冷、脉无力而迟缓,或见浮肿、精神萎靡、反应迟钝等。此外还可见腰酸、腿软、阴部清冷、性与生殖功能减退等肾阳虚所特有的症状。

肾阴和肾阳互相制约,互相促进,对人体的代谢和功能起着重要的调节作用。

2. 主水

肾有主持和调节人体水液代谢的生理功能,是维持水液平衡的重要器官。人体水液代谢的全过程,必须由肺、脾、肾三脏共同完成,其中肾的气化作用尤为重要。水液进入肠胃,由脾的运化,津液上输于肺,通过肺的宣发将津液(清中之清)的部分敷布全身;肺气通调水道,将代谢后浊的部分下输于肾。再经肾的气化作用,将浊中之清的部分,再上输于肺;而浊中之浊部分则下注膀胱。肾对膀胱又起开合作用,因而小便排泄正常。肾气在阳盛的情况下则开,阴盛的情况下则闭。如阴盛阳虚,肾阳不能气化水液,泌尿失职,尿量过少,水液蓄积于体内,则发为水肿;反之,若阴虚阳盛,肾的开合失度,尿量过多而成下消证。因此,水液代谢的最后关键在于肾的调节作用,故肾有"水脏"之称。

3. 主纳气

纳,有受纳、摄纳的意思,指肾具有摄纳肺所吸入之气而调节呼吸的作用。人体的呼吸运动,虽然由肺所主,但吸入之气,必须下归于肾,由肾气摄纳,才能呼吸调匀、通畅,故有"肺为气之主,肾为气之根;肺主出气,肾主纳气"的说法。如果肾的纳气功能异常,则会出现呼多吸少,张口抬肩,动则气喘的临床表现。

4. 肾主骨、生髓

肾主骨生髓,是指肾具有促进骨骼生长发育,滋生骨髓、脑髓、脊髓的作用。髓是肾精所生,藏于骨腔之中,以充养骨骼。脊髓与脑相通,髓聚为脑,故称"脑为髓海",说明肾与骨髓、脑密切相关。当肾气充足时,骨得髓养,则骨骼坚强,四肢强劲有力。脑髓盈满,则智力聪敏,精力充沛,耳目聪明,所以有"头为精明之府"的说法。若肾气不足,骨腔空虚,骨失所养,则骨骼痿软,行动无力。脑髓空虚,可出现耳鸣、全身疲乏、记忆力减退等症。

5. 在液为唾

唾为口津中较为黏稠者。唾液除具有湿润口腔、溶解食物的作用外,还能使食物易于吞咽,并有清洁和保护口腔,滋养肾精的功能。

6. 其华在发

肾藏精,精生髓,精髓亦为化血之源,而毛发有赖于血的润养,故又称"发为血之余"。当肾气充盛时,精血化生不竭,则毛发密茂润泽;若肾气衰弱,毛发枯槁,甚至脱落。

7. 肾开窍于耳及二阴

耳的听觉功能,有赖于肾精的充养,肾精旺盛,则髓海得养,故听觉灵敏。如肾精不足,则髓海失养,可出现耳鸣、听力减退、或耳聋等症。

二阴:指前阴(外生殖器),后阴(肛门)。前阴有排尿和生殖的功能,后阴有排泄粪便的作用。尿液的贮存和排泄虽由膀胱所主,但必须通过肾的气化来完成。故肾气虚、肾阳不足可使膀胱气化不力,则会出现大小便异常。

肾的功能概括为图 4-5。

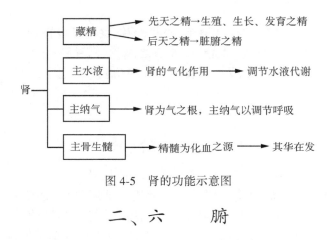

图 4-5　肾的功能示意图

二、六　腑

六腑,即胆、胃、小肠、大肠、膀胱、三焦的总称。六腑的生理功能是"传化物",即消化、传导和输送水谷、津液及糟粕。其生理特点是"泻而不藏","实而不能满"。六腑主受盛并传化水谷,具有通降下行的特性,故有"六腑以通为用,以降为顺"之说,如通降太过或不及,则出现病理状态。

(一) 胆

胆与肝相连,附于肝,肝与胆有经脉相络属。胆是中空的囊性器官,胆内贮藏胆汁;由于胆汁为精纯、清净、味苦、呈黄绿色的精汁,故胆又有"中精之腑"、"中清之腑"之称。

胆的生理功能

(1) 贮藏和排泄胆汁

胆主要贮藏胆汁。在现代医学中,胆汁为肝细胞分泌的外分泌液,味苦色黄,有帮助脂肪消化和吸收的功能。中医认为,胆汁来源于肝,通过肝的疏泄作用进入小肠,以助消化。肝胆功能正常,则胆汁排泄正常,消化功能亦正常;肝气郁结或肝胆湿热,则胆汁排泄不利,临床可见胁痛、黄疸、食欲不振、厌油、口苦、呕吐苦水等症。

(2) 主决断

决断,即判断。胆主决断是指胆在精神、意识、思维过程中,具有判断事物,做出决定的能力。其决断有两层含义:一是决断能力,即人体控制自己的意识和行为能力;二是准确,恰如其分,不偏不倚,故称胆为"中正之官"。如胆气虚弱,则可见胆怯怕事,或数谋虑而不能决、容易惊恐、失眠多梦等症。

肝与胆互有经络联系，构成表里关系。胆为表，肝为里，而且肝胆相连。在病变时，常相互影响，故治疗时常肝胆同治。

（二）胃

胃位于膈下，腹腔上部，上接食管，下通小肠。胃的上口为贲门，下口为幽门。胃又称胃脘，分为上、中、下三部。

1. 胃的生理功能

胃主受纳、腐熟水谷。受纳，即接受和容纳；腐熟，即饮食物经过胃的初步消化，变成食糜。饮食入口，经食道容纳于胃中，故称胃为"太仓"、"水谷之海"。水谷经胃的腐熟，下传于小肠，其精微物质经脾的运化而营养全身。若胃的受纳与腐熟水谷的功能失常，则可出现胃脘胀痛、纳呆厌食、嗳腐吞酸、或多食善饥等症。

2. 胃的生理特性

（1）胃气宜降

饮食入胃，经胃的腐熟后，必须下输入小肠，进一步消化吸收，所以胃主通降，以降为和，以下行为顺，从而保证水谷的不断下输和消化吸收。因此胃的通降作用，还包括小肠将食物残渣下输大肠及大肠传化糟粕的功能在内。胃的通降是降浊，浊降才能继续受纳。如胃失通降，则不仅影响食欲，而且因浊气不降可出现口臭、脘腹胀闷或疼痛，以及大便秘结。如胃气上逆，则可见恶心、呕吐、呃逆、嗳气等症。

（2）喜润恶燥

故临床在治疗胃病时，要注意保护胃阴，若用苦寒泻下药时，应中病即止，以免损耗阴液。

（三）小肠

小肠位于腹中，是一个中空环叠的管状器官。上端接幽门与胃相通，下端通过阑门与大肠相连。

小肠的生理功能

（1）主受盛和化物

受盛，即接受，以器盛物之意；化物，消化、化生水谷精微之意。小肠从胃承受初步消化的食物，在小肠内进一步消化，通过脾运化为水谷精微。若小肠的受盛化物功能失调，临床上可出现消化吸收障碍，而见腹胀、腹痛、腹泻、便溏等症。

（2）分清泌浊

分清泌浊，指小肠吸收水谷精微及津液，排泄食物糟粕和多余的水液。经过小肠消化后的饮食物，被分为水谷精微和食物残渣两部分，再经脾之运化将水谷精微和津液输布全身，把食物残渣下送大肠，水液通过肾和膀胱形成小便这个过程，就是小肠的分清泌浊功能。小肠在吸收水谷精微的同时，也吸收了大量的津液，故又有"小肠主液"之称。如小肠分清泌浊的功能异常，则可见小便短少、泄泻、便溏等症。

(四) 大肠

大肠位于腹中,其上段古称"回肠",下段称"广肠",其上口通过阑门处紧接小肠,其下端紧接肛门。大肠与肺互为表里。

大肠的生理功能

大肠的主要生理功能是传化糟粕。大肠接受经过小肠分清泌浊后所剩下的食物残渣,再吸收其中多余的水液而形成粪便,经肛门排出体外。如大肠功能失调,则表现为传导失常和粪便的改变。如大肠湿热,气机阻滞,可见腹痛下痢,里急后重;大肠实热,肠液干枯,可见大便秘结;如大肠虚寒,水谷不化,则可见腹痛、肠鸣、泄泻。

(五) 膀胱

膀胱位于小腹中央。

膀胱的生理功能

膀胱的生理功能为贮尿和排尿。尿液为水液所化,在肾的气化功能作用下生成尿液,下输于膀胱。尿液在膀胱内潴留至一定程度时,可定时自主地排出体外。膀胱的贮尿排尿功能,有赖于肾的固摄和气化,如果肾的气化和固摄失常,则可出现膀胱贮尿和排尿异常,临床可见尿频、尿急、尿痛,或小便不利、尿少、尿闭、或尿失禁、遗尿等症。

(六) 三焦

三焦是脏象学说中的特有名称,是上焦、中焦、下焦的合称,其概念和解剖学定位尚不清楚。三焦主要指其功能,根据其功能与脏腑关系可分为:上焦:膈以上,包括心、肺两脏;中焦:膈以下,脐以上的腹部,其所属脏腑为脾、胃、肝;下焦:脐以下,包括肾、小肠、大肠、膀胱、女子胞、阴部等。

1. 三焦的生理功能

(1) 通行元气

先天之气与后天之气互为补充;元气是人体生命活动的原动力,它发源于肾,藏于丹田,为人体脏腑阴阳之本。元气通过三焦输布到五脏六腑及全身各部,以推动各脏腑组织的功能活动,故称三焦是运行元气的通道。

(2) 运行水液

《素问·灵兰秘典论》说:"三焦者,决渎之官,水道出焉"。这说明三焦有疏通水道,运行水液的作用,是水液升降出入的通路。体内的水液代谢是通过肺、脾、肾的协同作用完成的,但必须以三焦为通道,才能正常地升降出入。

2. 三焦的生理特性

(1) 上焦如雾

上焦主宣发卫气,敷布水谷精微和津液,发挥营养和滋润全身的作用,如雾露之溉,故称"上焦如雾"。

（2）中焦如沤

中焦具有消化、吸收的功能，并输布水谷精微和津液，化生气血，如酿酒一样，故称"中焦如沤"。

（3）下焦如渎

下焦的主要功能是泌别清浊，排泄糟粕和尿液，有如水渎不断向下疏通，向外排泄一样，故称"下焦如渎"。

人体水液代谢如图4-6所示。

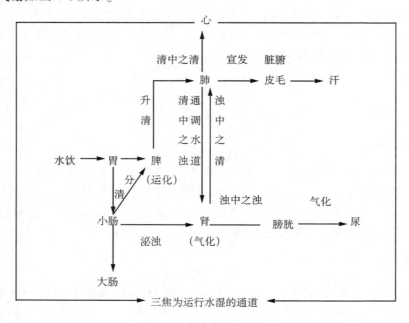

图4-6　水液代谢示意图

三、奇恒之腑

奇恒之腑包括脑、髓、骨、脉、胆、女子胞。它们在形态上多属中空而与腑相似，在功能上则"藏精气而不泻"而与脏相似，既有别于脏，又不同于腑，故把它们称做奇恒之腑。髓、骨、脉、胆前已论述，本节仅介绍脑与女子胞。

（一）脑

脑居颅腔之内，由髓汇集而成。

脑的生理功能

（1）主精神活动

人的精神、思维、意识和情志活动等都与脑有关，所以《素问·脉要精微论》说："头者，精明之府"。脑的功能正常，则表现为精神饱满，意识清楚，思维敏捷，记忆力强，语言清晰，情志正常；若脑病则往往出现记忆力减退,智力发育迟缓,头晕目眩,思维迟钝等症。

(2) 主感觉功能

脑主管人体的视、听、嗅等感觉功能。脑主感觉的功能正常,则视物精明,听力聪颖,嗅觉灵敏,感觉正常。若脑病而感觉功能失常,则可出现视物不清、听觉失聪、嗅觉不灵、感觉迟钝。如髓海不足,可出现头晕、目眩、耳鸣。

总之,脑的功能隶属于五脏,与肾的关系尤为密切。五脏功能正常,则精髓充盈,脑就能发挥正常的生理功能。

(二) 女子胞

女子胞,又称胞宫、子宫、子处、子脏、血脏等。位于小腹部,膀胱之后,直肠之前,下口与阴道相连,呈倒置的梨形,是女性内生殖器官。

女子胞的生理功能

(1) 主月经

月经,又称月信、月水、月事,是指女性发育成熟后周期性阴道出血的生理现象。女子胞是主持月经的主要器官。月经来潮是一个复杂的生理活动过程,与肾中精气、冲任二脉及心肝脾三脏密切相关。女子到了青春期,天癸至,任脉通,太冲脉盛,子宫发育完全,月经按期来潮,并具有生殖能力;50岁左右,肾精渐衰,天癸渐竭,冲、任二脉气血渐少,进入绝经期,此属正常生理现象。可见天癸及冲、任二脉的盛衰直接影响月经变化。心主血,肝藏血主疏泄,脾为气血生化之源而统血,心、肝、脾三脏对全身血液的化生和运行有调节作用。因此月经的来潮和周期与心、肝、脾三脏的生理功能密切相关。

(2) 主孕育胎儿

月经正常来潮后,女子胞就具有生殖和养育胎儿的能力,受孕以后,胎儿在母体子宫中发育,女子胞聚集气血以养胎,成为保护胎儿和孕育胎儿的主要器官,直到十月期满分娩。

此外,女子胞还主生理性带下,分泌阴液,以润泽阴部。所以女子胞是妇女经、带、胎、产的重要器官。

四、脏腑之间的相互关系

人体是一个以五脏为中心的有机整体,脏腑是这个有机整体中的重要组成部分。脏腑的功能活动不是孤立的,而是相互联系着。脏腑之间的密切联系,在生理功能上相互制约、相互依存和相互协同,而在病理情况下亦相互影响。

(一) 脏与脏之间的相互联系

1. 心与肺

"诸血者皆属于心;诸气者皆属于肺"。心与肺的关系主要表现在心主血、肺主气之间的气血相互依存、相互为用方面(图4-7)。心主血脉,能推动血液在脉管中运行,其推动功能要靠肺气的鼓动才得以正常发挥。肺气有贯心脉的作用,百脉又朝会于肺,肺心相佐保证了气血的正常运行,以维持正常的生命活动。

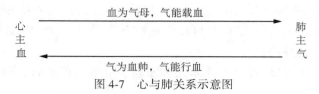

图 4-7　心与肺关系示意图

2. 心与脾

心与脾的关系主要表现在血液的生成和运行方面(图 4-8)。

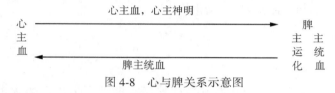

图 4-8　心与脾关系示意图

心主血,心血靠脾气转输的水谷而化生,脾的转输功能又赖心血来滋养。脾气健,水谷精微充足,心血充盈;心血足,脾亦健运。心主血,推动血液循行不休;脾统血,统摄血液行于脉中而不逸出脉外,心脾两脏的相互配合、相互为用,维持血液充盈并且正常循行。

3. 心与肝

心与肝的关系主要表现在血液运行和精神情志方面(图 4-9)。

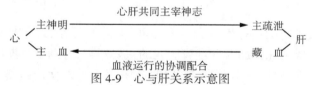

图 4-9　心与肝关系示意图

心主血,推动血液循行不止;肝藏血,贮藏血液并调节全身血量分布。心主神志,精神之所舍;肝主疏泄,能调畅情志。精神和情志活动均以血液为物质基础。因此,心肝两脏共同维持了血液的正常运行和调节人体的精神和情志活动。

4. 心与肾

心与肾的关系主要表现在水火既济方面(图 4-10)。

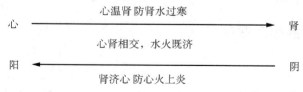

图 4-10　心与肾关系示意图

心属火居上，肾属水居下。在上之火以下降为顺，在下之水以上升为和。生理上，心火必须下降于肾，与肾阳共同温煦肾阴，使肾水不寒；肾水必须上济于心，与心阴共同涵养心阳，使心火不亢。这种心肾阴阳升降的动态平衡，中医称为"心肾相交"或"水火既济"。一旦这种动态平衡遭到破坏时，则表现为心肾不交，症见心烦失眠、心悸健忘，头晕耳鸣，腰膝酸软，遗精梦交等症。

5. 肺与脾

肺与脾的关系主要表现在气的生成和水液的输布方面（图4-11）。

肺从自然界中吸入的清气和脾化生的水谷精气在胸中结合为宗气，而宗气又是全身之气的主要物质基础。肺主宣发肃降，主行水，通调水道；脾主运化水液，为水液升降出入之枢纽。因此，肺与脾的功能正常与否，直接关系到宗气的盛衰及水液代谢。肺与脾在生理功能上相互为用，在病理上亦相互影响，如肺气虚，精气不布，可致脾气虚；脾气不运，水湿不化，聚为痰饮，影响肺的宣发和肃降。

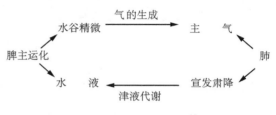

图4-11 肺与脾关系示意图

6. 肺与肝

肺与肝的关系主要表现在气机调节方面（图4-12）。

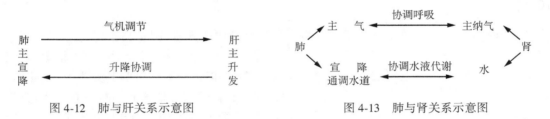

图4-12 肺与肝关系示意图　　图4-13 肺与肾关系示意图

在生理上，肺主降而肝主升，二者升降协调，维持着人体气机的调畅。若肝升太过，或肺降不及，多致气火上逆；若肺失肃降，燥热内盛，可影响肝失条达，疏泄不利。

7. 肺与肾

肺与肾的关系主要表现在呼吸运动和水液代谢方面（图4-13）。

肺司呼吸，肾主纳气，肺吸入的清气下纳于肾，肺肾两脏相互配合，才能保证呼吸运动的平衡，有利于气体的交换。生理上，肺为水之上源，肾为主水之脏；肺的宣发肃降和通调水道，有赖于肾的蒸腾气化，而肾主水的功能有赖于肺的宣降和通调水道的调节作用。两脏相互协助，共同维持人体水液代谢的平衡。

8. 肝与脾

肝与脾的关系主要表现在食物的消化、吸收及对血液的调控方面（图4-14）。

饮食物的消化吸收虽然由胃纳脾运和脾升胃降的功能来共同完成，但脾升胃降及消化水谷，均离不开肝主疏泄的协调,即所谓"脾得肝而达"。肝藏血、主疏泄、贮藏血液、调节血量、防止出血和促进血液运行;脾统摄血液在脉管中运行而防止溢出脉外。因此,肝脾调和,才能保证人体的消化功能及血液运行正常。

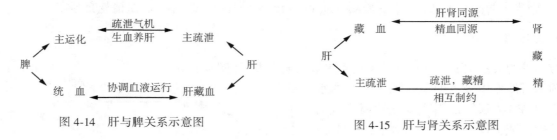

图 4-14 肝与脾关系示意图　　　　图 4-15 肝与肾关系示意图

9. 肝与肾

肝与肾的关系主要表现在精血互化、阴阳协调和藏泄相互制约等方面(图 4-15)。

肝藏血,肾藏精,血能化精,精能生血,精和血之间存在着相互转化的关系,即精血同源或肝肾同源。肾属阴为水脏,肾阴能涵养肝木,使肝阳不亢(水能涵木);肝阴能资助肾阴,使肾中相火不能妄动。肾主封藏,能制约肝之疏泄太过;肝主疏泄,可使肾之封藏而不闭,溢泻有度,从而维持肝肾两脏藏和泄的相互制约、相互为用。

10. 脾与肾

脾与肾的关系主要表现在先天与后天互资互促和水液代谢方面(图 4-16)。

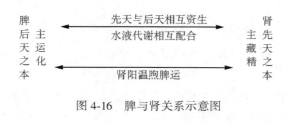

图 4-16 脾与肾关系示意图

脾为后天之本,主运化水谷,化生精微,有赖于肾阳的温煦和推动功能;肾为先天之本,主藏精,肾中精气亦有赖于水谷精微的不断充养,才能充盈和成熟,即后天与先天相互资生、相互促进。脾运化水液依赖肾阳的温煦和推动功能;肾主水液,司开合,亦需要脾土的协助,因此,脾肾相互协作,共同调节着水液代谢的平衡。

(二)腑与腑之间的相互联系

六腑以传化水谷、运行津液为其特点。六腑之间的相互关系主要表现在饮食物的消化吸收,津液的输布,废物的排泄等过程中的相互联系和密切配合(图 4-17)。

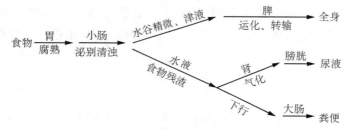

图 4-17 六腑之间的相互关系图

（三）脏与腑之间的相互联系

脏与腑的关系，实际上就是脏腑阴阳表里的关系。脏属阴，腑属阳；脏为里，腑为表。一脏一腑，一阴一阳，一里一表，相互配合，其间有经络互相络属，从而构成了脏腑之间的密切联系(表4-1)。

表4-1 脏腑之间的生理与病理联系

表 里	生 理 联 系	病 理 联 系
心与小肠	心阳温煦小肠，有利于小肠受盛化物，泌别清浊	心火下移小肠，小肠实热上扰于心
肺与大肠	肺的肃降与大肠传导相互为用	肺失肃降则大便燥结，肺气虚则大便难行；腑气不通可使肺失肃降而咳喘
肝与胆	肝的疏泄与胆汁排泄相互为用，肝主谋虑，胆主决断	肝病及胆，胆病及肝，常肝胆同病，如肝胆湿热，肝胆火旺
脾与胃	运纳、升降协调，燥湿相济，共同完成食物的消化吸收及其水谷精微的输布	脾主升清失调，可影响胃的受纳与降浊；食滞胃脘，浊气不降，也影响脾的运化与升清
肾与膀胱	肾为水脏，膀胱为水腑，膀胱的贮尿和排尿功能，有赖于肾的气化和固摄作用	肾气不足，气化失常，固摄无权，则膀胱开合失调

五、气、血、津液

气、血、津液是构成人体生命活动的基本物质，也是脏腑功能活动的物质基础。气，具有推动、温煦等作用，属阳；血、津液具有濡养、滋润等作用，属阴。气、血、津液的生成和代谢，有赖于脏腑经络及组织器官的生理活动，而脏腑经络及组织器官的生理活动，又必须依靠气的推动、温煦，血、津液的滋养和濡润。它们既相互依存，又相互为用。在人体生理活动过程中，这些物质因脏腑的功能活动而不断地被消耗，又得到饮食水谷的不断化生和补充，以维持人体的生长发育和生命活力。

（一）气

1. 基本概念

气的含义有二：一是指维持生命活动的精微物质；一是指脏腑组织功能活动的动力。人体各部的功能以及机体的一切生命活动过程，无不体现于气的推动作用。

2. 气的生成与来源

气的生成与来源，一是禀受于父母，来源于先天，藏之于肾，称为"元气"，又称先天之气；一是吸入自然界之清气与水谷化生的精微之气，结合于肺，藏于胸中，由肺所主，称为宗气，亦即后天之气。先天之气与后天之气，相辅相成，两者结合起来，作用于人体就是"正气"，亦称"真气"。故《灵枢·刺节真邪》谓"真气者，所受于天，与谷气并而充身者也"。由于气的活动范围及其作用不同，气的名称亦因之而异。

3. 气的功能

气的功能概括为五个方面(图4-18)。

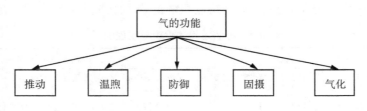

图4-18 气的功能示意图

(1) 推动作用

推动作用是指气具有激发和推动功能。人体的生殖、生长、发育、脏腑、经络、组织器官的生理活动,血的生成、运行,津液的生成输布和排泄都有赖于气的激发和推动。如果气的功能减弱,就会出现生长发育迟缓或早衰、脏腑功能减退、血和津液生成不足、血行不畅,导致水液停滞和瘀血等病理改变。

(2) 温煦作用

温煦作用是指气具有温煦、熏蒸的作用。气是人体热量的来源,其温煦作用能维持人体正常体温,促进血和津液的运行及脏腑组织器官的生理机能。如果气的温煦作用失常,就会出现体温降低、畏寒怕冷、四肢不温。

(3) 防御作用

防御作用是指气具有护卫肌肤、抗御外邪的作用,同时还能驱邪外出,使机体康复。如果气的防御作用减弱,机体抗病能力下降,则人体易罹患疾病,或病后难以治愈。

(4) 固摄作用

固摄作用是指气对体内的精、血、津液具有固摄、保护和控制的作用。主要表现为以下几个方面:①固摄血液,维持血液在脉管中正常运行,防止血液溢出脉管之外。②固摄体液,控制汗液、小便、唾液、胃液、大便等,防止体液丢失。③固摄精液,使之不妄泄。④固摄脏腑之气,使其升降正常,保持脏腑在体内位置的恒定。

如气不摄血,可出现便血、尿血、崩漏、肌衄等各种出血;气不固精,可出现遗精、滑精、早泄;气不摄津,可出现自汗、遗尿、大小便失禁等症;气虚冲任不固,可出现滑胎、小产等妇科疾患;气虚中气下陷,可出现内脏下垂、脱肛、泄泻等症。

(5) 气化作用

气化作用是指气能促使精、气、血、津液的新陈代谢和相互转化。具体来说就是气能促进饮食物转化为水谷精微,然后再化生为气、血、津液。同时在气的气化作用下,津液经过代谢转化成汗液和尿液,食物残渣转化为糟粕。如果气化功能失常,可导致气、血、津液的代谢障碍,饮食的消化吸收、汗液、尿液、粪便排泄的异常,可出现各种代谢异常的病变。

4. 气的运动形式

人体之气始终处于不断运动之中。气的运动,称为"气机",包括气的升、降、出、入四种基本形式。升,是气由下向上的运动;降,是气由上向下的运动;出,是气由内向外的运动;入,是气由外向内的运动。

气的升、降、出、入运动,推动和激发人体的各种生理活动;人体脏腑、经络等组织器官的生理活动又体现了气的升降出入运动。例如:肺的呼气是出,吸气是入,宣发是升,肃降是降;脾的升清功能是升,胃的降浊功能是降。机体的水液代谢过程也是气的升降出入运动的具体体现。气的升降出入运动虽然在各脏腑功能活动中侧重不同,但气的升和降、出和入之间必须统一协调,保持平衡,称为"气机调畅"。只有气机调畅,才能维持正常的生理活动。

气的升降出入运动平衡失调,人体生命活动就会出现异常,称为"气机失调"。如肺失宣降、脾气下陷、胃气上逆、肾不纳气、肝气郁结、心肾不交等等。气的升降出入运动一旦停止,人的生命活动也就终止而死亡。

5. 气的分布与分类

由于气的组成部分、分布部位和功能特点不同,名称各异。主要有以下几种:

(1) 元气

元气亦称"原气"、"真气",为诸气之本,是推动人体一切功能活动的动力。

1) 生成:元气来源于肾,以先天之精为基础,又赖后天之精以充养。元气的盛衰,与先天禀赋和后天营养,特别是肾、脾胃的功能密切相关。

2) 分布:元气发源于肾间,通过三焦经络,流行全身。与后天之气互为补充,内而五脏六腑,外达肌肤腠理,无处不至。

3) 功能:元气具有推动人体生长发育,温煦激发脏腑、经络等组织器官的生理活动的功能,是人体生命活动的原动力。元气充沛,人体脏腑、组织等器官的活力旺盛,机体素质强健,就不会患病。如先天禀赋不足,或后天失养、久病损伤元气,就会出现元气虚衰的各种病变。

(2) 宗气

宗气是积于胸中之气。

1) 生成:宗气由肺从自然界吸入的清气与脾化生的水谷精微之气相结合而成,又称后天之气。宗气的盛衰与肺、脾胃的功能密切相关。

2) 分布:宗气聚于胸中,通过肺的宣发,出咽喉,贯心脉,经肺的肃降作用,蓄于丹田以补充先天之气。

3) 功能:宗气的功能主要有两个方面,一是司呼吸,一是行气血。凡语言、声音、呼吸的强弱、气血的运行、肢体的寒温等生理机能活动都和宗气的盛衰有关。

(3) 营气

营气行于脉中,富有营养作用的气。因与血同行脉中,故常"营血"并称。营气与血关系密切,与卫气相对而言属阴,故又称"营阴"。

1) 生成:营气来源于水谷精微,由水谷精微中最有营养的精华化生。

2) 分布:出中焦,经肺的宣发循行于脉中,随血液运行于周身上、下、内、外各部。

3) 功能:营养各脏腑组织、四肢百骸,为化生血液的原料,是血液的组成部分。

(4) 卫气

卫气行于脉外,具有保卫功能的气。卫气与营气相对而言属阳,故又称卫阳。

1) 生成：脾胃化生的水谷精微，在肺的作用下，其中性猛而最富活力的部分化生成卫气。

2) 分布：在肺的宣发作用下，循行于脉外，布散于人体全身皮肤、组织间隙之中。

3) 功能：卫气有护卫肌表，抗御外邪的作用；还能温煦脏腑、皮肤、肌肉、皮毛，调节腠理开合、启闭汗孔，维持体温相对恒定。如卫气不固，则出现自汗恶风，易感冒等症。

卫气和营气均来源于水谷精微。营行脉中，卫行脉外。营主内守而属阴，卫主外卫而属阳。二者必须互相协调，才能维持正常的腠理开合、体温恒定及防御外邪的能力。如营卫不和，则可出现恶寒发热、无汗或多汗，反复感冒等症。

此外，还有脏腑之气，系指该脏腑的功能活动，故称"脏气"。如肺的呼吸功能称为"肺气"；脾胃属于中焦，故脾胃的运化功能称为"中气"，其他还有心气、肝气、肾气等。

（二）血

1. 基本概念

血，是指循行于脉管中富有营养的赤色液体，也是构成人体和维持人体生命活动的基本物质之一。

2. 血的生成来源

血的化生来源有二：一是水谷精微物质，所谓"中焦受气取汁，变化而赤是谓血"，是指饮食物经过脾胃的消化吸收后，其精微部分，通过脾的运化功能，上输于肺，通过心、肺的气化作用，变化为赤色的血液；二是"血之源头在乎于肾"，肾藏精，主骨生髓，精髓为化血之源。

由于精血同源，精血之间存在相互资生、相互转化的关系。如肾精充盈，肝有所养，肝血才能充盛；肝血充盛，肾有所滋，肾精才能充盈。它们中任何一方的盛衰，都可能导致另一方的失调。

3. 血的功能

血具有营养和滋润全身的生理功能。由于血在脉中循环流动不息，运载精气、津液等物质滋养全身各部，凡皮肤、肌肉、筋骨、经脉、脏腑五官等无不受其养，以维持其功能活动。故有"目受血而能视，足受血而能步，掌受血而能握，指受血而能摄"之说。血的营养和滋润作用，主要体现在面色的红润，肌肉的丰满壮实，皮肤毛发的润泽光华，感觉运动的灵活协调等方面。如血虚失养，则可见头昏目眩、面色不华或萎黄、毛发干枯、皮肤干燥、肢体麻木、运动失灵等症。

血又是神志活动的物质基础。任何原因所致的血虚或运行失常，均可出现不同程度的精神神经症状，如健忘、失眠、多梦、烦躁，甚至神志恍惚、惊悸不安、谵妄、昏迷等。

血的生成和功能如图 4-19 所示。

4. 血的运行

血循行于脉中，运行于全身各处，环周不休，运行不止。

血液所以能在脉中正常循行，主要是靠心气的推动，肝气的调节，脾气的统摄。因此气与血不是孤立的，气必须以血为物质基础，故有"血为气之母"的说法；而血的运行又依靠气的推动，故有"气为血之帅"之称。如气不足，不能摄血，则见出血；气滞则可见血瘀；血虚则脏腑组织失去濡养，

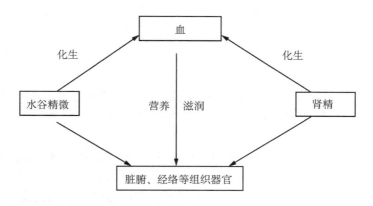

图 4-19　血的生成和功能示意图

全身的功能活动就会减弱,影响气的生成而形成气虚证。所以气足则血旺,血盛则气充,两者的关系是相依相存,相互为用,保持着相对的协调平衡,共同促进人体的生长发育,维持人的生命活动。

(三) 津液

1. 基本概念

津液是体内正常水液的总称。也是构成人体和维持人体生命活动的基本物质。

津与液虽同属水液,但在性状、功能、分布部位等方面均有区别。其中性质清稀,流动性大,主要布散于体表皮肤、组织、肌肉和孔窍等部位,起滋润作用的,称之为津;性质浊稠,流动性小,主要灌注于骨节、脏腑、脑、髓等组织,起濡养作用的,称之为液。津液之间可以互相转化,在病理状态下又可互相影响,伤津可以耗液,耗液也可伤津,故常津液并称。

2. 津液的生成、输布和排泄

津液的生成、输布和排泄是一个由众多脏腑参与的复杂的生理过程。《素问·经脉别论》说"饮入于胃,游溢精气,上输于脾,脾气散精,上归于肺,通调水道,下输膀胱,水精四布,五经并行"。即是对津液的生成、输布、排泄过程的简明概括。

(1) 津液的生成

津液来源于胃对饮食水谷的消化转输,经小肠的分清泌浊,大肠吸收部分水液,脾的运化,肺的宣发而成。

(2) 津液的输布

津液主要通过脾运化水湿,肺通调水道,肾气化水液,三焦作为水液的通道来共同完成水液输布代谢。

(3) 津液的排泄

津液通过肺的宣发化为汗液,肺亦呼出部分水液,肺肃降通调水道,肾的气化作用使代谢后的水液下输膀胱,形成尿液,排出体外。

综上所述,津液的代谢,系由诸多脏腑组织器官参与,而以肺、脾、肾为主。如果各相关脏腑,尤其肺、脾、肾三脏功能失调,均可导致水液代谢紊乱,出现伤津、耗液、水湿、水肿、腹水、痰饮等水液停滞积聚的病证。水液代谢如图 4-6 所示。

3. 津液的功能

（1）滋润和濡养作用

津液有滋润和濡养作用，津以滋润为主，液以濡养为主。津液能够滋润濡养皮毛、肌肤、各脏腑组织器官，润滑保护眼、鼻、口等孔窍，充养脑、髓，滑利关节等。

（2）化生血液

津液经孙络渗入血脉之中，具有滋养和滑利血脉的作用，且津液又是组成血液的基本物质。

（3）排泄废物

津液在机体代谢过程中，通过汗液和尿液的排出能够将体内各处的代谢废物不断排出体外，使各脏腑的气化活动正常进行。如果津液的这一作用发生障碍，就会出现伤津耗液或代谢产物潴留的各种病理变化。

第五章 经络系统

经络学说是中医理论的重要组成部分,是讨论经络系统的组成、分布、生理功能和病理变化及其与脏腑间相互关系的学说。

一、经络系统的组成

经络系统遍布全身,是人体内联络全身各部位及各个脏腑之间的信息联系系统,它将人体的五脏六腑、四肢百骸、五官九窍、皮肉筋脉等所有组织器官联系成为一个统一的有机整体。

经络包括经脉和络脉两大部分。经脉是经络的主干,有一定的径路,循行部位较深,分十二正经、奇经八脉和十二经别。络脉是从经脉分出来的支脉,分布较浅,其纵横交错,分布全身,又分为十五别络,孙络和浮络(图5-1)。

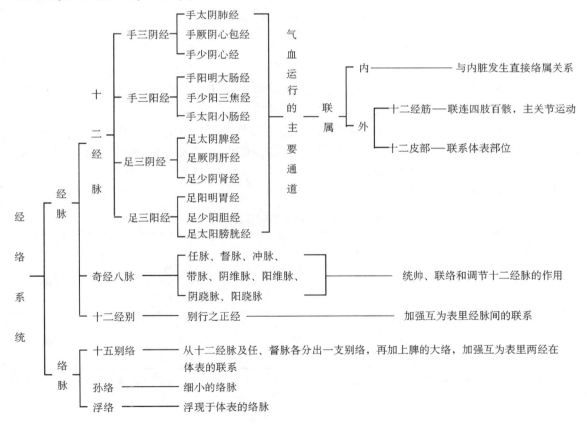

图5-1 经络系统简图

十二正经：共有十二对（条），合称十二经脉，分布于人体两侧，即手、足三阴经和手、足三阳经，名为手太阴肺经，手阳明大肠经，足阳明胃经，足太阴脾经，手少阴心经，手太阳小肠经，足太阳膀胱经，足少阴肾经，手厥阴心包经，手少阳三焦经，足少阳胆经和足厥阴肝经。它们在内联属脏腑，在外联属筋肉、关节、皮肤，为气血运行的主要通道。十二经脉又有分枝发出，称为十二经筋，联系四肢百骸，主关节运动；另外又发出分枝称为十二皮部，与体表部位发生联系。十二经脉都有一定的起止点，有一定的走向和循行部位，各经之间都有一定的连接顺序和部位，在内都与一定的脏腑发生直接的络属关系。

十二经别：是从十二经脉分出来的经脉，有加强互为表里两经脉之间的体内联系，并到达某些正经未循行分布的器官和躯体部位，以补正经分布之不足。

奇经：共有八条，总称为奇经八脉，名为督脉，任脉，冲脉，带脉，阴跷脉，阳跷脉，阴维脉，阳维脉。有统帅联络和调节十二经脉的作用。

络脉：有别络，孙络和浮络之分。别络共有十五条，有加强互为表里两经在体表联系的作用，其中由十二正经和督脉、任脉各发出一条外，还有一条为脾之大络。浮络为浮现在体表的络脉，孙络为最细小的络脉，两者为数极多，遍布全身。

二、十二经脉

（一）名称分布

十二经脉的名称包括三个部分：手、足循行；阴、阳位置；属何脏、腑。手经行于上肢，足经行于下肢；阴经位于肢体内侧，属脏；阳经位于肢体外侧，属腑。

十二经脉的名称：手三阴经为手太阴肺经，手厥阴心包经，手少阴心经；手三阳经为手阳明大肠经，手少阳三焦经，手太阳小肠经；足三阴经为足太阴脾经，足厥阴肝经，足少阴肾经；足三阳经为足阳明胃经，足少阳胆经，足太阳膀胱经。

十二经脉的名称及其分布如表 5-1 所示。

表 5-1　十二经脉的名称及其分布

循行部位	阴经名（属脏）	分布部位	阳经名（属腑）	循行部位
上肢内侧	手太阴肺经 手厥阴心包经 手少阴心经	前 中 后	手阳明大肠经 手少阳三焦经 手太阳小肠经	上肢外侧
下肢内侧	足太阴脾经* 足厥阴肝经* 足少阴肾经	前 中 后	足阳明胃经 足少阳胆经 足太阳膀胱经	下肢外侧

* 在小腿下半部和足背部，足厥阴肝经在前，足太阴脾经在中，到内踝上 8 寸处交叉之后，足太阴脾经在前部，足厥阴肝经在中部

（二）走向与交接

手三阴经从胸腔走向手指末端，交手三阳经；手三阳经从手指末端走向头面部，交足三阳经；

足三阳经从头面部走向足趾末端,交足三阴经;足三阴经从足趾走向腹、胸腔,交手三阴经,如此循环不休。

(三) 循行分布

阳经分阳明、少阳和太阳三经,在四肢部位,均分布于四肢的外侧面,阳明经在前面,太阳经在后面,少阳经在中间;阴经分太阴、厥阴和少阴三经,均分布于四肢的内侧面,太阴经在前面,少阴经在后面,厥阴经在中间(但在小腿下半部和足背部,足厥阴肝经在前,足太阴脾经在中间)。在头面部位,阳明经行于面部和额部;太阳经行于面颊、头项及头后部;少阳经行于头侧部。在躯干部,手三阳经行于肩胛部;足三阳经是阳明经行于前面(胸、腹部),太阳经行于后(背、腰部),少阳经行于侧面。手三阴经均从腋下走出,足三阴经均行于腹部。有四条经脉循行于腹部,自内向外的排列是足少阴肾经、足阳明胃经、足太阴脾经、足厥阴肝经。

下面是四支三阴经三阳经循行分布示意图(图5-2)。

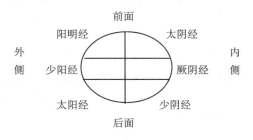

图5-2 四肢三阴经三阳经循行分布示意图

(四) 表里络属关系

手足三阴经和三阳经通过经别和别络互相沟通,组合成六对互为表里关系。如:手阳明大肠经与手太阴肺经互为表里,手少阳三焦经和手厥阴心包经互为表里,手太阳小肠经与手少阴心经互为表里,足阳明胃经和足太阴脾经互为表里,足少阳胆经与足厥阴肝经互为表里,足太阳膀胱经和足少阴肾经互为表里。凡是有表里关系的两条经脉均在四肢的末端交接,并循行于肢体的内外两个侧面的相对位置上。

每一条经脉都与相互表里的经络有络属关系,阴经都是属脏络腑,阳经都是属腑络脏。如:手太阴肺经属肺络大肠,手阳明大肠经属大肠络肺;手厥阴心包经属心包络三焦,手少阳三焦经属三焦络心包;手少阴心经属心络小肠,手太阳小肠经属小肠络心;足太阴脾经属脾络胃,足阳明胃经属胃络脾;足厥阴肝经属肝络胆,足少阳胆经属胆络肝;足少阴肾经属肾络膀胱,足太阳膀胱经属膀胱络肾。互为表里的一对经络之间有分枝相互联系,因而关系密切,在病理状态下可以相互影响,在治疗上也相互为用,两条经脉的俞穴可以相互交叉使用。

(五) 流注方向和次序

十二经脉中有气血不断的沿着一定的方向运行着。如:由手太阴肺经开始,通过食指端流注手阳明大肠经,从鼻翼旁流注足阳明胃经,从足大趾端流注足太阴脾经,在心中流注手少阴心经,从小指端流注手太阳小肠经,从目内眦流注足太阳膀胱经,由足小趾端流注足少阴肾经,在胸中流注手厥阴心包经,由无名指端流注手少阳三焦经,从目外眦流注足少阳胆经,从足大趾流注足厥阴肝经,再在肺中回流注入手太阴肺经。十二经脉就是这样不断地循环往复地流注(图5-3)。

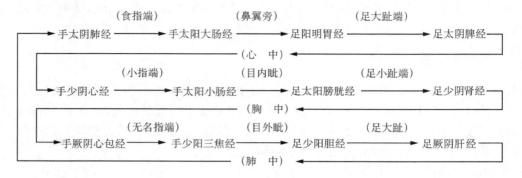

图 5-3 十二经脉的流注方向和次序图

(六) 十二经的属络及体表循行分布

1. 手太阴肺经

脏腑属络：属肺，络大肠。

体表循行部位：如图 5-4 所示，起于胸前壁的外上方，向外沿上肢掌侧面的桡侧缘向肘、腕下行，止于大拇指桡侧末端。

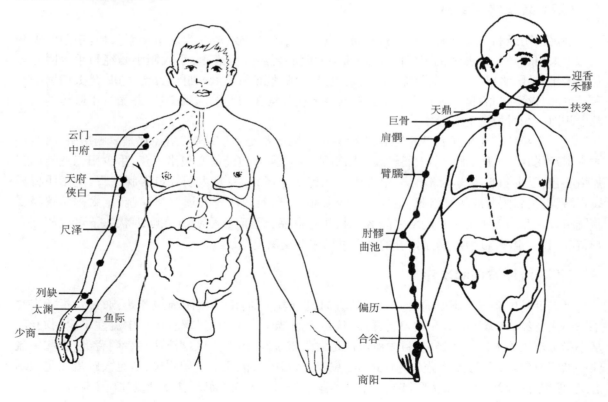

图 5-4 手太阴肺经　　　　　　图 5-5 手阳明大肠经

2. 手阳明大肠经

脏腑属络：属大肠，络肺。

体表循行部位：如图 5-5 所示，起于食指桡侧端，沿第二掌骨及腕的桡侧，上肢背侧的桡侧缘向肘、肩、颈上行，到面部进入下齿龈，并过上唇止于对侧鼻翼旁。

3. 足阳明胃经

脏腑属络：属胃，络脾。

体表循行部位：如图 5-6 所示，起于鼻旁，分布头面前侧，进入上齿龈，再向下过颈前、胸前、乳房，到腹部沿脐旁 2 寸处向下行，直到鼠蹊部，再沿下肢前侧向下，止于第二趾外侧。

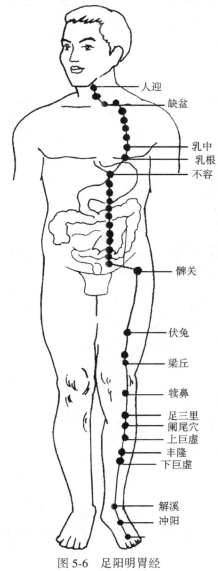

图 5-6　足阳明胃经　　　　图 5-7　足太阴脾经

4. 足太阴脾经

脏腑属络：属脾，络胃。

体表循行部位：如图5-7所示，起于足大趾内侧、沿足背内侧、内踝前面、胫骨内侧后方上行，在内踝上8寸处与足厥阴肝经交叉至前面，再经大腿内侧前缘向上至腹部，再沿距腹中线4寸处向上止于胸部。

5. 手少阴心经

脏腑属络：属心，络小肠。

体表循行部位：如图5-8所示，起于腋窝，沿上肢掌侧面的尺侧缘下行，入手掌，经四、五掌骨之间止于手小指桡侧端。

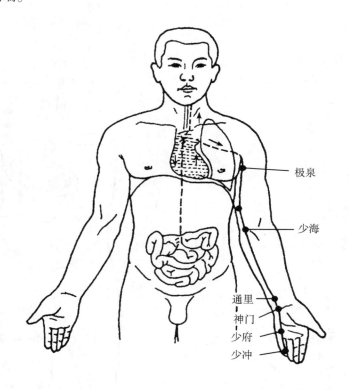

图 5-8　手少阴心经

6. 手太阳小肠经

脏腑属络：属小肠，络心。

体表循行部位：如图5-9所示，起于小指尺侧端，经手背直上，沿上肢背侧面的尺侧缘到肩部，入锁骨窝再向上经过颈部，眼内、外侧，止于耳部。

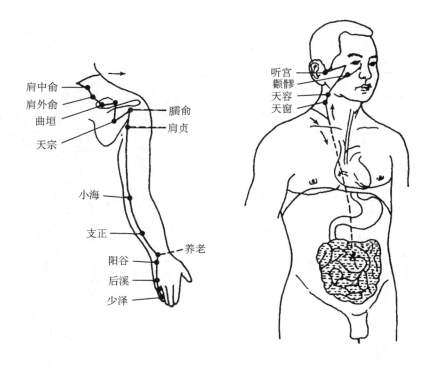

图 5-9 手太阳小肠经

7. 足太阳膀胱经

脏腑属络:属膀胱,络肾。

体表循行部位:如图 5-10 所示,起于眼睛内眦,向上绕头顶至头后,再向下分两条沿脊柱旁,向下过臀部,沿下肢后外侧再下行过腘窝中央,继续下行过小腿后面,沿足背外侧止于足小趾端。

8. 足少阴肾经

脏腑属络:属肾,络膀胱。

体表循行部位:如图 5-11 所示,起于小趾下,斜向足心,沿舟骨粗隆下缘,到内踝后面,沿下肢内侧后缘上行,在腹部离正中线 0.5 寸处继续上行,到胸部离正中线 2 寸处上行,止于锁骨下缘。

9. 手厥阴心包经

脏腑属络:属心包,络三焦。

体表循行部位:如图 5-12 所示,分布胸外上方,沿手臂掌侧面的中间下行,入手掌,止于中指末端。

10. 手少阳三焦经

脏腑属络:属三焦,络心包。

体表循行部位:如图 5-13 所示,起于无名指指端,经手背沿桡尺两骨之间向上,过鹰嘴突,在上臂外侧走向肩部,进入锁骨窝,有一分支上行至耳后,止于眉梢的外端。

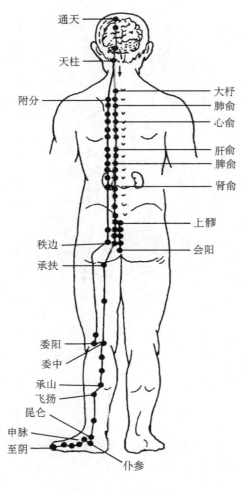

图 5-10　足太阳膀胱经

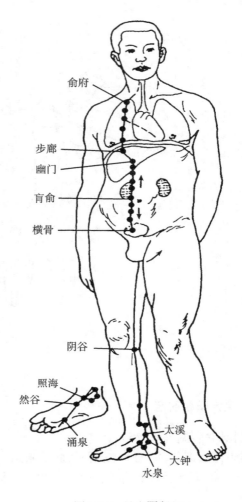

图 5-11　足少阴肾经

11. 足少阳胆经

脏腑属络：属胆，络肝。

体表循行部位：如图 5-14 所示，起于眼外眦，到达颞、耳四周及侧面部，再到肩部进锁骨窝，从锁骨窝下行，经胸胁部下达髋关节部，再沿大腿外侧，腓骨前面，外踝前下方，止于足第四趾端。

12. 足厥阴肝经

脏腑属络：属肝，络胆。

体表循行部位：如图 5-15 所示，起于足大趾，从足背内踝前沿胫骨内侧面上行，环绕阴部，到小腹，再向上过胁肋部止于乳下方。

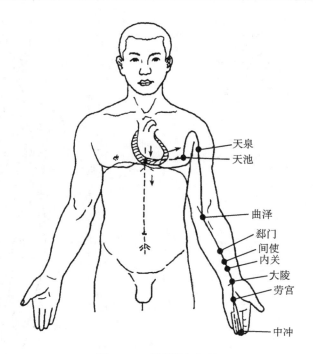

图 5-12　手厥阴心包经

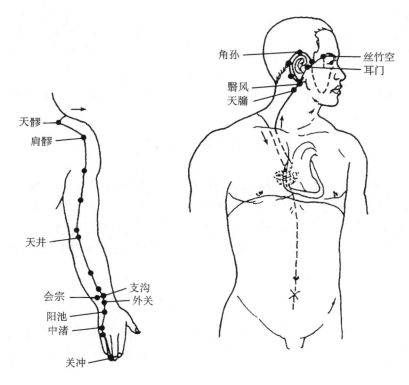

图 5-13　手少阳三焦经

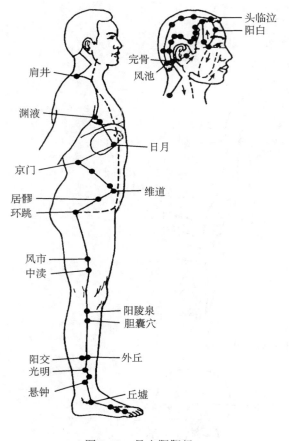

图 5-14　足少阳胆经

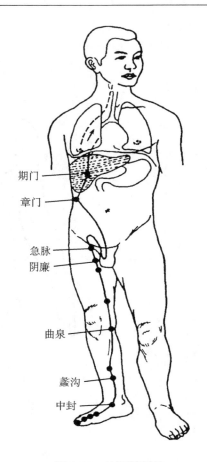

图 5-15　足厥阴肝经

三、奇经八脉

奇经八脉包括督脉、任脉、冲脉、带脉、阴跷脉、阳跷脉、阴维脉和阳维脉等八条经脉，它不成对，与脏腑没有任何直接的联系，其分布和作用均有异于十二正经。它纵横交错于十二经脉之间，加强十二经脉之间的联系，调节十二经脉气血的作用。奇经八脉与肝、肾脏及女子胞、脑、髓等奇恒之腑的关系较为密切，在生理、病理上均有一定的联系；特别是督脉与任脉，在体表也有一定的循行部位。

1. 督脉

循行部位：如图 5-16 所示，起于会阴，沿背面正中线上行，经过骶部、腰部、背部、项部，进入脑内，属脑，沿头部正中线，由项部经头顶、额部、鼻部、上唇，到上唇内唇系带处。

2. 任脉

循行部位：如图 5-17 所示，起于会阴，沿腹部正中线上行，经阴阜、腹部、胸部、颈部到颏下，与

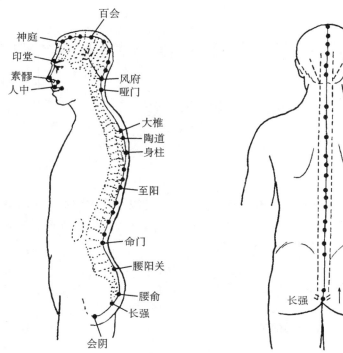

图 5-16 督脉

督脉交会；由颏下分为左右两支,经面部到眼眶下。

四、经别、别络、经筋、皮部

(一) 经别

经别是从十二经脉的四肢部分别出的经脉,具有加强十二经脉中互为表里的两经之间的内在联系以及体表和体内、四肢和躯干的向心性联系。

(二) 别络

别络是从十二经脉、督脉和任脉各分出一条,再加上脾之大络共十五条,合称十五别络。其功能为加强互为表里的两条经脉间的联系。

(三) 经筋

经筋是十二经脉管理筋肉、关节的体系,有约束骨骼,主使关节屈伸运动的作用。

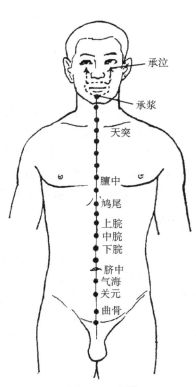

图 5-17 任脉

（四）皮部

皮部是指十二经脉及其所属络脉在体表的分区，也是十二经脉的功能活动反映于体表的部位。

五、经络的功能

1. 生理功能

（1）统一整体

经络系统中有十二经脉、奇经八脉，还有经别、经筋、皮部以及许多络脉和其无数的分支，纵横交错，深入浅出，分布全身，既属、络脏腑，又联系四肢百骸，五官九窍，皮肉筋骨等组织器官，把全身每个部位都联系起来，构成一个有机的统一整体。

（2）濡养全身

在经络系统中运行着气血，濡养五脏六腑及各组织器官。

（3）传递信息

经络是脏腑与体表之间信息传导的通路。

（4）协调阴阳

维持人体内外环境的相对平衡，协调阴阳。

（5）抵御外邪

保卫机体安康。

2. 病理解释

在生理状态下，经络具有运行气血和传递信息的功能；在疾病发生时经络也能传递病理信息，因而可做出病理解释。如遭遇外邪时，外邪由表入里；或疾病传变，由某脏腑传至另一脏腑；或经治疗后病邪由里出表，均通过经络的传导。体内脏腑有病时，能反映到体表来，可以根据体表的症状表现来解释内部的病情变化，如胁肋疼痛、小腹胀痛可能为肝脏有病的直接反映。在某处体表出现皮肤颜色改变或出现结节也可能判断为某脏腑病之外候。

3. 疾病诊断

由于每一经络都有一定的循行分布部位，并有其一定的络属脏腑，发病均有一定的临床症状，因此在临床上可以根据症状、发病部位、经络走向及所络属的脏腑而做出疾病的诊断。如遇胁肋疼痛首先应考虑到肝、胆经之病；又如头痛一病，前额头痛首先应考虑到阳明经病，痛位在两侧则应考虑为少阳经病，后头痛则应考虑为太阳经病，痛在头顶则应考虑为厥阴经病。此外，在各经络分布位置上出现异常或颜色的变异，也有助于疾病的诊断。

4. 治疗依据

经络学说被广泛地应用于临床各科的治疗学上，除针灸、按摩治疗以外，药物治疗也离不开经络学说。针灸常取用四肢的穴位来治疗五脏六腑病就是一个最好的实例。药物治疗也采用了归经学说,选用药物时需要考虑药物的归经属性。

5. 预防疾病

临床还应用调理经络的方法来进行疾病预防。如传统用灸足三里穴以强壮身体,预防疾病;灸风池穴以预防感冒等。

第六章 病因与病机

导致人体发生疾病的原因为病因,发生疾病的病理机制称病机。病因启动后,通过病机产生病证。一定的病因,通过一定的病机,产生特定的病证。因而在病因-病机-病证之间有着必然的联系,三者之间病因和病机的关系尤为密切,有什么样的病因,必然有什么样的病机,可以认为病机是对病因致病机理的诠释,故病因与病机两词常合并应用难以分割,这也是本章将病因与病机放在一起讨论的原因。

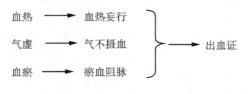

图6-1 出血证的病因、病机、病证关系

以出血证为例,说明病因、病机与病证的关系(图6-1)。

血热、气虚、血瘀皆可引起出血病证,何也?血得热则妄行;气虚不能控摄血液循经运行;瘀血阻塞血脉而血溢脉外。可见病机是对病因产生病证的诠释,且病机之中必然包含着病因。

一、病 因

由于历史条件的限制,中医学不可能像现代医学那样,利用自然科学的成就来认识疾病的病因。中医学的病因概念,除了可能作为致病因素的客观条件外,主要是根据疾病的临床表现,联系自然界的现象,加以比拟和推想而建立起来的。现代中医教材将病因分为四大类(图6-2)。

除了伤科以外,中医将一切疾病分为外感病及内伤病两大类,据此病因亦可分为两大类。引发外感病的病因为外因,指六淫病邪及疠气;引起内伤病的病因为内因,指七情异常、饮食失宜、过劳过逸、久病失养等因素。至于病理产物形成的病因,仍应属于内伤病的病因。故本章所讨论的病因亦据此分为两大类,并结合与之相关的病机、病证进行讨论。

(一)外感病因

外感病因是指来源于自然界,多从肌表、口鼻入侵人体而发病的病因。外感病因包括六淫、疠气等。

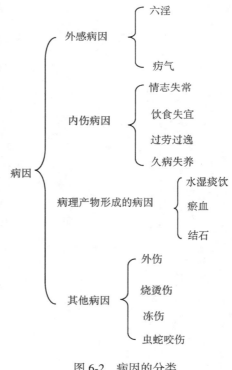

图6-2 病因的分类

1. 六淫

六淫是指风、寒、暑、湿、燥、火六种外感病邪的统称。风、寒、暑、湿、燥、火在正常的情况下,是自然界六种正常气候的变化,是万物生长的条件,称为"六气"。但当气候变化异常,超过了一定限度,如六气太过或不及,非其时而有其气(如春天应温反而寒,秋天应凉反而热等),以及气候变化过于急骤(如暴冷、暴热等),都会使机体不能与之相适应,导致疾病的发生。这种情况下的六气,便称为"六淫"。

六淫致病,具有下列特点。

(1) 外感性

六淫之邪多从肌表、或口鼻、或同时从两个途径侵犯人体而发病,故又有"外感六淫"之称。

(2) 季节性

六淫致病常有明显的季节性。如春季多风病,夏季多暑病,长夏多湿病,秋季多燥病,冬季多寒病等。

(3) 地区性

六淫致病常与居住地区和环境密切相关。如西北高原地区多寒病、燥病;东南沿海地区多湿病、多温病;久居潮湿环境多湿病。

(4) 相兼性

六淫邪气既可单独侵袭人体而致病,又可两种以上同时侵犯人体而致病。如风热感冒、风寒湿痹、寒湿困脾等。不难发现六淫之邪多依附于风或以同类相合的方式相兼而致人发病。

(5) 转化性

六淫致病在一定的条件下,其证候可发生转化。如寒邪入里可以化热。关于六淫的致病特点详见第十章。

此外,临床上还有某些并非因六淫之邪外感,而是由于脏腑气血功能失调所产生的化风、化寒、化湿、化燥、化火等五种病理反应,因其临床表现虽与风、寒、湿、燥、火之六淫致病相似,但其不是外来之邪,而是由内而生,故称"内生五邪",不属于六淫的范围,故将其置于内伤病因中讨论。

2. 疠气

疠气,是一类具有强烈传染性的外邪,又称为"疫气"、"疫毒","戾气","异气","乖戾之气"等。疠气引起的疾病称为"疫病"、"瘟病"或"瘟疫病"。疠气与六淫不同。《温疫论》提出:"夫温疫之为病,非风、非寒、非暑、非湿,乃天地间别有一种异气所感"。可见疠气是有别于六淫,具有强烈传染性的外邪。

疠气可以通过空气传染,从口鼻而入致病,也可随饮食入里或蚊叮虫咬而发病。

疠气致病的种类很多,如大头瘟、疫痢、白喉、烂喉丹痧、天花、霍乱、鼠疫等等,实际上包括了许多传染病和烈性传染病。

疠气致病具有下列特点。

(1) 传染性强

疠气可通过空气、食物等途径在人群中传播,故具有强烈的传染性和流行性。《温疫论》说:"此气之来,无论老少强弱,触之者即病"。

(2) 发病急骤，病情危笃

一般来说六淫致病比内伤杂病发病急，但疠气比六淫发病更急。《温疫论》提及某些疫病，缓者朝发夕死，重者顷刻而亡，足见疠气致病发病急骤，来势凶猛，病情危笃。

(3) 一气一病，症状相似

疠气致病极为专一，当某一种疠气流行时其临床症状基本相似。例如痄腮，无论患者是男是女，一般都表现为耳下腮部发肿，说明疠气有一种特异的亲和力，某种疠气会专门侵犯某脏腑经络或某一部位发病，所以"众人之病相同"。

环境污染、饮食污染、气候反常、社会动乱、生活贫困、防治不力等因素，都是促使疫疠发生与流行的因素。

(二) 内伤病因

凡能引起内伤病的致病因素称内伤病因。它包括情志失常、饮食失宜、过劳过逸、久病失养诸病因。这些病因作为内伤病的启动因素，通过阴阳失调、气血紊乱及津液代谢失常等病机而发生各种内伤性疾病。

由内伤病所产生的水湿痰饮、瘀血等病理产物，虽曰继发性病因，亦应视为内伤病因。

1. 七情

七情即喜、怒、忧、思、悲、恐、惊七种情志变化，是人对外界事物所作出的七种不同的情志反应，通常不会使人发病。只有突然、强烈或持久的情志刺激，超过人体生理活动的调节范围，引起脏腑气血功能紊乱，才会导致疾病的发生。

七情直接影响内脏，使脏腑气血失调，导致各种疾病的发生。概括起来，七情致病具有下列以下特点。

(1) 直接伤及内脏

由于五脏与情志活动有相对应的关系，因此，七情太过可损伤相应的脏腑。例如心主喜，过喜则伤心；肝主怒，过怒则伤肝；脾主思，过思则伤脾；肺主忧，过忧则伤肺；肾主恐，过恐则伤肾。

心主血而藏神，肝藏血而主疏泄，脾主运化，为气血生化之源。从临床上看，七情致病以心、肝、脾三脏为多见。

(2) 影响脏腑气机

七情主要是通过影响脏腑气机，导致气血运行紊乱而发病。

1) 怒则气上：是指过度愤怒，影响肝的疏泄功能，导致肝气上逆，血随气逆，并走于上。临床症见头胀头痛、面红目赤、呕血、甚则昏厥卒倒等症状。

2) 喜则气缓：正常情况下，喜能缓和精神紧张，使心情平静、舒畅。作为致病因素的喜则是指暴喜过度，可使心气涣散不收，神不守舍，出现精神不能集中，甚则失神狂乱的症状。

3) 悲则气消：是指过度悲忧会损伤肺气，使肺气消耗，意志下沉，从而出现气短、精神萎靡不振、乏力等症。

4) 恐则气下：是指恐惧过度，可使肾气不固，气泄于下。临床上常见二便失禁，甚至昏厥、遗精等。

5) 惊则气乱：是指突然受惊，损伤心气，导致心气紊乱，心无所倚，神无所归，虑无所定，出现心悸、惊恐不安等症状。

6）思则气结：是指思虑过度，导致脾之气机郁结，从而出现纳呆、脘腹胀满、便溏等脾失健运的症状。

（3）影响病情变化

在许多疾病的进程中，情志的异常波动，可使病情加重，或急剧恶化。

2. 过劳过逸

正常的劳动有助于气血流通，增强体质，必要的休息可以消除疲劳，恢复体力和脑力，均有利于维持人体正常的生理活动。但是长时间的过度劳累或过度安逸，则能成为致病因素而致人发病。因此，作为致病因素的劳逸是指过度疲劳和过度安逸，简称过劳和过逸。

（1）过劳

过劳包括劳力过度、劳神过度和房劳过度三方面。

1）劳力过度：是指长时期的劳力过度，损耗机体正气，积劳成疾。临床上一般可见少气懒言、四肢困倦、精神疲惫、形体消瘦等症。

2）劳神过度：指思虑、脑力劳动太过。脾在志为思，心主血脉，藏神，思虑太过则可暗耗心血，损伤脾气，可见心悸、健忘失眠、多梦及纳呆、腹胀、便溏等症。

3）房劳过度：主要指性生活不节，房事过度。肾藏精，主封藏，性生活不节，房事过频，则可损伤肾中精气，临床上可见腰膝酸软、眩晕耳鸣、精神萎靡，或遗精、早泄、阳痿，或月经不调，或不孕不育等症。

（2）过逸

过逸是指过度安逸，即长时期不参加劳动，又不进行体育锻炼。过度安逸主要导致人体气血运行不畅，进而可引起气滞血瘀而变生他病。由于脾主四肢，四肢少动则脾运不健，化生气血减少，日久渐趋虚弱，出现精神不振、食少乏力、肢体软弱，甚则形体虚胖，动则心悸、气喘、汗出等。

3. 饮食失宜

饮食失宜，常常成为致病因素。饮食失宜包括饥饱失常、饮食不洁和饮食偏嗜三个方面。

（1）饥饱失常

饥饱失常是指明显低于或超过与本人相适应的饮食量，前者称为过饥，后者称为过饱。

1）过饥：摄食不足，化源缺乏，气血得不到足够的补充而衰少，临床上常可出现面色无华、心悸气短、全身乏力等症状，同时还可因为正气虚弱，抵抗力降低而继发其他病证。

2）过饱：暴饮暴食，超过了人体脾胃的受纳运化能力，则可导致饮食阻滞，脾胃损伤，出现脘腹胀满、嗳腐吞酸、厌食、吐泻等症。小儿由于脾胃功能较弱，又加食量不能自控，故常易发生食伤脾胃的病证。食积日久，即可郁而化热，又可聚湿生痰，久则酿成疳积，出现面黄肌瘦、脘腹胀满、手足心热、心烦易哭等症。

（2）饮食不洁

饮食不洁是指食用了不清洁、不卫生或陈腐变质或有毒的食物。饮食不清洁，可引起多种肠胃道疾病，出现腹痛、吐泻、痢疾等，或引起寄生虫病，如蛔虫、蛲虫、寸白虫等，临床表现为腹痛、嗜食异物、面黄肌瘦等症。若进食腐败变质、有毒食物，可致食物中毒，常出现剧烈腹痛、吐泻，重者可出现昏迷或死亡。

（3）饮食偏嗜

饮食必须多样而全面，不能偏嗜某些食品，这样才能满足人体对各种营养成分的需求，不会造成体内某些营养成分的过剩或不足，导致阴阳失调、气血紊乱而发病。饮食偏嗜有五味偏嗜、寒热偏嗜及荤素偏嗜之分。

4. 病理产物形成的病因

一些疾病，主要是内伤病，在疾病过程中形成的病理产物，如水湿痰饮、瘀血等，又成为新的致病因素，这些可致病的病理产物，又称继发性病因。

此外，还有内生"五邪"，亦属于可致病的病理产物。在疾病的发生发展过程中，由于脏腑功能紊乱而产生的五种内生邪气，具有与风、火、湿、燥、寒外邪相类似的性质和致病特点，因而分别称为"内风"、"内火"、"内湿"、"内燥"、"内寒"，统称为内生五邪。

关于此类病邪的致病特点将在第十章中讨论。

二、病　机

病机是指疾病发生、发展与变化的机理。病因通过病机而发病，故病机上连病因，下连病证。不同的病因，通过不同的病机而产生不同的疾病。

概而言之，疾病分为外感病与内伤病两大类，两类疾病有着完全不同的病因、病机及临床表现（表 6-1）。

表 6-1　外感病与内伤病比较

	外感（时）病	内伤（杂）病
病因	外因（外邪入侵）	内因（情志、生活失常）
病机	正邪相争	阴阳失调、气血紊乱、津液代谢失常
病程	起病急，进展快，病程短	起病慢，进展缓，病程长
病位	表证→里证	里证
虚实	多为实证	多为虚证，或本虚标实
寒热	多为热证	或为寒证，或为热证，或寒热不显

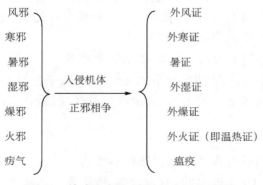

图 6-3　外感病病因、病机与病证的关系

外感病的病机是病邪入侵，邪正相争，故其表现为发病急、症状剧的实证，外邪入里则化热呈实热证。其转归取决于正邪斗争的结果。若正胜邪退则病势向愈，若邪胜正衰则病势恶化。在少有的情况下，当正邪相持过久，两败俱伤，久治不愈，亦可转变成慢性内伤病。

内伤病的病机是多样的，可概括为阴阳失调、气血紊乱及津液代谢失常，总之是造成了脏腑的各种功能失调及紊乱，形成了多种多样的内伤杂病。

外感病与内伤病的病因、病机与病证的关系

分别见图 6-3 和图 6-4。

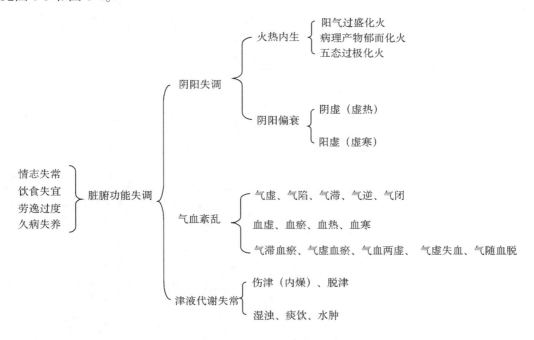

图 6-4 内伤病的病因、病机与病证的关系

第二篇 辨证论治

第七章 四 诊

四诊,亦称诊法,是中医收集临床资料,诊察疾病的基本方法,包括望诊、闻诊、问诊、切诊四个方面。

中医四诊具有直观性和朴素性的特点,不像西医诊断疾病必须依赖现代仪器,而只需通过医生感官,直接获取病情信息,通过辨证分析,便可做出诊断。但这并不意味着中医诊断就完全不利用现代科学技术,恰恰相反,随着中医现代化的发展,为使四诊获取的临床资料更准确、更完备、更直观,中医临床诊断也需要借助现代化的仪器、设备,如红外线成像技术观察面色,声图仪测定声波,脉象仪测定脉象等等。

望、闻、问、切四诊虽各具其独特作用,但它们之间是相互联系、相互补充、相互参合而不可分割的,故在临床运用时,必须"四诊合参"、"四诊并用"。在临床工作中,切不可偏废某一诊法,或过分夸大某一诊法的作用。

熟练而准确地运用四诊以获取全面而真实的病情资料,是辨证的重要前提。

一、望 诊

望诊是医师运用视觉,对人体全身、局部和舌象等一切可见征象和病态以及排出物进行有目的地观察,以了解健康或疾病状态的一种诊法。在中医诊断学中占有重要地位,被列为四诊之首。

望诊包括观察病人的神、色、形、态、舌以及其他各部出现的异常变化。其中以望神、望色、望舌三者最为重要。

(一)望神

望神即观察病人表现于外的精神状态及意识思维活动,判断其精气的盛衰,病情的轻重和疾病预后的好坏。

神的表现虽是多方面的,但望神的重点在于观察眼神表情、精神状态、思维能力、认知程度及反应水平等高级神经活动的功能。望神所得,约有以下六种情况。

(1)得神

得神又称有神,是精充气足神旺的表现。示病轻,正气未伤,预后良好。其表现是:神志清楚,语言清晰,面色荣润含蓄,表情丰富自然,目光明亮精彩而内含,反应灵敏,动作灵活。

(2)少神

少神又称神气不足。表示精气轻度损伤,正气不足,机体功能较弱。常见于虚证患者。其表现是:精神不振,少气懒言,两目乏神,面色少华,肌肉松软,倦怠乏力,动作迟缓,健忘,思维迟钝。

(3)失神

失神又称无神,是精损气亏神衰的表现,病至此,已属重笃,预后不良。其表现是:精神萎靡,言语不清,目光晦暗,瞳神呆滞,表情淡漠或呆板,反应迟钝,动作失灵。

(4) 假神

假神又称"残灯复明"、"回光返照"，是危重病人暂时出现的精神好转的假象，是临终的预兆。其表现是久病重病之人，原是目无光彩，瞳神呆滞，突然精神转佳，目光转亮；或语声低微断续，忽而响亮起来；或原来面色晦暗，突然颧赤如妆；或原毫无食欲，忽然食欲转佳。假神的出现是因为精气衰竭已极，阴不敛阳，虚阳无所依附而外越，阴阳即将离绝的表现。

(5) 神昏

神昏又称神志昏迷。此较失神更为严重，表现为意识完全丧失，对外界刺激不起反应。此即现代医学所称的昏迷(coma)。引起昏迷的常见原发病为：感染(热入心包)，脑血管意外(中风)，颅脑损伤(头部瘀血)及代谢紊乱(浊阴上逆)等。另有一种厥证，现代医学称昏厥或晕厥(syncope)者，虽亦表现为神昏，但其为有明显诱因引发的突然昏倒，又可自行苏醒的短暂意识丧失，预后良好，因而有别于神昏，另以厥证称之。

(6) 神乱

神乱又称精神错乱，表现为或癫或狂等精神失常的病态，即现代医学所称的精神病。

(二) 望色

望色，又称色诊。是通过观察面部和全身皮肤色泽的变化来诊察病情的方法，重点在面部(图7-1)。面部色泽，亦称气色。隐然含于皮肤之内者为气，显然彰于皮肤之表者为色。气较之色更为重要。

面色 ｛ 常色 —— 面色微黄、红润、鲜明、润泽，或谓红黄隐隐、明润含蓄
　　　　病色 —— 面色晦暗枯槁

图 7-1　常色与病色的表现

面色的变化在一定程度上能反映不同脏腑的疾病。光泽属气、属阳，是脏腑精气外荣表现。在病理状态下，可反映脏腑精气的盛衰，对判断病情的轻重和预后有重要的意义。凡面色荣润光泽者，为脏腑精气未衰，属无病或病轻；面色晦暗枯槁者，为脏腑精气已衰，表示病情深重，预后较差。现将五色所主的病证分述如下。

(1) 白色

白色较正常面色白，主虚、主寒、主失血(图7-2)，为气血不荣之候。

白色 ｛ 淡白无华、唇舌色淡 —— 营血亏损
　　　　㿠白 —— 阳虚；㿠白虚浮 —— 阳气不足、阳虚水泛
　　　　苍白 —— 阳气暴脱或阴寒内盛

图 7-2　白色的主证

(2) 黄色

黄色较正常面色黄，为脾虚、湿蕴的征象，主虚、主湿(图7-3)。

```
         ┌ 萎黄 —— 即面色淡黄，枯槁无泽，多是脾胃气虚
         │ 黄胖 —— 即黄而虚浮，多是脾虚湿停
黄色 ┤
         │        ┌ 阳黄 —— 身目俱黄，鲜明如橘色，属湿热
         └ 黄疸 ┤
                  └ 阴黄 —— 面目黄而晦暗如烟薰，属寒湿
```

图 7-3 黄色的主证

（3）赤色

赤色较正常面色红，主热（图 7-4）。

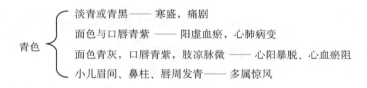

图 7-4 赤色的主证

（4）青色

青色较正常面色缺少红润而发青，主寒、主痛、主瘀血、主惊风（图 7-5）。

```
         ┌ 淡青或青黑 —— 寒盛，痛剧
         │ 面色与口唇青紫 —— 阳虚血瘀，心肺病变
青色 ┤
         │ 面色青灰，口唇青紫，肢凉脉微 —— 心阳暴脱、心血瘀阻
         └ 小儿眉间、鼻柱、唇周发青 —— 多属惊风
```

图 7-5 青色的主证

（5）黑色

黑色较正常面色黑，主寒、主痛、主瘀血、主水饮、主肾虚（图 7-6）。

```
         ┌ 面黑暗淡者 —— 多属肾阳虚
黑色 ┤ 面黑焦干者 —— 多属肾阳虚
         └ 目眶周围晦黑色 —— 肾虚水泛的痰饮病或寒湿带下
```

图 7-6 黑色的主证

（三）望舌

望舌即舌诊，即观察病人舌质及舌苔的变化，以诊察疾病的一种独具特色的诊法。舌质是舌的肌肉脉络组织，又称舌体，舌质有颜色、形态等改变，主要反映人体正气情况、脏腑虚实、气血盈亏；舌苔是舌面上附着的苔状物，由胃气所生，有苔色、苔质的变化，主要反映病位深浅，疾病的性质，津液的存亡，病邪的进退和胃气的有无。因此，舌诊在中医诊断中占有重要地位。

正常舌象是舌体柔软，活动自如，淡红润泽，不胖不瘦，舌面铺有薄薄的一层干湿适中的白苔，

一般称为淡红舌、薄白苔。

舌可分为舌尖、舌中、舌根及舌边四部分。舌的各部与脏腑的隶属关系:舌尖属心(肺),舌中属脾(胃),舌根属肾,舌的两边属肝胆。这种从舌的分部来诊断脏腑病变的方法,可供临床参考。

1. 望舌质

望舌质主要观察其颜色及形态。

(1) 不同颜色舌质的主证(图 7-7)

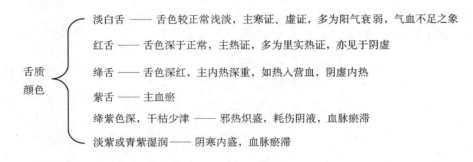

图 7-7　不同颜色舌质及其主证

(2) 望舌形

望舌形主要指观察舌质的老、嫩、胖大、瘦薄、裂纹、齿痕、芒刺等异常变化(图 7-8)。

舌形
- 老舌——舌质纹理粗糙,形色坚敛,多属实证、热证
- 嫩舌——舌质纹理细腻,形色浮胖嫩者,多属虚证、寒证
- 胖大舌——舌体较正常舌胖大
  - 胖嫩:舌体胖嫩,齿痕明显,色淡,多属脾肾阳虚,水饮痰湿阻滞
  - 肿胀:舌体肿胀满口,色深红,多是心脾热盛
- 瘦薄舌——舌体瘦小而薄,是阴血亏虚、舌体不充之象
  - 舌体瘦薄而色淡者,多是气血两虚
  - 瘦薄而色红绛且干者,多是阴虚火旺、津液耗伤
- 裂纹舌——舌面上有明显的裂沟,多由阴液亏损不能荣润舌面
  - 舌质红绛而有裂纹,多是热盛津伤、阴液亏损
  - 舌质淡白而有裂纹,多是血虚不润
- 齿痕舌——舌体边缘见牙齿的痕迹,常与胖大舌并见
- 芒刺舌——舌乳头增生和肥大,高起如刺,摸之棘手,多为热盛

图 7-8　不同舌形及其主证

(3) 望舌态

望舌态主要指观察舌体运动的变化,不同舌态及其主证(图 7-9)。

```
         ┌ 舌强——舌体僵硬不灵活或不能转动,言语謇涩,见于热入心包或邪热炽盛,或中风征兆
    舌态 ┤ 歪斜舌——舌体偏歪于一侧,多是中风和中风的先兆
         └ 卷舌——舌卷缩不能伸出口外,多见于病情危重之时
```

图 7-9　不同舌态及其主证

2. 望舌苔

望舌苔包括望苔色及苔质。

(1) 苔色

苔色即舌苔的颜色,常见的有白、黄、灰、黑四种。

1) 白苔:主寒证、表证(图 7-10)。

```
    ┌ 薄白苔——表证初起,阳虚内寒
白苔┤
    └ 厚白苔——阳虚湿浊、痰饮内停、食积不化
```

图 7-10　白苔的主证

2) 黄苔:主里证、热证(图 7-11)。
3) 灰苔:须联系苔的润、燥来分辨(图 7-12)。

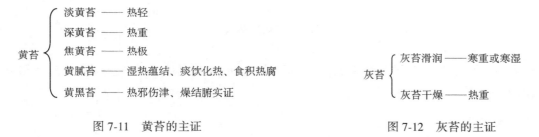

图 7-11　黄苔的主证　　　　图 7-12　灰苔的主证

4) 黑苔:多由黄苔、灰苔发展而来,其临床意义与灰苔相同,惟反映的病情更为严重。必须注意,某些食物和药物,可使舌苔染上颜色,此称染苔,无临床意义。

(2) 苔质

苔质主要指观察舌苔的薄厚、润燥、腻腐、剥落等变化。

1) 薄厚:凡透过舌苔能隐隐见到舌体的为薄苔;而不能透过舌苔见到舌体的为厚苔。舌苔的厚薄表示病邪的深浅(图 7-13)。

2) 润燥:舌苔润泽有津,干湿适度,谓之润苔;苔面水分过多,扪之湿而滑利,甚者伸舌涎流欲滴,谓之滑苔;苔面干燥少津,望之干枯,谓之燥苔。舌苔的润燥,主要反应湿与燥,同时也关系到寒与热(图 7-14)。

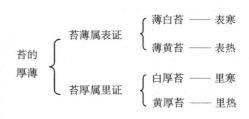

图 7-13　苔厚薄的临床意义

3）腻腐：苔质颗粒细腻致密，揩之不去，刮之不脱，上面罩一层油腻状黏液，称为腻苔；苔质颗粒疏松，粗大而厚，形如豆腐渣堆积舌面，揩之可去，称为腐苔。观察舌苔的腻腐可了解阳气与湿浊的消长（图 7-15）。

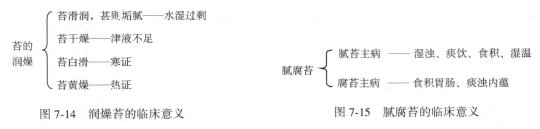

图 7-14　润燥苔的临床意义　　　　图 7-15　腻腐苔的临床意义

4）剥苔：是指舌面本有苔，病程中全部或部分脱落者称剥苔。临床常见有以下三种：一是舌苔全部退去，舌面光洁如镜，称为光剥苔，又叫镜面舌；二是舌苔剥落不全，剥脱处光滑无苔，称为花剥苔；三是不规则地大片脱落，边缘舌苔界限清楚，形似地图，称之地图舌。观察舌苔的剥脱及变化，不仅能测知胃气、胃阴之存亡，亦可了解邪正盛衰，判断疾病的预后（图 7-16）。

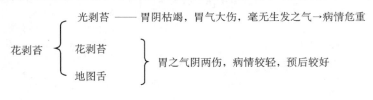

图 7-16　花剥苔的临床意义

若舌苔从有苔到剥苔，是胃的气阴不足，正气渐衰的表现；舌苔剥落之后，复生薄白苔，乃邪去正胜，胃气渐复的佳兆。

3. 舌质和舌苔的关系

通常认为，察舌质重在辨正气的盛衰，同时也包括邪气的性质；察舌苔重在辨邪气的浅深与性质，同时也反映胃气的存亡。

在一般情况下，舌质与舌苔的变化是统一的，其主病也一致，如实热则舌质红苔黄而干；舌淡胖嫩苔白而润则属虚寒。但在疾病过程中，也有舌质与舌苔变化不一致的情况，提示体内存在两种或两种以上的病理变化，病情较复杂，临诊时特别要注意辨别病证的标本缓急。

（四）望小儿指纹

望小儿指纹，即望小儿食指络脉，是通过观察小儿食指掌侧前缘浅表络脉的形色变化来诊察病情的方法。适用于 3 岁以内的小儿。

1. 望指纹方法

小儿食指按指节分为 3 关：食指第 1 节部位为风关，即掌指关节横纹向远端到第 2 节横纹之间；第 2 节为气关，即第 2 节横纹至第 3 节横纹之间；第 3 节为命关，即第 3 横纹至末端。诊察时，医生用左手握患儿食指末端,以右手大拇指在小儿食指掌侧前缘从指尖向指根方向推动数次,用力须适中,使络脉显露,便于观察。

2. 指纹的临床意义

小儿正常指纹:色淡红略紫,隐现于风关之内,不浮露,多是斜形、单枝、粗细适中。

望小儿指纹,应注意观察浮沉、色泽、形状、长短4个方面的变化。望小儿指纹的要点是:浮沉分表里,颜色辨寒热,淡滞定虚实,三关测轻重。

二、闻 诊

闻诊包括听声音和嗅气味两方面。

(一) 听声音

听声音指辨听病人语声、语言、气息等的高低、强弱、缓急等变化,以及脏腑功能失调所发出的如咳嗽、呕吐等异常声音,以判断疾病病机的诊察方法,病变声音的临床意义(图7-17)。

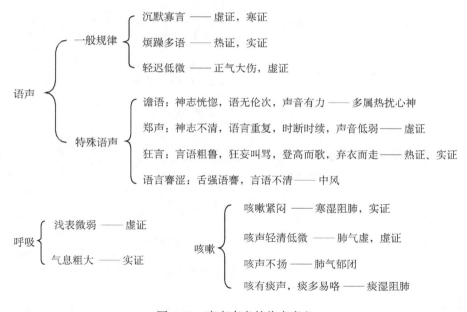

图7-17 病变声音的临床意义

(二) 嗅气味

(1) 口臭

口臭指口气臭秽,属胃热。

(2) 排泄物臭

痰液、脓液具有臭味,呕吐物出现酸腐味,大便臭秽,小便黄赤浊臭,带下臭秽,均属热证。

三、问　诊

问诊是了解病情的主要方法之一。病人的自觉症状、起病经过、生活起居、平素体质等情况是辨证的重要依据,因而问诊历来受到中医的重视。

进行问诊,首先抓住主诉,然后围绕主诉的症状,根据中医的基本理论,从整体出发,按辨证要求,有目的地逐步深入询问,以收集辨证资料。问诊既要突出重点,又要了解一般。

古人将问诊的要点概括成十问歌:"一问寒热二问汗,三问头身四问便,五问饮食六胸腹,七聋八渴俱当辨,九问旧病十问因,再兼服药参机变,妇女尤必问经带,小儿当问麻疹斑"。此歌诀可供参考。现多归纳为以下八问:

(一) 问寒热

病人主观感觉怕冷,虽加衣被或近火取暖仍觉寒冷的称为恶寒。久病体弱之人畏寒怕冷,加衣被或取暖即可缓解,称为畏寒。前者见于外感表证,后者见于内伤虚寒证。发热除指体温高于正常者外,还包括患者自觉全身或局部发热的主观感觉。临床中寒热的四种表现(图7-18)。

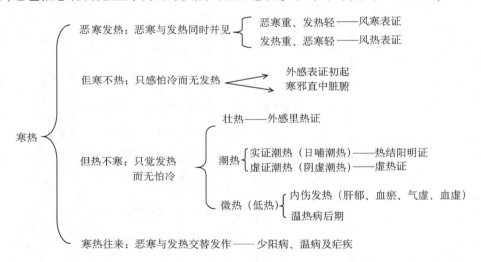

图7-18　寒热的临床表现及意义

(二) 问汗

汗是由阳气蒸化津液从腠理出于体表者。正常的出汗有调和营卫、滋润皮肤等作用。汗液分泌异常,除与人体正气因素外,还与邪气侵扰有关。因此通过问汗,不仅可分辨机体的正气盛衰,还可诊察病邪的性质。

1) 表证有汗:外感风邪的表虚证,或外感风热的表热证。
2) 表证无汗:外感风寒的表实证。
3) 里证汗出:外邪入里化热证或里热炽盛证。
4) 自汗:日间汗出,动则甚,主气虚、阳虚证。

5）盗汗：入睡汗出，醒则汗止，主阴虚证。

(三) 问头身

头身症状最为常见，且繁杂多样。头部的常见症状有：头痛、眩晕、耳鸣、耳聋、鼻塞等；身的常见症状有：痛、胀、心悸等。四肢的常见症状有：痛、麻、无力等，其中又以痛最为常见。其临床表现及辨析，将在有关章节中讲述。

(四) 问饮食口味

了解患者食欲状况及进食多少，对于判断其脾胃功能及疾病的转归，有较重要的意义。食欲减退，又称纳呆，为脾失健运所致，新病多为伤食停积或外感夹湿，久病多属脾胃虚弱（图7-19）。

病中口不渴，表示津液未伤。病中口渴，提示津液损伤，或因津液内停不能上承。口不渴或渴喜少量热饮属寒证。口渴喜冷饮属热证。渴不多饮，见于阴虚及湿热。口渴多饮，伴能食易饥、小便量多，为消渴。

病人口中的异常感觉称口味。口苦属热证，多见于肝胆实热。口甜而腻多属脾胃湿热。口淡无味多属脾虚。

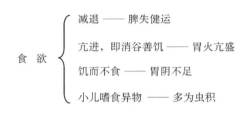

图 7-19 食欲变化的主证

(五) 问二便

询问二便不仅可以直接了解消化功能、水液代谢的情况，而且也是判断疾病寒热虚实的重要依据。一般而论，大便秘结、小便短赤属热；大便稀薄、小便清长属虚寒；但尚需结合新病多实，久病多虚的原则来考虑方为全面。新病便秘，腹满胀痛多属实证、热证；然久病、老人、孕妇、产后便秘则多属津亏血少，或气阴两虚。久病腹泻多为脾肾阳虚；然暴注下泻，泻下腐臭则属湿热积滞。久病、老人尿频、尿急、小便色清多属肾气不固，膀胱失约；然新病尿频、尿急、尿痛、小便混浊则属膀胱湿热。突然尿闭，或仅点滴外流，小腹痛而发热者属实证；而尿量渐少，甚至无尿，腰酸肢冷者则属虚证。

(六) 问睡眠

举凡阴阳失调、气血亏虚及病邪侵扰，皆可扰乱"昼则寤，夜则寐"的生理活动规律而表现睡眠失常。失眠又称不寐，有虚实之分。虚证有心脾两虚、心阴亏损、心肾不交等，多由气血不足，神失所养而致；实证有肝郁化火、心火亢盛、痰热扰心、宿食停滞等，总由火、痰之邪扰动心神而致。嗜睡为神气不足的表现，多由痰湿困阻而清阳不升，或中气不足不能上荣所致。

(七) 问经带

妇女患病，必须询问月经、带下、妊娠等有关内容，此等情况，不仅为妇科病，亦为一般疾病辨证所必需。根据月经的周期，行经的天数，月经的量、色、质，以及有无闭经或行经腹痛等表现，可以推断疾病的寒热虚实性质。

月经先期,量多色红,多属热;月经先期,量多色淡,多属气虚。月经后期,色暗多块,经前腹痛,多属血寒、血瘀;月经先后不定期,多有痛经,或经前乳房作胀,属肝郁气滞。月经不潮,应分清是否有孕,或是闭经。若是有孕,用药当有所忌。若是闭经,有气滞血瘀、气虚血亏、血寒凝滞、湿盛痰阻等原因,应结合全身表现加以辨别。

白带量多,皆因湿盛,当分寒热,稀白少臭为寒湿带下,黄稠臭秽为湿热下注。

(八) 问小儿

小儿的生理、病理特点与成人不同,有其特殊性。小儿生理上具有脏腑娇嫩、生机蓬勃、发育迅速等特点;病理上具有发病较快、变化较多、易虚易实的特点。因此,除一般问诊内容外,还应重点询问出生前后情况,喂养情况,生长发育情况,预防接种情况,以及传染病的罹患和接触史。

此外,问一般情况及问旧病、查旧方,亦当是辨证论治所必需,在此不再赘述。

四、切 诊

切诊包括脉诊和按诊两部分。

(一) 脉诊

脉诊又称切脉,是医生用手指按病人的动脉搏动,以了解病情变化的一种诊断方法。

脉诊的部位,一般通用的是"寸口诊法"。寸口即两手腕的桡动脉所在部位,分为寸、关、尺三部。以腕后高骨(桡骨茎突)为标志,其稍内方的部位为关部,关前(远侧端)为寸部,关后(近侧端)为尺部。两手各有寸、关、尺三部,共称为六部脉。六部脉分脏腑之气:左寸关尺候心、肝、肾,右寸关尺候肺、脾、命(门)。

切脉时,应在安静平息的状况下进行,先用中指定关部脉,然后分别用食指、无名指按寸部、尺部。用轻指力按脉称为浮取,用重指力按脉称为沉取,介于两者之间的指力按脉称为中取。临证切脉,可用浮取、中取、沉取或相反的顺序反复按,必要时也可用一指单按其中一部脉象。寸、关、尺三部,每部有浮、中、沉三候,合称三部九候。

(二) 脉象

正常脉象,又称平脉或常脉。其基本形象是三部有脉,不浮不沉,不快不慢(一息四至),不大不小,从容和缓,柔和有力,节律均匀,尺脉沉取有一定力量。随机体活动状态和气候环境的变迁,平脉也有相应的正常变化。

疾病反映于脉象的变化,叫做病脉。一般来说,在正常生理变化范围及个体生理特异之外的脉象,均属病脉。病脉有28种,常见的有16种。

脉象可通过部位、至数、形态、气势四个方面来体察,如浮沉是脉位的不同,迟数是至数的不同,虚实是力量强弱(气势)的不同,大小是形态(亦兼有气势)的不同。

基本脉象只有六种,即以浮沉二脉辨表里,迟数二脉辨寒热,虚实二脉辨虚实,此六脉也可称为六纲脉。这种只从一个方面表述脉搏性状的基本脉象,叫单一脉。有些脉象名称包含着两种或三种单一脉的内容,称为复合脉。如洪脉是大脉与实脉的综合表现;濡脉是浮脉、细(小)脉与虚

(软)脉的综合表现。几种脉象名称联合在一起出现,则称为相兼脉,如沉弦细、滑数等。

表 7-1 列举十六种常见脉以供查阅。

表 7-1 常见脉象及主证

脉象	脉形	主病证
浮脉	浮于表,轻取即得	表证
沉脉	脉沉于里,重按始得	里证
迟脉	一息不足四至,来去极慢	寒证
数脉	一息六至,脉流薄疾	热证
虚脉	三部脉举按皆无力	虚证
实脉	三部脉举按皆有力	实证
滑脉	往来流利,如盘走珠	痰饮、食滞、妊娠
涩脉	艰涩不畅,如刀刮竹	气滞血瘀
洪脉	脉幅宽大,充实有力	热盛
细脉	脉幅窄细,状如丝线	诸虚不足
濡脉	脉细而软	诸虚、湿证
弦脉	直而劲强,如按琴弦	肝病,痰饮,痛证
芤脉	浮大中空,如按葱管	失血
代脉	脉来迟缓,止有定数	脏气衰微
结脉	脉来急数,止无定数	阴盛气结,寒痰瘀血
促脉	脉来歇止,止无定数	阳盛实热,气血痰饮停滞

(三) 按诊

按诊是对病人的肌肤、手足、腹部及其他病变部位的触摸按压,以观察疾病的变化,如或热或凉,或硬或软,或腹痛拒按或喜按等,从而推断疾病的部位和性质。

1. 按肌表

按肌表主要是为了探明全身肌表的寒热、润燥以及肿胀等情况。按肌表能从冷暖以知寒热。凡身热初按甚热,久按热反转轻的,是热在表;若久按其热反甚,热自内向外蒸发者,为热在里。轻触肌表可察知皮肤的润燥,从而知道有汗、无汗和津液是否损伤。皮肤干燥者,尚未出汗;湿润者,身已出汗。皮肤滑润者,津液未伤;枯燥或甲错者,津液已伤,或有瘀血。重手按压肿胀可辨水肿或气肿,按之凹陷不能即起者为水肿,按之凹陷举手即起者为气肿。

2. 按手足

按手足主要在探明寒热。通过诊手足的寒热,可测知躯体的寒热。诊手足寒热,还可辨别外感病或内伤病。手足的背部较热者,为外感发热;手足心较热者,为内伤发热。

3. 按腹部

按腹部主要检查有无压痛及包块。腹痛喜按者属虚,拒按者属实。腹满,叩之如鼓,小便自利,属气胀;按之如囊裹水,小便不利,是水膨。腹内肿块,按之坚硬,推之不移,痛有定处,为癥为积,属于血瘀;肿块时聚时散,按之无定形者,痛无定处,为瘕为聚,属气滞。

第八章　辨证论治概述

辨证论治是中医诊断疾病和治疗疾病的基本原则,是中医学对疾病特殊的研究和处理方法,辨证论治是中医学的精华所在,也是中医学的基本特点之一。本章将辨证的内容作一横向的连贯分析,并从理论上加以讨论,使学习者对辨证论治的全貌有较为明确的概念。

一、辨证论治的含义

中医诊疗疾病的一大特色是辨证论治。所谓"辨证"即认识疾病的过程;所谓"论治"即处理疾病的过程。辨证和论治是诊治疾病过程中相互联系不可分割的两个部分。辨证是决定治疗的前提和依据;论治是解决疾病的手段,也是辨证的最终目的。辨证论治是中医学理论和实践相结合的体现,是中医所普遍应用的一个诊疗规范。

中医学的全部理论,可概括为理、法、方、药四个部分,这些理论都是为辨证论治服务的;辨证论治便是这些理论的具体运用。

阴阳学说是中医认识疾病的指导思想,五行学说是脏腑学说的根源,而脏腑学说又是中医理论体系的核心。四诊是中医诊察疾病的方法,诸种辨证方法更是直接为辨证制定出的标准。其中八纲辨证是各种辨证的总纲,也就是从各种辨证方法的个性中概括出来的共性;病因辨证普遍用于各类疾病;脏腑辨证主要应用于杂病,且又是其他各种辨证的基础;六经辨证、卫气营血辨证、三焦辨证主要是针对外感热病的辨证方法。这些辨证方法虽各有特点,运用于不同疾病各有侧重,但又是相互联系和相互补充的。以上所提及的学说及理论,概属于"理",为辨证所必需。

治疗原则是治病的总的指导思想,犹之于作战时的战略方针,用之以指导治法。治疗方法取决于治疗原则,是治病的基本大法及具体治法,犹之于作战时的战术方案,用之以立方遣药。方剂是药物的配伍组合,治疗方法的具体体现,犹之于列阵的队伍。药物是组成方剂的成分,直接治病的要素,犹之于战斗时的各种武器及不同兵种。这里所称"法"、"方"、"药",为论治所依循。

辨证与论治是紧密相连的整体。没有辨证,论治就毫无依据;没有论治,辨证便失去意义。只有正确的辨证,才能抓住主要矛盾,认识疾病的本质,从而才能制定出正确的治疗方案,解决主要矛盾。

本教材第三篇以证为纲,理、法、方、药(亦称证、治、方、药)为目,在于使初学者便于掌握辨证论治。现举例以说明辨证论治的具体运用。

某中年女性,素患右胁下腹痛,十余年来屡发不止。五日前过食荤油食物,诱致旧疾复作。痛位于右胁下及胸口一带,阵痛如绞,罕有宁时,痛处拒按,壮热不减,身热心烦,恶心呕吐,口苦纳呆,恶闻荤腥,脘闷腹胀,大便秘结,双目发黄,小便短赤,舌质红,苔黄腻,脉弦滑数。

首先运用四诊的方法诊察患者,取得以上病史资料。然后用八纲辨证,确定本病例的基本属性为里、实、热证,总的属性为阳证。再用脏腑辨证,确定本病例病在肝、胆。最后用病因辨证,确定病邪为湿及热。综合以上辨证本病例应诊断为肝胆湿热证。其发病机理如图8-1所示。

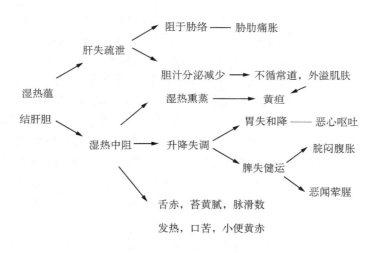

图 8-1 肝胆湿热病例发病机理

本病例为湿热病邪炽盛之实证,当以祛邪为要。采取清法及下法合用,以速攻祛邪。具体治法为清热利湿,利胆通下。后者有如釜底抽薪,有助于清热泻火。清利肝胆湿热可选用茵陈蒿汤、龙胆泻肝汤等方,通下利胆可选用大承气汤等方。参照诸方,结合病情,拟方如下:茵陈、栀子、黄芩、柴胡、郁金、龙胆草、玄胡、大黄、枳实、芒硝、车前子。

二、证与病和症的关系

辨证论治不是辨病论治,也不是对症施治。要分清三者的不同,得先从证与病和症的关系谈起。

症,又称症状,一般是指患者自身觉察到的各种异常感觉,或由医生的眼、耳、鼻、指等感觉器官所直接感知的机体病理变化的外在表现;广义的症状包括症状(symptom)及体征(sign)。例如头痛、发热、咳嗽、气喘、腹泻、心悸、盗汗、浮肿、消瘦、黄疸、崩漏等都是症状。关于症状的含义,中医和西医的看法是一致的。症状只是疾病的表面现象,不能真正反映疾病的内在本质。因之,单凭孤立的症状,是无法指导治疗的。如果仅仅根据症状处方用药,虽然也是治疗中不可缺少的部分,但这毕竟是对症治疗,或叫对症施治,这种"头痛医头,脚痛医脚"的办法,决不可能圆满地解决整个疾病的治疗问题。因之,对症治疗只是权宜之计,决非治疗的主流。

症状虽然不能说明疾病的本质和指导治疗,但症状却是医生进入诊断的门径,是医生赖之以识别疾病或分辨证候的纽带和依据。只有通过对症状的全面分析,仔细鉴别,准确判断,才能获得对疾病的正确诊断。

古人有言:"病有内同而外异,亦有内异而外同",意为相同的病机可以表现出不同的症状,而相同的症状也可源出于不同的病机,这种"同中有异,异中有同"的错综复杂关系表明透过外部症状洞悉内部病机之不易。但症状与病机之间存在的这种难以分割的、多种多样的联系,并不是没有规律的,因而,是可以认知的。

病,又称病名。中医的"病名"和西医的"病",概念不同,西医的"病"是具有诊断意义的疾病单位或实体(entity);而中医的"病名"并不具有独立的诊断价值。病名虽一般多用主要症状来命名,但通常意味几个有联系的症状组合,类似于西医的复合症(symptom-complex)或综合征(syndrome)。例如痢疾、消渴、淋病、湿温等都是病名。由于"同病有异证,异病有同证",病和证之间,同样有着错综复杂的关系,故通过分析病来认识证仍然是必不可少的过程。病名虽然仍不能作为辨证论治的依据,但与症状相比,病名具有较多的临床意义。其虽亦可作为辨病论治的一些依据,但在临床诊疗过程中,特别是在拟定针对特定个体的、不同阶段的接近疾病本质的治则和治法时,若单纯地仅凭病名去施治,则缺乏针对性的指导意义。例如痢疾一病,乃由腹痛、里急后重、下痢赤白脓血三个症状组成,则有湿热痢、疫毒痢、寒湿痢、虚寒痢、阴虚痢、休息痢等证型。虽同为痢疾,但寒热虚实各不相同,其治疗也大不一样。其次,中医的病名,尚有一部分没有完全同临床症状分离开来,在症状与病名之间还有较多的交叉或重叠。若仅根据一些病名去进行治疗而不辨证,那么便有可能流于对症处理而无法深入到疾病的本质。

证,又名证候或证型。在反映疾病的本质方面,证候比症状深刻得多,同时也比病名清晰和具体得多。证候不是症状的简单堆砌或罗列,而是机体在疾病发展过程中某一阶段出现的、有内在必然联系的一组症状、体征的概括,即对于某一特定状态的病理生理和临床表现的综合性诊断概念。例如肝气郁结、肝肾阴虚、大肠湿热、风寒犯肺、阳明腑实、冲任虚衰等都是证候。因而证候是疾病本质的反映,在疾病发生发展过程中,它以一组相关的脉症表现出来,能够不同程度地揭示病位、病性、病因、病机,为治疗提供依据,并指明方向。

如上所述,症、病、证三者既有密切联系,又有严格区别。三者的关系如图8-2所示。

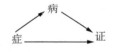

图8-2 病、证、症之间的关系

临床诊疗工作中,一般是在分析症状的基础上认识疾病和辨别证候,在识病的同时仔细地辨证。总之,分析症,认识病的目的都是为了求得证,有了证才谈得上治。

从古至今的中医临床著作,皆不强调症、病的区分,只着眼于求证,有了证才谈治,例如全国多种《中医内科学》教材,皆以病及症为标题,病症并列,杂陈不分,惟强调病、症条目下的证及治,这是一种强调辨证论治的传统。

三、辨证与辨病的关系

辨证论治是中医诊疗的最大特色。所谓"同病异治"或"异病同治",均是以证为依凭,或随证而转移,具体论治,无不据证以议法,随证而化裁,其着眼点,全在于"证",而不在于"病",可见中医的传统是重"证"轻"病"的。

辨证论治的一大优点是整体观。既看到病,也看到病人;既考虑病邪,也考虑正气;既照顾局部,更着眼于整体。辨证的结果是将复杂的多元因素网织成一个统一的"证",而不是一个一个并列的诊断。这种一元论的诊断模式,便利于认识和解决主要矛盾。

辨证论治的第二大优点是动态观。病症的表现,不仅因人而异,而且因时而异。同一种病症,随着个体的差异和病情的演变,证型常变,因之,治疗亦随证而转变。前人说过"知常达变"。既识其常,又知其变,变中有常,常中有变。这种"证无定型,治无常法"的诊疗方式,体现了辨证论治的动态观。

尽管历来辨病论治是辨证论治的重要补充，但由于中医病名的概念不完整，辨病论治始终非主流，即使应用，也多是二者相结合的形式。例如凡寒战壮热，休作有时为临床特征者，中医皆以病名"疟疾"称之（不全是疟原虫引起的疟疾，其中还包括其他的病），历来常用青蒿、常山、草果、槟榔、蜀漆组成的祛邪截疟单方治之，此为辨病论治。但疟疾又有寒疟、瘅疟、劳疟、虚疟、痰疟等证型之分，在以上截疟单方基础上，再配合以寒者热之，热者寒之，虚者补之，痰者吐之，这便是辨病论治与辨证论治相结合。中医历来视辨证论治为正统，但现代的研究证实"小小单方，能治大病"，辨病论治亦不容忽视。

以上是中医临床中的辨证与辨病的关系。下面再谈西医辨病与中医辨证的关系。

社会在前进，医学在发展，在日益发展的西医面前，中医也必须创新，这是历史的必然。取西医之长，以补中医之短，更好地发挥自身的优势，这就是我国中西医结合工作者所承担的历史使命。由于历史条件的限制，古代中医没有科学的方法认识疾病的真实病因及发病机理，仅能依靠直觉的观察及哲理的分析以辨"证"。不可否认这种整体的、动态的看待疾病的思维方法，确比西医孤立的、静止的对待疾病要高明。但也不容否认宏观的、抽象的、定性的哲理思维代替不了微观的、具体的、计量的科学实验。现代医学科学所作出的实验室的检查得出的"病"的证据超出了中医的望、闻、问、切对"证"的认识。例如无黄疸型肝炎，患者可以无症状，而肝功能却显示异常。又如急性肾炎，患者症状完全消除了，可是检验尿尚有蛋白及红细胞。又辨证论治在具体运用时，由于偏于原则，过于灵活，且缺乏客观的计量检查及公认的判断标准，因之辨证论治的结果随医生的理论水平及临床经验而异，这样就很难通过共性抓住疾病的核心本质，并总结出其治疗规律。再者，用百余种证型去定几千个病种，即把复杂多样的疾病置于有限的证型框架中去认识，将不同本质的疾病仅从表现上进行分类，因而在治疗上对疾病的本质缺少针对性和特殊性。例如中医辨证为"肝肾阴虚"，而西医的诊断可以是肝硬化、原发性高血压、神经官能症、癌或其他。性质迥异的病种，皆表现为阴虚，如皆以阴虚处理，虽能改善机能状况，而无益于病因各异的疾病本质。

显然，西医、中医各有所长，西医善于辨病，中医善于辨证；西医长于治疗病因、消灭病原，中医长于改善机能状态、增强抗病能力。将二者结合起来，以西医的诊断为纲，先确定病种的范围，然后以中医的辨证为目，予以分型，并从病、证双方考虑其治疗，这是当今最通行的中西医结合形式之一。

第九章　八纲辨证

八纲,即阴、阳、表、里、寒、热、虚、实。根据四诊收集的各种病情资料,进行分析综合,以概括疾病的大致类别、部位、性质、邪正盛衰四个方面的情况,从而归纳为八类基本证型,即是八纲辨证。

八纲辨证是概括性的辨证纲领,是各种辨证的总纲。八纲辨证概括性强,但不具体,所辨之证属于第一层次的大证,在临床应用时,还须分割成外延较小、内涵较具体的第二层次的证,甚至第三层次的证。

任何一种疾病,从类别上来说,不是阴证就是阳证;从病位上来说,不是表证就是里证;从性质上来说,不是寒证就是热证;从邪正力量对比来说,不是虚证就是实证。尽管疾病的表现极其复杂多样,但运用八纲辨证可以提纲挈领地对其本质进行高度概括。

一、表里辨证

疾病分为外感病与内伤病两大类。外感病由感受外邪所致,有由表入里的传变过程。内伤病起于内因,病变在脏腑,纯属里证。故表里辨证主要用于外感病,至于内伤病则无辨表里的必要。

表里辨证用于辨析外感病邪侵犯人体的病变部位是在表还是已入里。一般而言,病邪首先侵犯皮毛肌腠,正气抗邪于表,形成邪浅病轻的表证,见于外感病的初期阶段。如表证不愈,进而传里,进入脏腑,形成邪深病甚的里证,此见于外感病的中、后期阶段。

外感表证与里证鉴别要点

1) 外感病泛指一切急性热性病,故一般说来,外感病表证、里证都有发热症状,表证之发热较轻,且必与恶寒同时并见,称恶寒发热。里证之发热,热势明显,且绝不伴有恶寒,称但热不寒。故有无恶寒是鉴别表证、里证的一个要点,前人称:"有一分恶寒便有一分表证"即为此意。

2) 外感表证、里证通常多有呼吸道症状,表证仅有限于鼻、咽、喉之肺系症状,如鼻塞流涕、咽痛咳嗽;里证则出现肺本脏之病状,如咳咯浊痰、喘息气粗、或有胸痛。

3) 邪阻体表经络产生之头身疼痛为表证所特有;热入脏腑出现之胸腹症状及二便变化为里证所独具。

4) 表证虽可有自汗,但汗出不明显,且无口渴;里证则身大热,汗大出,口大渴。

5) 舌象:表证舌象少变化,舌质正常,苔薄白;里证则舌象有变化,舌质红,苔黄厚。

6) 脉象:表证脉浮;里证则脉大而数。

关于外感病表证、里证之鉴别要点,仅作以上之概括(图9-1),详细内容将在外感病辨证章节中学习。至于内伤病之里证,可表现各脏腑的病变,详见于脏腑辨证。

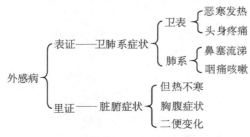

图9-1　外感病表证和里证的鉴别

二、寒热辨证

寒热是辨别疾病性质的一对纲领,用以概括机体阴阳偏盛偏衰的两种证型。

阴阳偏盛所产生的寒、热证,是寒、热绝对的增加,称实寒证及实热证。阴阳偏衰所产生的寒、热证是寒热相对的旺盛,称虚寒证及虚热证。

产生寒证的病机是阴盛或阳虚。前者是由于感受外来的寒邪所致;后者是由于内伤久病,阳气耗损所成。前者为实寒证;后者为虚寒证。产生热证的病机是阳盛或阴虚。前者是由于感受外来热邪或机体内部病变郁而化热所致;后者是由于内伤久病、阴液耗伤所成。前者为实热证;后者为虚热证。图9-2为寒证和热证产生的机理。

寒证⎰阴偏盛（实寒证）
　　⎱阳偏衰（虚寒证）

热证⎰阳偏盛（实热证）
　　⎱阴偏衰（虚热证）

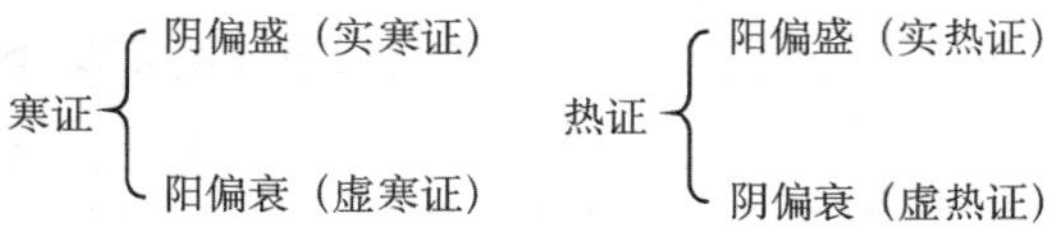

图 9-2　寒证和热证产生的机理

寒证是对一组有寒象的症状、体征的概括;热证是对一组有热象的症状、体征的概括(表9-1)。为便于记忆,可将寒证与热证的鉴别归纳为三要点:寒热喜恶;颜色白赤;排泄清浊。

表 9-1　寒证热证鉴别表

见　症	寒　证	热　证
寒热喜恶	恶寒喜温	恶热喜凉
口　渴	不渴	渴喜冷饮
面　色	白	红赤
四　肢	冷	热
大　便	稀溏	干结
小　便	清长	短赤
排泄物	澄沏清冷,无色无味	混浊灼热,黄稠臭秽
舌　象	舌淡,苔白润	舌红,苔黄干
脉　象	迟或沉细	数或兼洪大

前面提到的"疾病的性质,不是寒证便是热证",也并非全然如此。有些病证未涉及到阴阳的偏盛偏衰,可表现为既非寒证,又非热证。

寒证和热证虽有本质的不同,但又相互联系。它们既可在同一病人身上同时出现,表现为寒热错杂;又可在一定条件下互相转化,出现寒证化热或热证转寒;在疾病的危重阶段偶尔还会出现真热假寒或真寒假热。

三、虚实辨证

病证的虚实取决于正气和病邪力量的对比。也即是说虚实是辨别邪正盛衰的一对纲领。在正邪这一对矛盾中,矛盾的主要方面决定病证的虚实。

虚证主要取决于正气不足,至于邪气则无足轻重,或弱或无,决不会盛。实证主要取决于邪气旺盛,至于正气则通常未衰,尚有抗邪之力。古人说:"邪气盛则实,精气夺则虚",正是强调了正邪

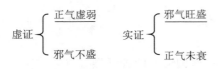

图 9-3　虚证、实证产生的机理

这一对矛盾的主要方面决定了病证的虚实（图 9-3）。

为便于记忆，可将虚证与实证的鉴别归纳为三要点：得病新久；症状剧缓；阴精敛散（表 9-2）。因暴病多实，久病必虚，故从得病之新久可知证之虚实。因邪气盛则实，精气夺则虚，邪气旺盛、正气未衰之实证，邪正斗争激烈，其症状必然剧烈；而正气虚弱、邪气不盛之虚证，缺少斗争的场景，其症状必然和缓。因久虚必脱，易导致阴精体液耗散，不能敛藏，出现久泻脱肛、滑精早泄、遗溺不禁、自汗盗汗、崩漏带下、子宫脱垂等脱症；而新得之实证，正气尚存，其聚敛收藏阴精体液之功不减，故从阴精之散聚可知证之虚实。

表 9-2　虚证、实证鉴别表

见　症	虚　证	实　证
病程	长（久病）	短（新病）
形体	多消瘦无力	尚无衰减
精神	神气不足	神色尚佳
声息	声低息微	声高息粗
疼痛	绵绵隐痛，时轻时重，喜按	疼痛显著，持续不减，拒按
阴精	久虚必脱，易于耗散	敛藏
寒	畏寒	恶寒
热	五心烦热，午后潮热或劳后低热	壮热
舌象	舌质有改变，舌苔或减或增	舌质少变化，舌苔常增厚
脉象	无力	有力

　　虚证的形成，有先天不足和后天失养两方面的原因。先天不足来自于父母的遗传因素，或早产等导致的发育不良及脏腑功能不足。大部分虚证是后天失养所致，如饮食失调、情志失控、过劳过逸、房室过度、久病失治、误治均可扰乱气血、损伤脏腑、耗伤正气而形成虚证。

　　实证的形成也有两个方面。一是外来病邪侵犯人体，形成邪气亢盛的实证，如外感六淫之邪所形成的实证；二是由于脏腑功能失调，气血紊乱或水谷精微代谢失常，而形成气滞血瘀或水湿痰饮停留体内而形成"本虚标实"之实证。

　　虚证和实证虽有本质的不同，但又相互联系。它们既可由实转虚，或因虚致实的相互转化；又可同时出现在同一病人身上，表现为虚实错杂。至于所谓"大实有羸状，至虚有盛候"乃属虚实之假象，并不多见。

四、阴阳辨证

　　八纲是辨证的纲领，而阴阳又是八纲辨证的总纲。它可概括其他三对纲领，即表证、实证、热证属阳证。里证、虚证、寒证属阴证，因之八纲又有二纲六变之称。

　　阴阳辨证将一切病证分为两大类（表 9-3）。分类的根据是阴阳学说中阴阳的基本属性。凡表现为火热的、亢盛的、外上的、感受阳邪的、正气未衰的病证为阳证；凡表现为寒冷的、衰退的、内下的、感受阴邪的、正气虚弱的病证为阴证。

表 9-3　阴证、阳证包括的病证

	阴证	阳证	
急性实证	寒证（阴寒内盛,实寒）	热证（阳热内盛,实热）	急而重
慢性虚证	阳虚（阳气不足,虚寒）	阴虚（阴液不足,虚热）	缓而轻
急性脱证	亡阳（阳气暴脱,大寒）	亡阴（阴液暴脱,大热）	急而危

就病机而言,阴证是指体内阳气虚衰、寒邪内盛所产生的病证;阳证是指体内热邪壅盛、阳气亢盛所产生的病证。

前面提到过,表证属阳,里证属阴;热证属阳,寒证属阴;实证属阳,虚证属阴;乃就三对证分别而言。实际上,这三对证是错综复杂地结合在一起的。在应用上,判断疾病的阴阳属性是以寒热作为主要标志,至于表里、虚实则可略而不计。如里虚热证为阳证,里实寒证为阴证。

寒证或热证是人体突然感受外来的寒邪或热邪而急性发病的实寒证或实热证。阳虚或阴虚是由于机体阴阳失调,阳或阴偏衰而导致其对立面相对旺盛的虚寒证或虚热证。亡阴或亡阳是阴液暴竭或阳气暴脱所引起的危重证候。亡阴亡阳相当于现代医学的休克,出现在中毒性感染、大出血或脱水、严重心血管疾病、药物及血清过敏等情况中。亡阴、亡阳并无本质的不同,只不过亡阴表现出大热象,亡阳表现为大寒象,这与产生阴阳亡失的原发病有关。一般而言,亡阴多见于严重感染之中毒性休克,亡阳多见于其他类型的休克。因为阴阳是互根的,阴亡,阳气亦无所依附而散越;阳亡,阴液亦无从化生而耗竭。如救治不力,最后形成阴阳俱亡而生命终结。

表 9-4 为六种常见证型的鉴别。亡阴与亡阳的鉴别见表 9-5。

表 9-4　六种常见证型的鉴别

证	病机	八纲属性	临床表现
寒 证	阴盛伤阳	实寒证	急性实证,急而重
热 证	阳盛伤阴	实热证	
阳 虚	阳虚阴盛	虚寒证	慢性虚证,缓而轻
阴 虚	阴虚阳亢	虚热证	
亡 阳	阳气暴脱	大寒虚脱证	急性脱证,急而危
亡 阴	阴液暴竭	大热虚脱证	

表 9-5　亡阴与亡阳的鉴别

	亡　阴	亡　阳
病机	阴液暴竭（阴液将绝）	阳气暴脱（阳气将亡）
特征	大热证+脱证	大寒证+脱证
寒热	肌肤灼热	四肢厥冷
汗	热汗多而黏	冷汗多而稀
神情	躁妄不安,以至神昏	表情淡漠,以至神昏
呼吸	气短息粗	气息微弱
口渴	干渴	不渴
舌象	舌红而干	舌淡而润
脉象	细数疾无力	微细欲绝

五、六要结合辨析

八纲中阴阳是总纲,八纲辨证的具体内容体现在六要中。从理论上讲,表里、寒热、虚实三对证的组合可形成以下八种证(图9-4)。

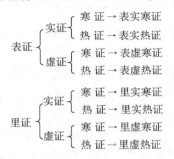

图 9-4 六要结合辨证的组合关系

在临床实际运用上并没有如此复杂。表证仅指外感病之表证,基本都是实证而没有虚证,故通常表证只有表(实)寒证及表(实)热证两种证型。其中"实"不言而喻,当可省去,通称为表寒证及表热证。二者的鉴别将在外感病辨证中讲述。

虽有书本提到表虚证,要知此种"虚"乃实中之虚,相对之虚,和八纲的虚证并非同一概念。古人将外感表寒证分为二型,无汗者为表实,有汗者为表虚,实际上它们都是八纲中的实证。

里证的四种证型,在临床上都很常见,其中"里"字不言自明,当可省去,通常从实寒证、实热证、虚寒证、虚热证称之。其中虚寒证又称阳虚证,虚热证又称阴虚证。里证的这四种证型已在阴阳辨证中述及。

在辨证程序上,当先辨表里,次辨虚实,后辨寒热。举以下三例以分析之。

病例一

发病一天,恶寒发热,寒重热轻,头身疼痛,鼻塞,流清涕,打喷嚏,咽稍感不适,咳少量白痰,舌质淡红,苔薄白,脉浮。

本病急起于感受风寒之后,当属于外感病,应先辨表里:患者表现为恶寒、周身酸痛及肺系(上呼吸道)症状,且脉浮,表明病邪在表,尚未入里,故为表证。

再辨虚实:外感病起病急,邪气盛而正气未衰,邪正交争而致症状明显,皆为实证。故本例实无辨虚实之必要。

后辨寒热:寒重热轻之恶寒发热,鼻涕及咳痰皆为清稀白色,舌质不红,苔不黄,脉不数,表明为寒证而非热证。

八纲辨证:表寒证。

病例二

久病体弱,消瘦无力,口咽干燥,干咳少痰,痰中带血,头晕目眩,躁烦易怒,五心烦热,午后潮热,夜间盗汗,舌红无苔,脉细数无力。

本例为内伤病而非外感病,必为里证,故无须辨表里。

再辨虚实:久病必虚,本例一派虚像,诸症状如发热、咳嗽等皆不急剧而为和缓缠绵不愈,为典型之虚证。

后辨寒热:烦热、潮热、躁烦、痰中带血、舌红、脉数皆为热象,故属热证。

八纲辨证:(里)虚热证。

病例三

患胃病十余年,体型瘦长,形寒肢冷,少气无力,胃脘隐痛,喜温喜按,受寒辄发,食欲不振,大便稀溏,舌体胖大,舌质淡,苔白润,脉沉细无力。

本例亦为内伤病,当属里证,故无辨表里之必要。

再辨虚实:本例久病十余年,呈现一派虚像,胃痛隐隐且喜按为虚痛,少气无力,慢性腹泻,舌体胖大,脉细无力,皆为虚象。

后辨寒热:本例形寒肢冷,胃痛受寒辄发;得温则减,大便清稀,舌质淡,苔白,脉沉皆为寒象。

八纲辨证:(里)虚寒证。

六、八纲辨证与其他辨证的关系

八纲辨证是辨证的纲领,只是辨证的大方向,仅表明病证的基本属性,还不能具体地指导临床辨证论治,所以还必须进一步运用其他的辨证方法。

对于外感病来说,主要是实证、热证,故辨虚实,辨寒热显得相对次要。由于其病变发展的阶段性,辨表里更为重要。为了使其更加具体化,必须进一步运用卫气营血辨证或六经辨证。病邪辨证当然也重要,但已结合到前两种辨证方法之中。

对于内伤杂病来说,因概为里证,无须辨表里,重要的是辨虚实,因虚证须扶正,实证须祛邪,决定了治疗的大方向。内伤杂病如为实证,采用病邪辨证以判断为何种病邪致病;如为虚证,采用虚损辨证以判断为何种类型的虚证。将病邪辨证及虚损辨证纳入脏腑所在部位则为脏腑辨证,后者是内伤杂病的重要辨证方法。

第十章 病邪辨证

八纲辨证中,虚实辨证尤为重要。如为虚证,进一步采用虚损辨证;如为实证,进一步采用病邪辨证。

病邪在实证中扮演了主角,故对于实证,必须确定其病邪为何种,此为病邪辨证的内容。现代有人认为中医所称的病因,实际上也是一种证候分类,提出了"病因辨证"的概念。我们接受了这种观念,并强调实证的病因为病邪,改称为"病邪辨证"。

我们采用了某些学者的观点,将导致外感病和内伤病的诸病邪归纳成风、寒、暑、湿、燥、火、瘀、郁、痰、食十纲,作为病邪辨证的纲领。

一、风 证

风证有外风、内风之分。风邪经皮肤肌腠或口、鼻、咽喉侵犯人体而产生外风证。各种外邪多与风邪结合而致病,如风寒、风热、风湿之类。故风邪实为外感病邪犯人的先导。古人谓"风为百病之长",即为此意。内风是体内阳气亢逆变动而形成的一种病理状态,眩晕、痉挛、抽搐、震颤等动摇表现为其主要见症。其与肝的关系密切,故又称肝风或肝风内动。

(一) 风邪的性质和致病特点

1. 风为阳邪,其性轻扬开泄,易袭阳位

风邪具有升发、向上、向外的特点,故属于阳邪。风邪侵袭,常伤及人体的上部(头面)、肌表及阳经,使皮毛腠理汗泄而出现头痛、鼻塞、咽痒、咳嗽、出汗、恶风等症状。

2. 风性善行而数变

"善行"是指风邪致病具有病位游移,行无定处的特性,如表现为关节游走性疼痛的痹证称为"风痹"或"行痹"。"数变"是指风邪致病具有变幻无常和发病迅速的特点,如麻疹(瘾疹)就有皮肤瘙痒,发无定处,此起彼伏的特点;又如以风邪为先导的外感病,一般发病多急,传变也较快;再如猝然昏仆、不省人事的病证,以其起病急骤、变化迅速,故称之为中风。

3. 风性主动

风具有使物体摇动的特性,凡表现为眩晕、振颤、抽搐、颈项强直、角弓反张等症状者,皆属于内风证。

（二）风的病证

1. 外风证

（1）外感风邪

风邪侵袭人体，常伴寒邪、热邪而发病，称为风寒表证或风热表证。若肺系（上呼吸道）症状较全身症状明显者，即外邪束肺症状重于外邪束表症状者，则为风寒束肺证或风热犯肺证。

（2）风邪袭表

肺气不宣而出现水肿者为风水，此见于小儿急性肾炎初起之时。

（3）风客肌肤

风邪侵犯皮肤，出现皮疹、皮肤瘙痒等皮肤病，见于风疹、荨麻疹、皮炎。

（4）风历关节

风寒湿邪侵犯关节而成痹证，其中风邪甚于寒、湿邪，呈游走性关节痛者，称为风痹或行痹。

（5）风袭经络

外风侵袭经络可出现半侧面部麻木及口眼㖞斜，此为面瘫；或出现阵发性面部收缩掣动，此为面肌痉挛；或出现半侧肢体麻木、拘急，甚则半身不遂，此为外风入中经络；或在皮肉外伤后，出现全身肌肉阵发痉挛、牙关紧闭、角弓反张，此为破伤风。后二者为外风引动内风，故与内风亦相关。

2. 内风证

（1）肝阳化风

由于肝肾之阴虚，以致水不涵木，阴不制阳，虚阳上亢，进而化风，形成肝风内动。轻则表现筋惕肉瞤、肢麻震颤、眩晕欲仆，此为中风先兆；重则猝然仆倒、神识不清、口眼㖞斜、半身不遂，此为中风。

（2）热极生风

此见于热性病的极期。由于邪热炽盛，煎灼津液，伤及营血，燔灼肝经，使其筋脉失去濡养，阳热亢盛则化而为风，出现痉厥、抽搐、目睛上吊，甚或角弓反张，并伴有高热、神昏、谵语等症状。

（3）阴虚风动

此多见于热性病的极期。由于阴液耗伤过度，筋脉失去濡养，则变生内风；其表现为筋挛肉瞤，手足蠕动。

（4）血虚生风

此见于久病体虚，耗伤营血，肝血不足，筋脉失养或血不荣络而虚风内动；其表现为肢体麻木不仁筋肉跳动，甚则手足拘挛不伸。

此外，尚有血燥生风，此种"风"象，并非以上风动之象，乃指久病津枯血少、失润化燥、肌肤失去濡养产生的皮肤干燥、瘙痒、脱屑、肌肤甲错等症状。

风邪致病特点和风证分类见图10-1。

二、寒 证

寒证有外寒、内寒之分。外寒为感受寒邪所致，依其浅深的不同，有寒邪在表、寒凝经脉和寒

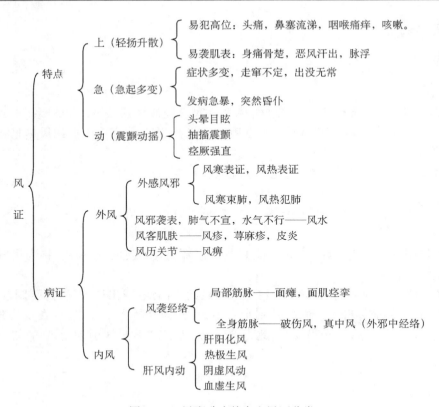

图 10-1 风邪致病特点和风证分类

中于里的区分。内寒则是寒从内生,由于机体的阳气虚衰,导致阴盛所致脾、肾阳虚是形成内寒的主要病机,尤以肾阳虚最为重要。外寒证及内寒证的区别见表 10-1。

表 10-1 外寒证和内寒证的鉴别

	外 寒	内 寒
病因	寒由外来,感受寒邪所致	寒从内生,由阳虚而阴盛
发病	急骤	缓慢
八纲	实寒证	虚寒证
表现	纯寒,寒邪或可伤阳而兼虚象,但仍以寒为主	虚而有寒,以虚为主

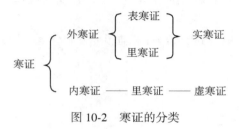

图 10-2 寒证的分类

寒邪在表时称表寒,寒邪入里时称里寒,故外寒按其所犯部位的不同,又分为表寒及里寒。而内寒发生在里,只有里寒,无需分表里。同是里寒证,来自外寒者为实寒,源于内寒者为虚寒。

外寒、内寒是病因病机的概念,实际上前者属寒证范畴,而后者属虚证范畴(图 10-2)。

（一）寒邪的性质和致病特点

1. 寒为阴邪，易伤阳气

寒邪易伤阳气；反之，阳气虚损，则寒象内生。二者虽有主次的不同，但可互为因果，形成恶性循环。阳气之性恶寒喜温，可视寒邪为阳气的敌对物。

2. 寒性凝滞而主痛

"凝滞"即凝结、阻滞不通之意。与天寒地冻水凝成冰的道理一样，寒邪使机体的气血凝结阻滞，不能通畅流行。由于"不通则痛"，故而产生疼痛，所以寒邪是形成多种痛证的原因之一，如寒凝于经脉则出肢体疼痛；寒邪直中入里则腹痛。

3. 寒性收引

"收引"即收缩、牵引之意。天寒地冻之时，万物收引潜藏，人体亦然。寒邪侵犯人体使阳气受束，毛孔闭塞则恶寒、无汗；使经脉气血凝滞则出现疼痛；使筋脉收引则出现肢体蜷缩，手足拘挛，曲伸不利；使血脉收缩，血行变缓则出现脉象沉迟。

（二）寒的病证

1. 外寒证

（1）外感寒邪

寒邪束表，卫阳不得宣发，所以恶寒发热、无汗。周身经络之气受寒邪阻遏而运行不畅，故头身痛。寒邪束肺，肺气宣降失常，则鼻塞、咽喉痛痒、咳嗽。

（2）寒阻经络

寒邪留滞关节之经络，关节痹痛，痛有定处，受寒加重，甚至关节肿胀，是为寒痹。

（3）寒凝血脉

本证表现为手足逆冷，肢端皮色青紫，或剧痛，脉沉细或微弱。

（4）寒邪客肺

此为寒邪束表的进一步发展。寒邪束表病尚限于肺系（上呼吸道），仍属表证；而寒邪客肺则病邪已入肺脏，咳嗽气喘，痰稀色白，形寒肢冷为其主要表现。

（5）寒邪犯胃

本证又称寒凝胃脘。多由腹部受凉，或过食生冷，或劳倦伤中，复感寒邪。以胃脘疼痛突发和寒象共见为诊断要点。表现为胃脘拘急冷痛，遇寒加重，得温痛减，口泛清水，肢凉喜暖，舌淡苔白滑，脉迟或弦。

（6）寒凝心脉

本证实际上是心脉痹阻的一种分型，以心脉瘀血症状为主而兼见寒象者。

（7）寒凝肝脉

本证的主要表现是少腹牵引睾丸坠胀冷痛或阴囊收缩引痛，受寒加重。本证常见于疝气病中的寒疝，因其具有小肠从少腹下垂阴囊，而致气胀坠痛的特点，故又称小肠气痛。

(8) 寒凝胞宫

寒邪客于胞宫血脉及其相关经脉——冲脉及任脉,故又称寒凝冲任。宫寒必然导致瘀血阻滞。表现为少腹冷痛,行经不畅,经色紫暗,夹有血块。

2. 内寒证

首先要指出的是,阳虚生内寒,为寒性虚证,应属虚证范畴。

(1) 心阳虚

本证为心之虚寒证。心之鼓动及温运血行无力,心脉血行不畅。其表现为心悸怔忡,心胸憋闷或痛,气短,自汗,畏寒肢冷,面色㿠白,或面唇青紫,舌质紫暗,脉细弱或结代。

(2) 脾阳虚

本证为中医脾胃虚寒之证。其表现为倦怠无力,食少纳呆,腹中冷痛,口泛清水,大便稀溏等里虚寒症状。

(3) 肾阳虚

本证为肾之虚寒证。在肾气虚的基础上,尚有全身一派寒象之表现。由于肾温煦气化功能衰退,常致脾阳亦虚,而成脾肾阳虚之证。本证为阳虚证之最甚者。

寒邪致病特点及寒证分类见图 10-3。

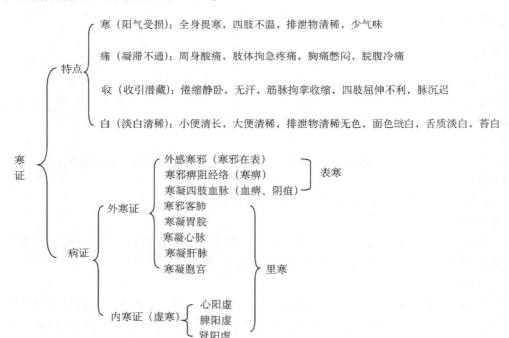

图 10-3　寒邪致病特点和寒证分类

三、暑　证

暑是夏令的主气。暑邪是指夏至以后,立秋之前,自然界中的火热外邪,故其致病有明显的季节性。夏季的热病多为暑病。

暑邪与火(热)邪皆为阳邪,性质相似。但暑邪仅产生于夏季,又多挟湿邪侵入,且纯属外邪而无内生,此为其不同于火(热)邪的三大特点。

(一) 暑邪的性质和致病特点

1. 暑为阳邪,其性炎热

暑为夏令自然界火热之气所化,其性炎热,故为阳邪。感暑邪而病者,表现高热、口渴、心烦、汗多、脉洪大等一派火热症状。

2. 暑性升散,伤津耗气

暑为阳邪,侵犯人体可直入气分。其具有易升易散的特性,致腠理开泄而多汗。汗出过多则伤津,伤津则口渴喜饮,必烦闷乱,小便短赤。伤津必耗气,出现少气懒言,倦怠无力的气虚症状。津气耗伤太过,则可使人猝然昏倒,不省人事。

3. 暑多挟湿

夏令气候炎热,水分蒸腾而致空气闷热潮湿。故在感受暑热的同时,常兼感湿邪。其临床表现,除发热、烦渴等暑热症状外,常兼见四肢困倦,胸闷呕恶,大便溏泻不爽等湿阻症状。

(二) 暑的病证

1. 伤暑

在夏季气温高于体温的炎热不通风环境中易发此病,为暑证中之轻者。其临床表现为身热多汗、心烦口渴、头昏神疲、少气无力、小便短赤、脉虚数等。伤暑亦可再分为二型:暑热伤气及暑伤气阴。二者并无绝对界线,仅因受邪轻重、体质不一所致。后者伤津较为明显,故较前者稍重。

2. 暑湿

暑邪挟湿侵犯人体,称为暑湿。主要症状是身热不扬,午后为甚,头昏闷重,周身困重,胸闷脘痞,呕恶纳呆,小便短赤,脉濡数,苔黄腻等。暑湿又可分为三型:暑湿困阻中焦、暑湿郁蒸及暑湿弥漫三焦。前者为暑湿结集在脾胃,见症全为中焦脾胃为暑湿所阻的表现。后二者均是邪气弥漫三焦,惟暑湿郁蒸证热重于湿,而暑湿弥散三焦证湿重于热。

3. 中暑

本证为暑证中之最重者。持续停留在高温环境中或暴晒在烈日之下易发此病。发病急骤、有神志障碍、易于死亡是此病的三大特点。在全身无力,头昏,头痛,恶心,出汗减少等短暂的先驱症状后,突然出现神志不清,皮肤灼热,干燥无汗,或有四肢抽搐,呼吸快而浅,脉数大无力。

暑邪致病特点和暑证分类见图10-4。

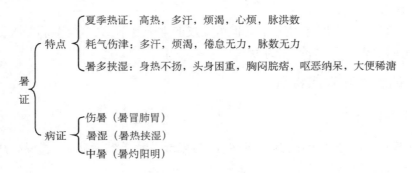

图 10-4　暑邪致病特点和暑证分类

四、湿　证

湿邪有外湿、内湿之分。外湿属外感六淫之一，内湿为内生五邪之一，其既是病理产物，又是致病因素。外湿致病，与季节、气候、环境有关。湿是长夏的主气，故湿证多发于长夏。阴雨气候，居处潮湿，涉水淋雨，外伤雾露，汗出沾衣等，均易感受湿邪。外湿侵犯人体，浅则伤人皮肉筋脉，或流注关节而为表湿；深则入于脏腑，呈现泄痢淋浊等而为里湿。内湿出于脏腑，其形成与脾的关系最为密切。因过食酒水乳酪、生冷瓜果及滋腻之物致脾阳失运，或因脾虚失运，津液化谢失常，聚而成湿。

外湿依其所犯部位之不同有表湿证、里湿证之别，而内湿纯为里湿证。外湿、内湿是病因病机或病邪辨证的概念，而表湿、里湿则是病位的概念（图 10-5）。

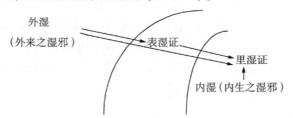

图 10-5　外湿、表湿和里湿之间的关系

湿与水本同类，其病因病机相同，只是表现形态有差别，前者弥漫而后者聚积。广义的湿乃指包括湿及水在内的水湿。

（一）湿邪的性质和致病特点

1. 湿性重浊

"重"即沉重、重着之意。"浊"有秽浊、混浊之意。湿邪具有沉重、秽浊的性质。其致病具有周身困重、分泌物和排泄物秽浊不清的特点。如外感湿邪，可见头身困重，四肢发沉症状，湿邪留滞关节，出现关节重着疼痛，故名着痹或湿痹。湿邪为病可呈现小便混浊、大便泄泻或下痢黏液浓血、妇女带下过多，以及面垢、眵多等病状。

2. 湿性黏滞

"黏"即黏着、黏腻,"滞"即停滞。湿邪具有黏着、停滞的特性。其致病特点:一是湿病症状多黏滞不爽,黏腻不清。如湿滞大肠,大便黏腻不爽;湿滞膀胱,小便涩滞不畅,以及湿病舌苔多黏腻等。二是湿邪为病多缠绵难愈,病程较长或反复发作。如湿温、湿疹、湿痹等病均因有湿而难以速愈。

3. 湿为阴邪,易阻滞气机、损伤阳气

湿性类水,水属阴,故湿为阴邪。其致病具有阻遏气机、损伤阳气的特点。如湿阻胸膈,气机不畅则胸闷;湿阻脾胃,脾胃气滞则脘腹胀满、食欲不振;湿阻下焦,气化不利则小便不畅,湿伤脾阳,运化无权,则产生腹泻、水肿等病症。

4. 湿性趋下,易袭阴位

湿性类水,有趋下的特性。湿邪为病多见于人体下部。如小便淋浊、妇女带下、泄泻、痢疾、下肢水肿、下肢溃疡、阴囊湿疹等,多为湿邪下注所致。

(二)湿的病证

1. 外湿证

(1)湿邪伤表

湿邪伤表(湿犯肌表),常伴随风邪、寒邪而出现,表现为恶寒喜温,肢体酸痛,头身困重等症状。

(2)湿浸肌腠

湿浸肌腠乃指一类皮肤病证,中医称外证(相当于现代医学的皮肤病)。表现为皮肤出疹起疱,瘙痒难忍,皮破流水,脂水滋黏,浸淫蔓延,迁延难愈。湿疹、皮炎、足癣等皮肤病皆属此。

(3)湿流关节

湿邪为主,伴风邪、寒邪沿经络而流注关节,是为湿痹,或称着痹。表现为关节疼痛,痛有定处,肢体重着,肌肤麻木。

(4)湿温

湿温是一种温病,多发于长夏季节,因感受时令湿热之邪与体内胃肠之湿交阻,酝酿发病。病变多留恋于气分,病势缠绵。相当于现代医学的伤寒。

(5)脏腑湿热诸证

外湿入里,多蕴而化热,形成多种脏腑之湿热证,如脾胃湿热、肝胆湿热、大肠湿热、膀胱湿热等。

2. 内湿证

(1)脏腑湿热诸证

上述脏腑湿热诸证,病位在里。其湿热病邪,虽来自外,亦蕴于内,故其与外邪、内邪都有关。

(2)脾虚生湿

脾气不足,运化失健,输布精微乏力,致水湿内生。表现为食少,腹胀,食后尤甚,大便溏薄或腹泻,消瘦无力。

（3）水湿泛滥

湿邪太甚,聚集成水,泛滥肌肤,是为水肿。水肿有阳水、阴水之分。凡属实证、热证者为阳水,凡属虚证、寒证者为阴水。阴水由脾、肾两脏之阳虚所致。

湿邪致病特点和湿证分类见图 10-6。

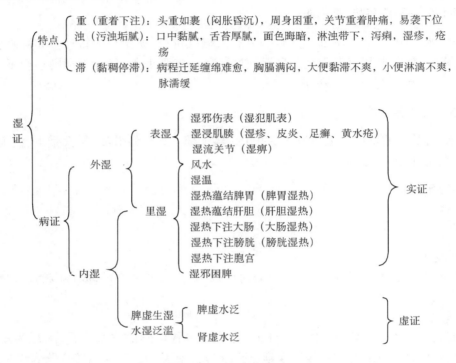

图 10-6 湿邪致病特点和湿证分类

五、燥　　证

燥是秋天的主气。燥邪为病,有外燥与内燥的区分。外燥是指感受燥邪而言,多见于气候干燥的秋季,故又称秋燥。其有温燥与凉燥之分。初秋有夏火之余气,易感温燥;深秋有近冬之寒气,易感凉燥。内燥多由热盛伤津耗液,或汗、吐、下太过,或失血过多,或精血内夺,致机体阴津亏虚所致。

（一）燥邪的性质和致病特点

1. 燥性干涩,易伤津液

"干"即干燥,"涩"即涩滞。燥邪侵犯人体,易损伤人体的津液,出现各种干燥、涩滞不利的症状。常见的症状有鼻孔干燥或鼻衄,唇燥而裂,口干渴,咽喉干燥,干咳无痰,舌干无津,皮肤干燥甚则皲裂,毛发干枯不荣,小便短少,大便干结等。

2. 燥易伤肺

肺主呼吸,开窍于鼻,与大气相通。又肺为娇脏,易受邪侵,故燥邪伤人,多从鼻、口而入,最易伤肺。燥邪犯肺,肺失津润,则影响肺的宣发肃降功能,从而出现干咳少痰,或痰黏难咯出,或喘息胸痛;若损伤肺络,还可出现痰中带血。由于肺与大肠相为表里,燥邪自肺影响到大肠,则可出现大便干结等症。

(二) 燥的病证

1. 外燥

秋季感受燥邪而发病,又称秋燥。病邪从鼻口而入,症状偏重在肺。初秋发病,多为温燥;深秋发病,多为凉燥。

(1) 温燥

温燥指秋燥之偏于热者,多发于初秋气温尚热又兼干燥之时。其轻浅者称温燥犯表,病状仅限于肺系(即肺之外围,指上呼吸道)及卫表。其较深重者称温燥犯肺,邪已入肺脏,病情较重,此类似风热犯肺证而燥热之象较为明显。身热,咳嗽胸痛,咳痰不爽,痰中夹血等症状较为突出。

(2) 凉燥

凉燥指秋燥之偏于寒者,多发于深秋气温凉爽又兼干燥之时。其轻浅者称凉燥犯表,病状仅限于肺系及卫表。其较深入者,称凉燥袭肺,出现类似风寒袭肺而燥象明显的症状。

2. 内燥

内燥主要由津液耗伤所引起,又称津伤化燥。内燥较外燥多见,且重于外燥。其病变可涉及肺、胃、肝、肾诸脏。证型有三:

(1) 伤津

伤津又称津亏。多见于外感热病中、后期。由于高热,汗出过多,或大吐大泻津液大量耗伤所致。主要表现为口干咽燥,渴欲饮水,皮肤干燥,小便短少,舌红少津,脉细数。

(2) 伤阴

伤阴又称脱液,即现代医学所称之脱水。病情较伤津为急重。多见于外感热病的后期,或剧烈吐泻后,全身状况很差。主要表现为极度口渴,全身无力,体位性眩晕,舌质红绛、干枯无津,皮肤黏膜干燥、弹性减退,脉细数无力,重者可出现神志迷糊或抽搐。

(3) 血燥

血燥又称精血失养。显然不同于以上二证,为一慢性病证。年老精血衰少,或因长期营养不良,或因瘀血内结,导致津枯血少。其主要表现在肌肤失养上,如肌肉消瘦,肌肤甲错,毛发干枯无泽,易于脱落,指甲脆裂等,加之全身虚弱及它处之燥象即可诊断。如本证出现皮肤瘙痒,干燥脱屑等风象者,则可称为血燥生风或血虚生风。

燥邪致病特点和燥证分类见图10-7。

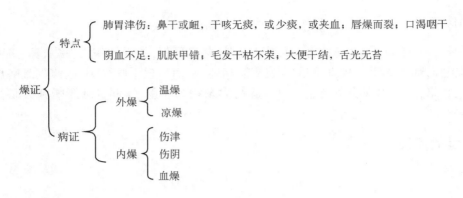

图 10-7 燥邪致病特点和燥证分类

六、火（热）证

温邪、热邪、火邪同为热邪一类。一般认为"温为热之渐,火为热之极",虽有程度的差别,但无本质的不同。除"温"用于外感温病外,"火"与"热"常互称,并无严格的区分(图10-8)。火邪为病,有外感之火与内伤之火的区别。外感之火热证多是直接感受温热之邪所引起,也可由风、寒、暑、湿、燥等病邪入里郁而化热化火。内生之火热证系由火热内生所致。外来之火热证概为实火。内生之火热证有虚实之分。

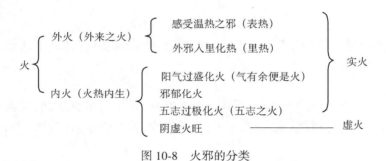

图 10-8 火邪的分类

举凡阳气过盛、诸种病邪及病理产物郁积、情志过激可概括为"郁而生火",此为内火中实火之病机,肝郁发热、瘀血发热为其常见之证例。

（一）火邪的性质和致病特点

1. 火性炎上

火热有升腾上炎的特性,故其致病多表现在人体上部。如风热上壅可见头痛、咽喉红肿疼痛；心火上炎可见口舌生疮；肝火上炎可见目赤肿痛及头痛；胃火上炎可见牙龈肿痛。

2. 火易消灼津液

火热燔灼,最易伤津耗液,故火热之邪致病除有明显热象外,尚有汗大出、口渴喜冷饮、咽干舌燥,小便短赤,大便干结等津液耗伤症状。

3. 火易生风动血

火热之邪易燔灼肝经,劫耗阴液,使筋脉失去滋养濡润,而致肝风内动,表现为高热,神昏谵语,四肢抽搐,两目上视,颈项强直,角弓反张等症。同时,火热之邪可加速血行,灼伤血脉,迫血妄行,而致各种出血症状,如吐血、衄血、便血、尿血、皮肤发斑及妇女月经过多、崩漏等。

4. 火易扰心神

火热之邪入于营血,常扰乱心神。轻者心神不宁而心烦失眠,重者狂躁不安,或神昏谵语。

5. 火易致疮疡

火热之邪入于血分,可聚于局部,腐蚀血肉而发为疮疡痈肿。故前人有"痈疽原是火毒生"之说。临床上以疮疡局部红肿热痛者为属阳属火。

(二) 火(热)的病证

1. 外感火(热)证

外感热证多见于温病,由表入里分为卫分证、气分证、营分证及血分证四个层次。温邪在表为卫分证,里热炽盛为气分证,里热出现神昏谵语者为营分证,里热更有动风、动血者为血分证。

外感热证亦见于伤寒之少阳病证及阳明病证。风寒之邪入里而化热是为里热炽盛之阳明病证。

2. 内伤火(热)证

内伤火(热)证有实火、虚火之分。

(1) 内伤实火

除肾外,各脏腑皆可产生内伤实火,且可与湿邪结合。如心火亢盛、肝火上炎、热邪壅肺、肝火犯肺、痰火扰心、胃中郁热、胃火上炎、肝胆湿热、脾胃湿热、大肠湿热等,详见脏腑辨证。

(2) 内伤虚火

内伤虚火由于阴虚所致,可表现为阴虚内热,或阴虚火旺。阴虚内热多见全身性的虚热现象,如五心烦热、午后潮热、盗汗、舌红少津等。阴虚火旺则集中表现于机体上部的火热现象,如虚火上炎引起的头目胀痛、午后颧红、眩晕耳鸣、口干咽痛、咳嗽带红等。肾、肝、心、肺及胃均可产生阴虚证。

火热之邪致病特点和热证分类见图10-9。

七、郁　　证

郁乃指气机阻滞、流通不畅,或通称为气滞。凡是病邪内阻、情志不舒、饮食不节、闪挫外伤、劳倦内伤,正虚不运等因素,皆能使气失和畅而形成气滞证。

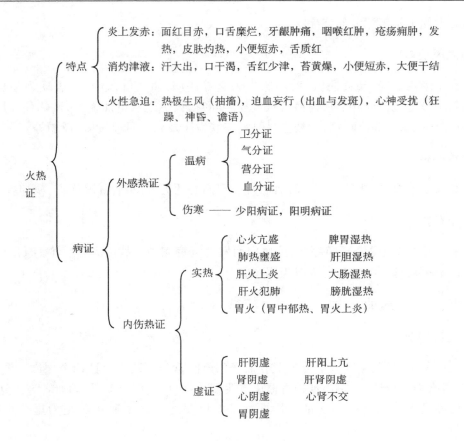

图 10-9 火邪致病特点和热证分类

（一）气滞证的临床表现特点

1. 气郁则胀

气滞之轻者，表现以胀为主。其特点为胀闷，可兼隐痛，症状时增时减，可受活动及精神情志的影响，如肝郁气滞之胀痛。

2. 气郁则痛

气滞明显者，在胀的基础上，尚表现出明显疼痛。其特点为时作时止之攻痛或绞痛，如肝胆气滞之绞痛。

3. 气结则聚

气滞之甚者，在胀和痛的基础上，尚表现出痞满。其特点为发作有时，伴有聚散无常，部位不定之痞满，如胃肠气滞之痛胀痞满。

总之，气滞主要表现为胀、痛、痞，其特点为时轻时重，时作时止，走窜不定，时聚时散。

（二）郁的病证

1. 肝郁气滞

本证亦称肝气郁结。主要表现为：情志不舒，抑郁易怒，胸胁胀痛，善太息，或乳房、小腹胀痛，月经不畅等。

2. 肺气壅滞

本证见于慢性肺部疾病患者，表现为咳喘气逆，胸部满闷，呼吸不畅等。

3. 胃肠气滞

本证表现为脘腹胀痛，不欲饮食，嗳气，或腹部胀满，阵发攻窜疼痛，气结成痞，时聚时散，大便闭结，甚或呕吐。

气滞日久，可转化成它证（图10-10）。

4. 气滞上逆

气满甚者可转变成气逆。气滞可以是气逆的初起阶段，一些气滞证可以发展成气逆证。可以认为：滞为逆之渐，逆为滞之甚。气滞证好发于肝、胃、肺，气逆亦好发于肝、胃、肺。肝气上逆则见头痛、眩晕、昏厥、呕血；胃气上逆则见呃逆嗳气、恶心、呕吐；肺气上逆则见咳喘气逆。

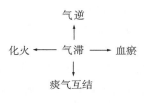

图10-10 气滞证的演变

5. 气滞血瘀

气行则血行，气滞则血瘀。本证是气机郁滞而导致血行障碍出现瘀阻的证候。本证多见于肝病及妇科病。肝郁日久，血行不畅，终至瘀血内停，渐成胁下痞块。肝血瘀滞，可致妇女经行不畅，痛经或闭经，经色紫暗，或夹血块或乳房胀痛。

6. 气郁化火

气有余便是火。肝气郁结日久，阳气过盛而化火，发展成肝火上炎。表现为胸胁胀痛，性情急躁易怒，头痛目赤等症状。

7. 痰气互结

痰气互结又称气滞痰郁或郁痰证。依其阻滞部位的不同而表现各异，痰气痞结于胸成胸痹，痰气互结于喉为梅核气，痰气交阻于食道成噎膈；痰气郁结于心致癫病，痰气凝结于颈旁则成瘰疬。

郁证特点与分类见图10-11。

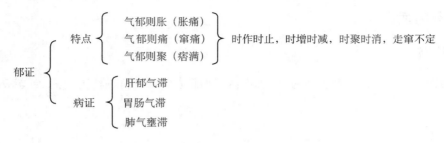

图 10-11　郁证特点和分类

八、瘀　　证

瘀血是疾病过程中形成的病理产物，又是某些疾病的致病因素，其所产生的病证叫血瘀证，或称血瘀，或称瘀证。故瘀血和血瘀是两个不同的概念，前者是病理产物及致病因素，后者是证名。

血瘀证系指血行不畅，甚至停滞凝聚或离经之血积于体内，影响气血运行所产生的各种临床表现的概称。

血瘀证的直接病因是瘀血。至于体内瘀血的形成，主要有两方面：一是因气虚、气滞、血寒、血热等原因，使血行不畅而凝滞。气为血帅，气虚或气滞皆不能推动血液的正常运行；或寒邪客入血脉，使经脉挛缩拘急，血液凝滞不畅；或热入营血，血热搏结等，均可形成瘀血。二是由于内外伤，气虚失摄或血热妄行等原因造成血离经脉，积存于体内而形成瘀血。

（一）血瘀证的临床表现特点

1. 不通则痛

由于瘀血阻塞经脉，不通则痛。瘀痛的特点是疼痛剧烈，位置固定，于夜间剧增，痛处拒按。

2. 色青紫暗

青紫为血瘀之色，此为伤络血溢致瘀的见症。外伤引起的皮色青紫，各种类型的紫癜，见于唇及指端的紫绀，下肢的静脉曲张，上消化道出血的黑便，肝硬化的腹部青筋外露，经血呈现紫暗夹有瘀块，舌质紫暗等，皆属血瘀的表现。

3. 积瘀成块

积瘀不散，日久会形成肿块，在体表者，色呈青紫；在腹内者，坚硬按之不移，称为癥积。

4. 瘀血阻络

瘀血阻塞络脉，使血液不能循经脉运行而溢出脉外，引起出血。故反复出血也是瘀血的见证，尤其在妇女月经不调与产后为多见，这种出血色多紫暗或夹有血块。此外瘀血阻络日久，可导致血枯，使经脉、肌肤失养，可表现为血缕赤痕（蜘蛛痣、毛细血管扩张），腹壁青筋暴露，肌肤甲错，面部黧黑等。

现代医学研究，认为以下各类疾病及病理状态均符合血瘀证的论断，以活血化瘀法治之，取得一定疗效。

缺血性疾病：如冠心病、脑梗死等。

周围血管疾病：如血栓闭塞性脉管炎，各种血管炎、大动脉炎、静脉曲张、静脉炎等。

结缔组织病：如硬皮病、类风湿性关节炎、系统性红斑狼疮等。

出血性疾病：如上消化道出血、血管性紫癜、子宫外孕等。

凝血机制障碍：包括高凝状态和血栓形成、微循环障碍及出血，如多种疾病引起的弥散性血管内凝血等。

病理性肿块，包括炎性及非炎性包块，组织增生变形及肿瘤，如盆腔炎、子宫肌瘤、乳腺增生病、肾炎、慢炎肝病等。

（二）血瘀的病证

1. 外伤瘀血

外伤瘀血因跌扑损伤所致，表现为局部疼痛、肿胀、青紫、瘀斑及出血。

2. 心脉痹阻

心脉痹阻又称心脉瘀阻，为心之血脉瘀阻不通所致。表现为发作性心前区闷痛或绞痛，甚者出现面色青紫，肢冷，出冷汗而暴脱。

3. 肝脾血瘀

肝脾血瘀表现为腹大坚满，腹中积块，脉络怒张，胁腹刺痛，面色黧黑，唇色紫暗，面、胸、颈、背血痣（蜘蛛痣），手掌赤痕（朱砂掌），黑便，舌质紫暗。

4. 胃肠血瘀

胃肠血瘀表现为胃脘疼痛，痛有定处而拒按，呕血，黑便，舌质紫暗。

5. 子宫血瘀

子宫血瘀又称胞宫瘀阻或少腹血瘀。表现为少腹疼痛，月经不调，痛经，行经前少腹痛甚，经血涩少甚至经闭，或经血量多乃至崩漏。

6. 血瘀成积

血瘀成积表现为腹中或胁下形成癥积肿块，固定不移，疼痛拒按。皮肤有赤丝缕纹，甚则腹壁青筋暴露，大便色黑，舌质紫暗。

7. 血脉瘀闭

血脉瘀闭又称脱疽。由寒凝经脉，血脉痹阻所致。好发于下肢末端，表现为患肢末端不温，剧痛，足趾青紫及坏死。

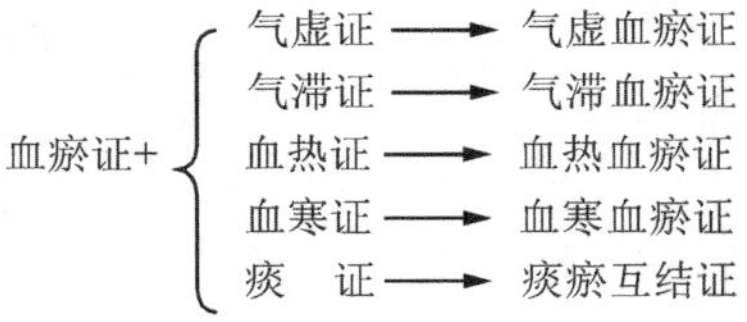

血瘀证+ { 气虚证 → 气虚血瘀证; 气滞证 → 气滞血瘀证; 血热证 → 血热血瘀证; 血寒证 → 血寒血瘀证; 痰证 → 痰瘀互结证 }

图 10-12 与血瘀相关的病证

与血瘀相关的病证见图 10-12。

8. 气虚血瘀

常由病久气虚，渐致瘀血内停而引起。本证虚中夹实，以气虚和血瘀的证候同见为诊断依据。本证多见于心、肝病变，以及中风后遗症。

9. 气滞血瘀

参见郁证。

10. 血热血瘀

血热血瘀又称热盛血瘀，见于温病之营、血证阶段。表现为壮热躁烦，或神昏谵妄，肌肤发斑或它处出血，舌绛或紫暗。

11. 血寒血瘀

血瘀证表现有明显寒象者属此。常表现在心脉痹阻、血脉瘀闭等证中。

12. 痰瘀互结

痰浊与瘀血互结形成多种慢性顽疾。此证见于胸痹、痹证、中风后遗症、狂证、癥积等病中。胸闷与心绞痛频作之胸痹，关节疼痛、肿胀及变形之痹证，遗留半身不遂之中风，扰乱神明之狂证及坚硬疼痛之腹内癥积等，凡表现有痰及瘀之特征者，皆属本证。

瘀证特点和分类见图 10-13。

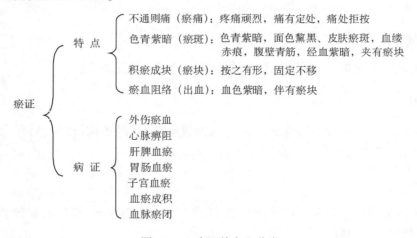

图 10-13　瘀证特点和分类

九、痰　　证

湿、水、饮、痰之间虽有着三个形态的转变过程：即从弥散到聚集，从无形到有形，从稀薄到浓稠，即所谓"聚湿成水，积水成饮，凝饮成痰"。但在临床应用上，并无严格的界限，乃因四者同源而异流,都是水液代谢障碍所形成的病理产物,有着共同的本质。

"痰饮"一词,源于古代《金匮要略》一书,古今概念不尽相同(图10-14)。古称"痰饮"实专指饮证,古代广义"痰饮"为四种饮之总称,狭义"痰饮"乃指饮证中的一种。后世痰、饮分家,将古之"痰饮"称为"饮证","痰饮"乃泛指痰证及饮证之总称。当今之内科教材仍有用古义者,将饮证称为痰饮。为避免词义的混淆,特作以上说明。

饮证不同于痰证之点有二:饮比痰稀薄且量多;饮停留在身体的局部为患,且必有形可鉴。饮流胃肠称痰饮,实为胃肠间的胃肠液潴留,见于幽门狭窄及不全性肠梗阻。饮停胸胁称悬饮,实为胸腔积液,多见于结核性胸膜炎。饮溢四肢为溢饮,实为四肢水肿。后世已认其为水湿泛滥,名为水肿。饮犯胸肺的支饮,实为肺部咳出多量痰液,即后世所称之寒饮伏肺或寒痰伏肺,见于慢性支气管炎及支气管扩张。可见饮证的概念及内容并不完备。置后世之发展于不顾,停留在古老的论述中,完全没有必要。

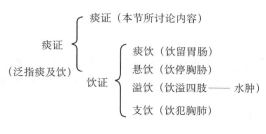

图10-14 痰证的分类

说到痰的形象和特点,容易想到咳吐之痰,这实际上只是狭义的痰,广义的痰是一些无形的痰,它们能引起多种多样的痰证,所谓"百病皆兼痰"、"怪疾多属痰",正是这种情况的写照。

(一)痰的性质和致病特点

1. 痰贮于肺

此指由肺中咳吐而出的狭义的痰。"脾为生痰之源,肺为贮痰之器",表明痰贮在肺中,由肺中咳出。根据其性质和特点分为寒痰、热痰、燥痰、湿痰等。

2. 痰性类湿

由于痰湿同源,其性质与致病特点,基本与湿相同,亦具有重浊、黏滞易伤脾阳的特性。痰证患者常有胸膈满闷,纳呆食少,困重乏力,舌苔厚腻等湿证的表现。故痰证亦与痰湿、痰饮混称。

3. 痰致百疾

痰浊为患最广,其可与风、寒、湿、燥、热、火、郁、瘀、食诸邪纠结致病,且能随人体气机之升降无处不到。其证复杂多样,如上干清窍则头目眩晕;滞于胸中则胸闷咳喘;阻于肠胃则恶心呕吐、肠鸣腹泻;流窜经络则结为瘰疬痰核,或肢体麻木;入心则发胸闷、心悸,或神明受扰。痰之为病,前人有精辟的归纳:"在肺为咳,在胃则呕,在心则悸,在头则眩,在背则冷,在胸则痞,在胁则胀,在经络则肿,在四肢则痹",故有痰致百疾之说。

(二)痰的病证

1. 寒痰

本证是由于素有痰浊又感受寒邪,或阳虚生寒,水湿不运,寒与痰相搏结所致。其表现为:痰色白而清稀,胸闷咳喘,形寒肢冷,尿清便溏,舌质淡,苔白滑。根据临床表现,又可分为寒痰伏肺及寒痰阻肺两种证型。前者见于支气管哮喘,后者多见于老慢支。

2. 热痰

本证是由痰与热结、痰热壅肺而成。其表现为:身热口渴,咳嗽胸痛,痰稠色黄,舌红苔黄,脉滑数。见于肺炎。

3. 燥痰

外感内伤均能引起本证。外感燥热之邪蒸灼肺津;或肺阴不足,虚火灼肺,炼液而为燥痰。其表现特点是干咳痰少,胶黏难咯,口鼻干燥,咽喉干痒少津,舌红色少津。

4. 湿痰

湿痰又称痰湿,是指痰浊内停日久而产生的痰证。多因脾虚失运,水湿内停所致。其表现为:咳嗽痰多,痰易咯出,色白质稀,胸部痞闷,或痰鸣喘促,或呕恶纳呆,肢体困重,面色萎黄或虚浮,舌淡胖,苔滑腻。

5. 风痰

风痰证所指有二:一为肝风夹痰,上扰清窍,或风痰窜络。表现为眩晕,呕吐,见于内耳性眩晕;或表现为头痛眩晕,突然昏仆,喉中痰鸣,见于中风;或表现为突然昏仆,口吐痰涎,四肢抽搐,见于癫痫。二为外风袭人,夹痰入络,表现为口眼㖞斜,见于面瘫。

6. 痰火

痰火又称痰火扰心或狂证。表现为神志错乱,躁狂不安,脉象弦大滑数。见于精神病。

7. 气痰

本证通称痰气互结,又称郁痰,是由痰与气郁结于身体各部所出现的一系列症状的总称。因其阻滞部位的不同而症状各异,痰气互结往往是在肝气郁结的基础上发展演变而来,若痰气痞结于胸则致胸痹,表现为胸闷痞塞,痛引心背。若痰气搏结于咽则成梅核气,表现为咽喉如梅核堵塞,咽之不下,吐之不出。若痰气交阻于食道则致噎膈,表现为吞咽梗阻,胸膈疼痛,终至水饮难下,全身消瘦。若痰气郁结,蒙蔽神明可导致癫证,表现为神情痴呆,表情淡漠,语无伦次。若痰气互结于颈前可成瘿瘤。若痰气互结于颈旁可成瘰疬,表现为局部结块如豆,累累如珠。

8. 瘀痰

本证又称痰瘀互结。是由痰浊与瘀血相互搏结而出现的一系列临床表现的概称。见于缠绵日久,久治不愈的顽疾,其表现随瘀阻部位而异。若寒痰与瘀血搏结于胸,表现为胸部刺痛彻背,固定不移,入夜感寒则痛甚,为胸痹。若痰瘀阻滞于肢体经络,表现为局部顽痛,固定不移,麻木沉重,皮色紫暗,关节肿胀变形,为顽痹。若邪热、痰浊与瘀血壅肺,则内结成痈表现为咳吐腥臭脓痰,或兼咯血,为肺痈。若痰气郁结或痰火扰心再与瘀血互结则为痰瘀犯心,所表现之癫狂更为顽烈难治。若风痰所致之中风,后遗半身不遂,肢体麻木,言语不利,经久不愈,尚有面色晦暗,舌质紫暗有瘀斑等特点,此为痰瘀互结,脉络痹阻。

痰证特点和分类简单概括如图10-15。

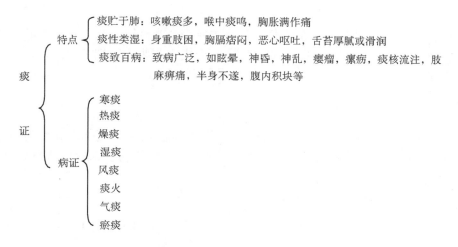

图10-15　痰证特点和分类

十、食　　证

饮食不节每为致病之因,故亦可视之为病邪。其所致之病称食滞或食积。

(一) 食滞的性质和致病特点

1. 不纳

饮食不节,超过了胃的纳谷及初步腐熟水谷的能力,而致宿食停滞于胃,表现为胃脘胀闷,甚则疼痛,胃失和降而胃气上逆,嗳腐吞酸、恶心、呕吐,吐出物呈腐酸馊臭味。

2. 不运

食滞伤胃进一步则犯脾,即"湿邪困脾",使脾气受遏,运化失司,进一步加重上述食滞内停的症状,因脾气不升而下降,出现肠鸣腹痛,泻下酸腐臭秽便。

3. 积滞

食滞内停日久,渐成积滞,且耗伤正气;病情由实而转虚,形成正虚邪实的虚实夹杂证。表现为脾肾虚弱的慢性症状,如面色萎黄,消瘦无力,纳少便溏,以及邪实症状,如腹大膨满或脘腹痞硬等。

(二) 食滞病证

1. 伤食

伤食又称食滞胃脘。多因暴饮暴食而急性发病,纯属实证。脾胃因超负荷而暂时受损,待邪去而自安。表现为恶心呕吐,嗳腐吞酸,脘腹胀满,肠鸣腹痛,腹泻恶臭稀便。

2. 食积

食积又称饮食积滞,为虚实夹杂的慢性病证。主要表现为脾胃虚弱所致产生的运化失职及升降失常的慢性消化不良及其所引起的营养不良证状,尚表现有腹大膨满,脘腹痞硬,疼痛拒按等食积胃肠的邪实症状。

3. 疳积

本证主要见于小儿,是食积的进一步发展。患者脾胃益虚,正气更伤。表现为面色萎黄或黧黑,全身肌肉消瘦,头发稀疏焦枯,精神倦怠,目光无神,口舌糜烂,腹大膨满,或见青筋显露,不思饮食,经常腹泻等。

食滞证的特点和分类概括见图 10-16。

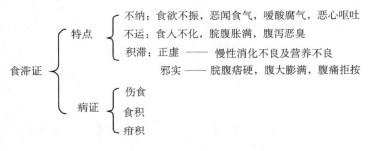

图 10-16　食滞证的特点和分类

第十一章 虚损辨证

疾病分为虚实两大类。"邪气盛则实",实证必须辨其病邪为何种,此已在病邪辨证中述及。"精气夺则虚",虚证必须辨其虚属何类,此即本章所论及的虚损辨证。

虚证是由脏腑气血不足,阴阳亏损所致的多种慢性病证的总称。凡禀赋不足,后天失养,病久体虚,积劳内伤,久虚不复而表现为正气不足者,都属于虚证的范畴。

虚损辨证以气血阴阳为纲,五脏为目。首辨其虚属何类,次辨其虚所在之脏。

一、气 虚

"气"指无形的机能,气虚乃指脏腑机能不足。凡属脏腑功能减退者皆为气虚证。

五脏中除肝外,其余各脏皆可发生气虚,其中最基本的是脾气虚和肺气虚,其次是心气虚,至于肾虚往往表现在肾阳虚或肾阴虚之中,较少单独出现。通常所称之气虚,如不冠以脏名,乃指脾气虚或脾肺气虚。

图 11-1 列举了脾气虚与肺气虚的临床表现,其中交叉部分,为两型气虚所共有的症状,此即是气虚的基本症状。基本症状中的"倦怠无力"在脾气虚时更为突出,"声弱气微"在肺气虚时更为明显。

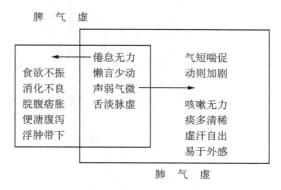

图 11-1 脾气虚证与肺气虚证之间的关系

心气虚的临床表现,除了气虚的基本症状外,尚有心神不足,神思衰弱,心悸不宁,脉细弱或结代等表现。

肾气虚的临床表现,除了气虚的基本症状外,尚有腰膝酸软无力,头晕耳鸣目眩,夜尿增多,余沥不尽,思维迟缓,近事遗忘等体力脑力衰退的表现。

气虚之甚者,可出现腹部坠胀,久泻脱肛,子宫下垂,胃、肝、肾等内脏下垂症状,称气虚下陷,亦有称之为气陷证。气陷实际上是气虚证的进一步发展,仍应属气虚证的范畴,故在气虚证中一并讨论。气虚在临床上表现为以下几个方面:

(1) 气虚无力

倦怠无力,懒言少动,声弱息微,咳喘无力,心悸气短,动则益甚。"无力"乃气虚最基本的核心症状。

(2) 气虚不运

食欲不振,消化不良,脘腹痞胀,便溏腹泻,咳嗽痰多,浮肿带下,舌苔厚腻等运化失司水湿内生的症状。

(3) 气虚不摄

卫表不固致虚汗自出,易受外感;气不摄血致慢性出血;肾不纳气致虚喘;肾气不固致遗精早泄,夜尿频多等均为气虚不能固摄的表现。

(4) 气虚不升

腹部重坠,便意频数,久泻脱肛,崩漏带下,子宫脱垂,内脏下垂等气虚下陷的症状。

气虚证的分型及主要临床表现概括如图 11-2 所示。

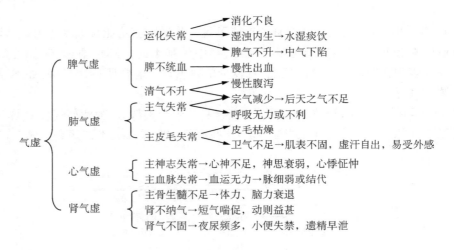

图 11-2　气虚证的分型及主要临床表现

二、血　虚

血虚证是血液亏虚,脏腑百脉失养,表现全身虚弱的证候。其临床表现为:面白无华或萎黄,唇色淡白,爪甲苍白,头晕眼花,心悸失眠,手足发麻,妇女经血量少色淡,愆经甚或闭经,舌淡苔白,脉细无力。

血虚证相当于现代医学的贫血,但较贫血的范畴广,二者不能等同。贫血性疾病固然属于血虚证,但具有贫血症状的一些慢性病,并不是血虚证,且某些非贫血性疾病,也可能是血虚证。

由于气血关系密切,故气血两虚常同时出见。气虚可进一步导致血亦虚,血虚常兼有气虚,原因有二:一是血为气的载体,血虚气亦必随之虚;二是气病浅而血病深,气虚可单独存在,发展至血虚必兼有气虚。

由于脾统血,心主血,肝藏血,血虚证应与脾、心、肝三脏有关,但与血虚直接相关者,仅心、肝两脏;而脾与出血有关,与血虚仅间接有关,故临床辨证仅有心血虚及肝血虚。

图 11-3 列出了心血虚证与肝血虚证的临床表现,其中交叉的部分为两型血虚证所共有的症状,此即是血虚的基本症状。

心血虚证的临床表现,除了血虚共有的基本症状外,尚有心悸怔忡,失眠多梦,健忘等表现。肝血虚证的临床表现,除了血虚共有的基本症状外,尚有眼目干涩,视物昏花,手足发麻,关节屈伸不利,爪甲干枯,月经量少色淡,经期后延或经闭等表现。

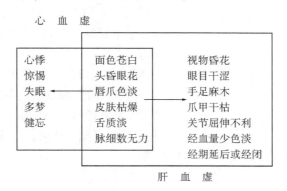

图 11-3 心血虚证与肝血虚证的临床表现

血虚的临床表现,可归纳为三点。

(1) 血虚不荣

血虚不荣于面则面色无华,苍白萎黄,唇爪及舌皆淡;血虚不荣于肤则皮肤干涩粗糙,毛发枯槁易脱。

(2) 血虚不养

血不养心则心悸怔忡,惊惕不安,失眠多梦,健忘;血不养筋则四肢麻木,爪甲干枯,筋肉挛急,关节屈伸不利;血不养目则目糊干涩,视物昏花。

(3) 血虚不充

血脉不充则脉细无力;冲任不充则月经愆期,经血量少色淡甚或经闭。

血虚证的分型及主要临床表现概括如图 11-4 所示。

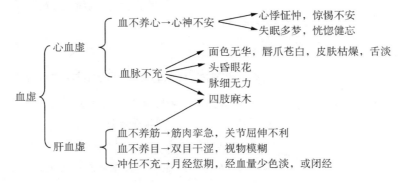

图 11-4 血虚证的分型及主要临床表现

三、阳　　虚

阳虚则阴盛,故阳虚的八纲属性是虚寒证。由于气属阳,故阳虚与气虚有共同之处。阳虚是气虚的进一步发展,阳虚包含有气虚的表现。二者的不同点是:阳虚有寒证的表现,而气虚则无寒证的表现;阳虚主要发生在肾、脾两脏,而气虚主要产生于脾、肺两脏。

阳虚与气虚之间的关系如图 11-5 所示。

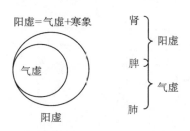

图 11-5　阳虚与气虚之间的关系

五脏中,肝无阳虚,肺虽有阳虚但尚未被通用教材所接受,余下肾、脾、心三脏有阳虚证,而又以肾阳虚及脾阳虚最为多见。肾阳虚及脾阳虚常同时存在,称为脾肾阳虚。阳虚具有气虚的全部表现,再加上寒象,即:

肾阳虚=肾气虚+全身虚寒
脾阳虚=脾气虚+里虚寒
心阳虚=心气虚+心脉虚寒

肾阳虚之寒象表现为全身性虚寒;脾阳虚之寒象表现为里虚寒,寒象局限于中焦脾胃;心阳虚之寒象为心脉虚寒,虽局限于心及血脉,但心脉温养全身,其寒可影响全身,甚至关系到生命。

肾阳虚的表现:腰膝酸软而痛,畏寒肢冷,尤以下肢为甚,头目眩晕,精神萎靡,面色㿠白或黧黑,舌淡胖苔白,脉沉弱。或阳痿滑精;或大便久泻不止,完谷不化,五更泄泻;或小便清长,余沥不尽,夜尿多;或带下清冷;或宫寒不孕;或浮肿,甚或腹部胀满。

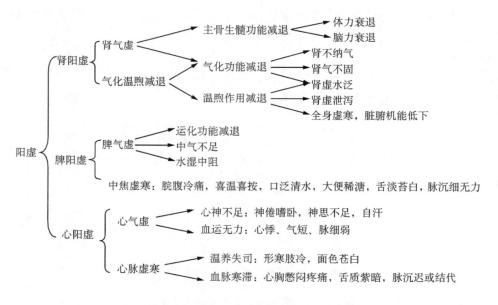

图 11-6　阳虚证的分型及主要临床表现

脾阳虚的表现:倦怠无力,少气懒言,腹胀纳少,腹痛喜温喜按,大便溏薄清稀,或白带量多质稀,或浮肿小便不利,舌淡胖,苔白滑,脉沉迟无力。

心阳虚的表现:心悸怔忡,气短息促,自汗,心胸憋闷疼痛,形寒肢冷,面色㿠白,舌淡胖,苔白滑,脉微细。

图 11-6 概括了阳虚证的分型及主要临床表现。

四、阴　　虚

阴虚则阳亢,故阴虚的八纲属性是虚热证。

津、精、血均属于人体之阴的范畴,津伤、精亏、血虚都可进一步转化为阴虚,它们与阴虚的主要不同之处是阴虚有热象。

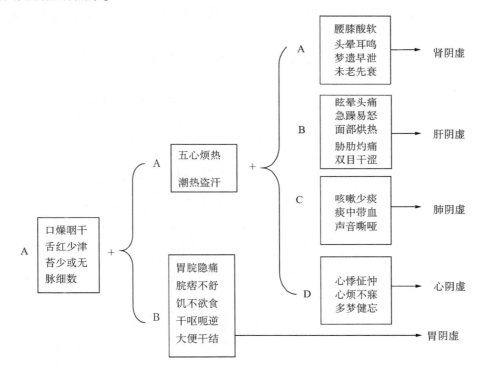

图 11-7　阴虚证的主要临床表现

A+A+A ── 肾阴虚
A+A+B ── 肝阴虚
A+A+C ── 肺阴虚
A+A+D ── 心阴虚
A+B ── 胃阴虚

发生阴虚的脏腑有肾、肝、肺、心及胃,其中以肾阴虚最为重要,且其常与肝阴虚同时出现称肝肾阴虚,亦与肺阴虚同时出现称肺肾阴虚,亦与心阴虚同时出现称心肾不交。至于胃阴虚与肾阴

此外,尚有脾阴虚的提法,或脾胃阴虚的提法。其临床表现与胃阴虚大致相同,且同时兼有脾气虚症状。由于通行教材未采纳此观点,在此略而不谈。

阴虚的核心症状是:五心烦热,潮热盗汗,口咽干燥,舌红少津,苔少或无,脉细数。

肾阴虚、肝阴虚、肺阴虚及心阴虚皆具备这些核心症状,再加上本脏的阴虚特点。至于胃阴虚只具备除五心烦热、潮热盗汗之外的核心症状,再加上胃的阴虚特点。

阴虚证的主要临床表现概括如图11-7所示。

肾阴虚的表现:腰膝酸软,眩晕耳鸣,体力脑力衰退,咽干颧红,遗精早泄,月经不调,溲黄便干,舌红少津,或有裂纹,苔少或光剥,脉细数。

肝阴虚的表现:头晕头痛,急躁易怒,两目干涩,面部烘热,胁肋灼痛,或肢体麻木,或经少经闭,五心烦热,潮热盗汗,口咽干燥,舌红少津,脉弦细数。

肺阴虚的表现:咳嗽无痰,或痰少而黏,或痰中带血,甚或咯血,声音嘶哑,形体消瘦,颧红,潮热盗汗,五心烦热,舌红少津,脉细数。

心阴虚的表现:心悸不安,心烦不寐,多梦健忘,咽干舌燥,五心烦热,潮热盗汗,舌红少津,脉细数。

胃阴虚的表现:胃脘隐痛,饥不欲食,口燥咽干,大便干结,脘闷不舒,干呕呃逆,舌红少津,脉细数。

图11-8概括了阴虚证的分型及主要临床表现。

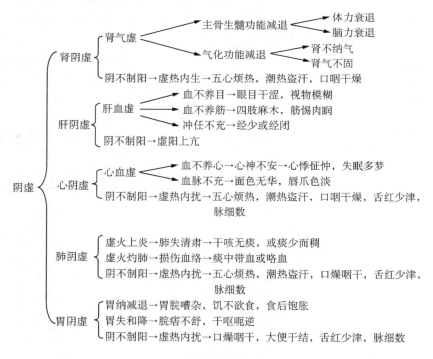

图11-8 阴虚证的分型及主要临床表现

第十二章　脏腑辨证

　　八纲辨证的里证,泛指一切脏腑的病证,只指明了病位所在的大方向,不够具体,尚不能满足辨证的要求。脏腑辨证将病变落实到具体的脏腑,而且结合病证的虚实,采用虚损辨证或病邪辨证。将病邪辨证和虚损辨证纳入到病变所在脏腑的辨证方法,称为脏腑辨证。如肝气郁结、脾胃湿热、肝肾阴虚、脾肾阳虚等皆为脏腑辨证所得之证,证名由两部分组成,前为病变所在脏腑,后为病邪名称或虚损类型。

　　脏腑辨证主要用于内伤杂病的诊断。外感病虽主要采用卫气营血辨证及六经辨证,但也离不开脏腑辨证的基础,如风寒束肺、热结肠胃、热陷心包等亦涉及脏腑辨证。

　　由于脏腑学说是以五脏为中心,腑从属于脏,腑之病与相应的脏相关,多责之于脏,故将腑病纳入相应的脏病中讨论。

一、心与小肠病辨证

　　心的病状表现在主神志失常及主血脉失常两方面,其病状及产生的病机见图 12-1。

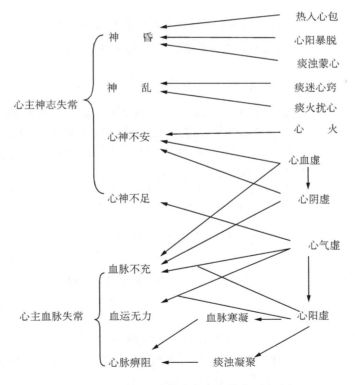

图 12-1　心生理功能失常产生的病证和病机

（一）心气虚、心阳虚与心阳暴脱

心气虚表现为心神不足及血运无力。心阳虚是在心气虚基础上，又有温煦不足的寒象及心脉血行不畅。心阳暴脱则是心阳骤脱而亡阳的危证。此三证是心阳气虚损由轻而重以至危笃的三个由量变到质变的阶段。可以用虚、寒、脱来突出其特点。这三种证型的临床表现见图12-2。

心气虚 {
　心神不足：精神不振，健忘，神思衰弱，嗜睡
　血运无力：心悸怔忡，气短，自汗，脉细弱
}

心阳虚 {
　包括心气虚诸症
　寒象：形寒肢冷，面色㿠白或晦暗青紫
　血脉寒滞：心胸憋闷，心痛，脉迟涩或结代
}

心阳暴脱 {
　在心阳虚基础上
　亡阳：突然冷汗淋漓，肢冷，面色苍白，口唇青紫，神志不清，脉微细欲绝
}

图12-2　心气虚、心阳虚与心阳暴脱的临床表现

（二）心血虚与心阴虚

血不养心所致心神不安为心血虚及心阴虚的共有症状，心血虚尚有血脉不充的表现，心阴虚必有阴不制阳所致虚热内扰的表现。其临床表现见图12-3。

心血虚 {
　血不养心：心神不安，心悸怔忡，失眠多梦，健忘
　血脉不充：面色苍白无华，头晕目眩，唇爪舌质淡，脉细弱
}

心阴虚 {
　血不养心：同上
　虚热内扰：虚烦不眠，潮热盗汗，舌红少津，脉细数
}

图12-3　心血虚和心阴虚的临床表现

（三）心火亢盛

心火亢盛是心火内炽的表现，包括躁扰心神及血热脉急所致的一系列症状。尚可表现为心火上炎所致的口舌症状；亦可表现为心火下移所致的小便症状。其临床表现见图12-4。

心火亢盛 {
　躁扰心神：心胸烦热，心悸怔忡，夜不成眠，躁扰不安，狂躁谵语
　血热脉急：脉数有力，舌质红绛，血热妄行
　心火上炎：口舌生疮，舌体糜烂疼痛
　心火下移：小便黄赤，灼热涩痛
}

图12-4　心火亢盛的临床表现

心火亢盛与心阴虚皆表现为心的热证，但前者为实热，后者为虚热，应注意鉴别。

（四）心脉痹阻

如图12-5所示，阳虚、寒凝、痰浊、气滞为导致心脉痹阻的四因。诸因之间互有关联，但在不同患者或同一患者在不同时机，某一种或几种因素可表现较为突出。本证大多属本虚标实。疼痛发作固因瘀、郁、痰、寒等实邪痹阻心脉，但心阳虚之本亦不可忽视。

临床表现：心胸憋闷疼痛，痛引肩背内臂，时发时止。若痛如绞榨，舌质紫暗，脉细涩或结代，

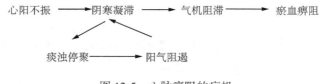

图 12-5　心脉痹阻的病机

为瘀阻心脉；若体胖痰多,身重困倦,闷痛特甚,舌苔白腻,脉沉滑,为痰阻心脉；若剧痛暴作,畏寒肢冷,舌淡苔白,脉沉迟或沉紧,为寒凝之象；若疼痛而胀,其发作往往与情志因素有关,舌淡红或暗红,苔薄白,脉弦,为心脉气滞之证。

本证在临床上单纯由血瘀或寒邪等一种因素引发者固属多见,但致病因素之间可以相互兼夹出现两种或两种以上,如气滞血瘀、气郁痰凝以及气滞血瘀痰阻,寒凝气滞血瘀等,尤以痰瘀交阻更为多见。

(五) 热入心包

本证为温病营分证,又称热入营分证。为温热病邪内陷,热扰心神,阻闭心窍所致。表现为高热,谵妄,神昏,或见斑疹隐现,舌质红绛,脉象细数。参见卫气营血辨证。

(六) 痰火扰心

本证多由情志不遂,气机不舒,肝气郁结,郁久化火,灼津成痰,痰与火结,扰乱心神所致。表现为神志错乱,狂乱叫骂,面赤气粗,狂躁妄动,奔跑呼号,打人毁物,口渴,便秘,尿赤,舌红,苔黄腻,脉滑数有力。本证见于精神病的躁狂症。

(七) 痰迷心窍

本证表现形式多样,包括以下几种病。

1. 癫证

癫证或应称癫病,相当于精神病的抑郁症。多因终日忧思,郁闷不乐,情志不遂而肝气郁结,继以气郁生痰,痰浊蒙蔽心窍所致。表现为多疑善虑,精神抑郁,表情淡漠,神情痴呆,举止失常,语言错乱,喃喃自语或默默不语,哭笑无常,不思饮食,舌苔白腻,脉缓而滑。

2. 痫证

痫证通称为癫痫。素有痰浊内伏心经,一旦肝风内盛,挟伏痰上蒙心窍,则呈发作状态。表现为突然仆地不省人事,双目上视,喉中痰鸣,口吐痰涎,手足抽搐,延时即醒,醒后一如常人。

3. 痰厥

此为厥证(即现代医学之昏厥)之一种。素体肥胖,痰湿内盛,兼肝阳偏亢之人,偶因恼怒气逆,痰随气逆,上蒙清窍,以致突然昏仆而厥。厥证本是一种有明显诱因急发急苏的短暂神昏,偶见严重者一厥不醒而死亡。

(八)小肠实热

本证为心火下移小肠所致,以心火亢盛及小便赤涩灼痛为辨证要点。表现为心烦口渴,口舌生疮,小便赤涩,尿道灼痛,或尿血,舌红苔黄,脉数。

(九)小肠虚寒

本证多由脾胃虚寒所致,常概括在脾阳虚证内。表现为小腹隐痛作胀,喜温喜按,肠鸣腹泻,小便清长或频数不爽,舌苔薄白,脉迟缓。

(十)小肠气痛

本证由阴寒凝滞小肠,气机不畅所致,常与寒凝肝脉有关。表现为少腹绞痛或小腹急痛,腹部胀满,肠鸣漉漉,排气则舒;或表现为阴囊坠胀疼痛,连及腰脊,下扯睾丸,苔白,脉沉弦。

心与小肠证治要点

1) 心主神志,有关意识障碍、精神失常及大脑功能失调的病状,如神志不清(神昏)、精神失常(神乱)及神气不足(少神)等,皆责之于心。

2) 心主血脉,心气维持正常的心脏搏动和血脉运行,有关心力、心率、心律失常及血液虚亏,脉道不利的病状皆责之于心。

3) 心病分虚实,虚证为气、血、阴、阳的不足,实证为火热、痰浊、血瘀病邪的侵扰。

4) 心之各种病证,不论虚、实、寒、热,皆可出现心悸。

5) 气属于阳,血属于阴,故心阳虚必兼心气虚,心阴虚常兼心血虚。但心阳虚比心气虚重,尚有寒象;心阴虚比心血虚重,尚有热象。

6) 心之阳气虚则心悸、气短、自汗、神疲、脉细弱或结代;更有形寒肢冷、面色淡白、心胸闷痛等寒象为心阳虚所独有。心之阴血虚则心悸而失眠多梦,少寐健忘,脉细弱;更有烦热、盗汗、舌红、脉数等热象为心阴虚所独有。前者治以补气温阳,后者治以补血滋阴,但皆须配以安神宁心之药。

7) 心之热证,见于外感热性病者,称热入心包或热入营分,表现为高热、躁烦、谵妄,甚或神昏,或血热妄行;见于内伤杂病者,称心火亢盛,热在上重者称心火上炎,热在下重者称心火下移。

8) 痰火扰心、痰迷心窍及热入心包,三证皆有神志变化,其鉴别要点是痰火扰心表现为神志狂乱,痰迷心窍表现为神志错乱或痰鸣神昏,热入心包则表现为高热神昏。前二者属内伤杂病,后者属外感热性病。

9) 痰火扰心及痰迷心窍,二证虽为心病,亦与肝肾有关,治疗时应从心、肝、肾三脏全面考虑。

10) 心脉痹阻,多因心气虚亏、胸阳不振、痰浊停聚、气滞血瘀所致,本虚而标实,故治疗应根据标本缓急之不同,予以补益心气、温通心阳、化痰宣痹、活血祛瘀等法治之。

11) 心神不安当辨虚实,虚者主见于心血不足证,实证主见于热扰心神。前者治以养心安神为主,后者治以重镇安神为主。

12) 小肠病证多责之于脏,与脏相关,如小肠实热由心火下移所致;小肠虚寒与脾肾阳虚有关;小肠气痛与寒凝肝脉有关,辨证论治时皆须与相关之脏联系。

二、肺与大肠病辨证

肺的病状表现在主气失常及主通调水道失常两方面,其病状及产生的病机见图12-6。

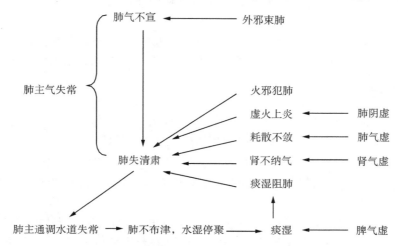

图12-6 肺生理功能失调产生的病证和病机

(一) 肺气虚

本证是指肺功能活动减弱所表现的证候,一般以咳喘无力,气少不足以息和全身机能活动减弱为审证要点。临床表现见图12-7。

肺气虚 { 一般气虚症状:少气无力,短气懒言,语音低微
呼吸不利:咳喘无力,气少不足以息
卫表不固:自汗,畏风,易于感冒

图12-7 肺气虚的临床表现

(二) 肺阴虚

本证多因久咳伤阴所致,以肺病常见症状和阴虚内热共见为诊断依据。临床表现见图12-8。

肺阴虚 { 肺失清肃:口咽干燥,干咳无痰,或痰少而稠
虚火灼肺:痰中带血或咯血,声音嘶哑
阴虚内热:五心烦热,潮热,盗汗

图12-8 肺阴虚的临床表现

(三) 风寒束肺

本证是感受风寒,肺气被束所表现的证候。以咳嗽,鼻塞流涕,咽喉不适为主症,兼见风寒表证的特征。临床表现见图12-9。

```
           ┌ 肺气失宣 ┌ 鼻窍不通：鼻塞，流涕，打喷嚏，喉痒
风寒束肺 ─┤        └ 卫气阻遏：恶寒发热，无汗
           └ 肺气不降：咳嗽气喘
```

图 12-9 风寒束肺的临床表现

本证与风寒表证的临床表现很相似，鉴别要点是：本证以咳嗽及上呼吸道症状为主症，可兼有风寒表证，但甚轻；风寒表证则以风寒束表之恶寒发热为主症，咳嗽为或有症，即使出现亦很轻微。

（四）寒邪客肺

寒邪客肺又称寒邪犯肺。为寒邪内犯于肺所引起的病证。表现为咳嗽气喘，痰稀色白，或虽有形寒肢冷，但决非虚寒之象，实为寒邪阻遏阳气所致。

寒邪客肺证与风寒束肺证皆以咳嗽痰稀色白为主症，所不同者寒邪客肺证无表证，咳嗽较剧，有气喘，病程较长，受寒易发；而风寒束肺证，除恶寒发热的表证外，病程较短，病情较轻，咳嗽较缓。

寒邪客肺证与饮证中的饮停于肺证亦须鉴别。在病史上，前者突然发作呈急性过程，而后者有反复发作史，呈慢性过程。在痰液上虽皆稀薄色白，但前者痰量较少，后者痰量较多，且较稀薄。在病变性质上前者属实，后者为本虚标实。

（五）风热犯肺

本证以咳嗽与风热表证共见为特点。表现为咳嗽痰稠色黄，鼻塞流黄浊涕，发热，微恶风寒，口干咽痛，舌尖红苔薄黄，脉浮数。

（六）热邪壅肺

本证又称痰热壅肺或肺热咳喘。由温热之邪从口鼻而入，或风热、风寒入里化热，内壅于肺所致。表现为咳嗽痰稠色黄，气喘息粗，壮热口渴，烦躁不安，甚则鼻翼煽动，衄血咯血，或胸痛咳吐脓血腥臭痰，大便干结，小便短赤，舌红苔黄，脉滑数。

风热犯肺证与热邪壅肺证皆有咳嗽痰稠色黄的表现，都属外感病范畴，但其不同点为：前者邪在肺系，伴见风热表证，病情轻，病程短；后者热邪壅肺，病在里，伴见一系列里热症状，病情重，病程较长。

（七）燥邪犯肺

本证由秋令外感燥邪，侵犯肺卫所致。以肺系症状表现、干燥少津为审证要点。表现为干咳无痰，或痰少而黏，不易咳出，唇、舌、咽、鼻干燥。燥邪又有温燥与凉燥之分：温燥尚兼有风热表证的特点，凉燥尚兼有风寒表证的特点。

（八）痰湿阻肺

本证以咳嗽痰多质黏色白易咯出为辨证要点。表现为咳喘久延，时愈时发，痰多易出，色白质黏，多伴胸部满闷，呕恶纳差，身重肢困，大便稀溏等湿阻症状，舌淡苔白腻，脉滑。

（九）寒饮停肺

本证又称寒饮伏肺或饮停于肺，为饮证中的一种。症状类似痰湿阻肺，但寒象明显，痰质清稀量多。表现为慢性咳喘，经久不愈受寒辄发或加重，咳吐多量清稀含白沫痰饮，咳逆喘满不得卧，舌苔白滑或白腻，脉弦紧。

（十）大肠湿热

本证即湿热痢，由湿热蕴结于大肠，致气机郁滞，传导失常所致。表现为下腹坠胀疼痛阵发，便意频繁，里急后重，滞下不爽，肛门灼热，下痢赤白黏胨，发热口渴，小便短赤，舌红苔黄腻，脉滑数或濡数。

（十一）大肠液亏

本证又称大肠津亏，以大便干燥难于排出为主症。表现为大便干燥秘结，难于排出，常三五日，甚至十余日一行，一般没有明显的腹痛腹胀症状，并见有全身津液不足的表现，如口干咽燥，皮肤干燥，舌红少津，或见苔黄燥，脉细涩。临床常见的习惯性便秘多属此证。

（十二）肠虚滑泻

本证又称肠虚滑脱或大肠不固。为中气下陷或脾肾阳虚在大肠的表现。表现为久泻不愈，大便往往随矢气流出，甚至大便失禁，便后脱肛，食少神疲，腹痛绵绵，喜温喜按，四肢不温，腰酸怕冷，舌淡苔白滑，脉沉细弱。

肺与大肠证治要点

1）肺主气，司呼吸，外合皮毛，为外邪入侵的门户；故外感疾病及呼吸系统疾病，皆从肺辨证论治。

2）肺病以咳、喘、痰为常见主症，辨痰能区分肺病之寒热；辨咳喘可区分肺病之虚实。

3）"咳喘皆因肺气之不降"为一切肺病之病机，举凡外邪束肺，痰湿阻肺，痰热壅肺，肝火犯肺，虚火上炎，肺气虚损，肾不纳气，皆可导致肺失肃降而发咳喘。故治肺之总则不离肃降肺气，无论宣肺，清肺，祛痰，降气，补虚，目的皆在于肃降肺气。

4）肺之气机为宣发肃降，故肺病的治法应是宣肺降气。宣肺与降气是一治法的两个方面，殊途而同归，皆是为了达到肺气肃降的目的。

5）肺之实证，邪分痰、寒、热三种，其中以痰浊阻肺为主，治疗以祛痰为先。根据痰之寒、热分别采用清化热痰或温化寒痰之法，痰去咳喘自宁。

6）风寒束肺与寒邪客肺的鉴别要点是：前者病位轻浅，风寒之邪尚在卫表及肺系；后者病位较深，寒邪已入肺脏，咳嗽较重且兼气喘。

7）寒邪客肺与饮停于肺的鉴别要点是：前者为实证，呈急性发作，咳少量白色稀痰；后者本虚标实证，呈反复发作的慢性病程，咳大量稀薄如水含泡沫状痰。

8）风热犯肺与热邪壅肺的鉴别要点是：前者邪尚在表及肺系，病情轻；后者病已入里，热壅肺脏，病情轻重。

9）肺之虚证，有肺气虚及肺阴虚两种。实际上还应有肺阳虚，但古人罕称，今人亦少谈，教科书亦不列入。肺既有虚寒证，何不正视为肺阳虚？肺气虚与脾气虚关系密切，脾肺气虚，用培土生金法补脾益肺。肺阴虚与肾阴虚关系密切，肺肾阴虚，用金水相生法滋养肺肾。

10）久咳肺虚之证，往往肺之气、阴两虚并见，表现为咳喘无力，阴虚内热，但不表现为典型的阴虚肺燥，干咳少痰。

11）常有急性发作之慢性咳喘，本虚而标实，发作时急则治其标，以宣肺为主，重在祛邪；平素缓则治其本，以扶正为主，健脾以祛痰，或益肾以纳气。

12）肺与大肠相表里，有经脉联系，互相影响，治疗时可脏腑兼顾。如肺之实证、热证，可兼用泻大肠之法；反之，气津不足之便秘，可用补养肺气之法，以佐润肠通便。

三、脾与胃病辨证

脾胃的病状可以概括为主腐熟运化及主升清降浊失常两方面，其病状及产生的病机见图 12-10。

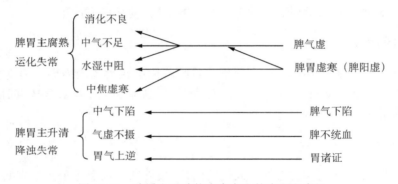

图 12-10　脾胃生理功能失常产生的病证和病机

（一）脾气虚

在气虚证基础上，以运化功能减退突出是本证的特点。表现为面色萎黄，肌肉消瘦，倦怠无力，少气懒言，食少纳呆，脘腹胀满，食后尤甚，大便溏薄或腹泻。

（二）脾气下陷

脾气下陷又称"中气下陷"或"气虚下陷"，是脾气虚的进一步发展。表现除上述气虚症状外，尚有气陷症状。脘腹重坠作胀，食后益甚，小腹坠胀，便意频数，经久大便溏泻，肛门重坠，甚则脱肛、子宫脱垂，小便混浊如米泔等，均是中气虚甚不能固摄而下陷的表现。

（三）脾不统血

脾不统血是指脾气亏虚不能统摄血液所表现的证候。在脾气虚的基础上兼见月经过多，崩漏、便血、尿血、肌衄（皮下出血）、齿衄、鼻衄等出血症状。

"脾不统血"与"气不摄血"本无严格划分，二证表现基本相同。若从理论上说，气不摄血的出血是全身性的，咯血、吐血、便血、尿血、肌衄等均可能是气不摄血所致，其所指范围较广；而脾不统血主要是指脾气虚所致的出血，主要表现为便血与崩漏，可以认为脾不统血是气不摄血的一部分。

（四）脾阳虚

脾阳虚，往往胃阳也虚，故亦称脾胃虚寒证。本证是脾气虚的进一步发展。在脾气虚的基础上，尚有腹中冷痛，喜温喜按，口泛清水，大便稀溏，白带量多、清稀，舌淡苔白，脉沉细无力等寒象。

$$脾阳虚＝脾气虚＋里寒$$

（五）寒湿困脾

本证是指寒湿内盛，困阻脾阳所表现的证候。湿邪困脾有寒象者属之，表现为脘腹痞闷胀痛，口黏乏味，不思饮食，泛恶欲吐，腹痛溏泻，头身困重，面色黄晦，妇女可见带下绵绵，舌淡苔白腻，脉濡缓。

寒湿困脾与脾阳虚都有脾失健运、寒象及湿阻表现，但前者是寒湿外侵，湿为因，中阳受阻，病程短，属实证；后者是阳虚失运，寒湿内生，湿为果，病程长，属虚证或本虚标实证。

（六）湿热蕴脾

湿热蕴脾又称脾胃湿热。多因感受湿热外邪，或过食肥甘，酒酪酿湿生热，内蕴脾胃所致。表现为口苦黏腻，脘腹痞闷，纳呆厌食，恶心呕吐，口渴不欲饮，肢体困重，小便短赤，大便臭秽不爽，或有身热起伏，或见色泽鲜明之黄疸，舌红苔黄腻，脉濡数。

湿热蕴脾与寒湿困脾，在病机上皆为湿邪阻遏脾气所致，都表现为脾失健运的症状，其不同点在于前者为湿热，后者为寒湿。

（七）胃阴虚

胃之虚证，虽有气虚、阳虚及阴虚三种，然胃之阳气虚常随同脾之阳气虚出现，而胃阴虚则常独立成证。胃阴不足，胃失濡养，虚热郁于胃中，影响胃纳及和降功能。表现为胃脘嘈杂、隐痛及虚痞，饥不欲食，食后饱胀，口燥咽干，干呕呃逆，大便干结，舌红少津，苔少，脉细数。

（八）胃寒证

本证是胃的实寒证，由阴寒凝滞胃腑所致，故又称寒凝胃脘证。腹部受凉，过食生冷，寒邪凝于胃，致气机阻滞而发病。表现为胃脘冷痛，遇寒加重，得温则减，口淡不渴，或伴见胃脘水声漉漉，口泛清水，舌淡苔白滑，脉迟或弦。

胃寒证须与胃气虚寒鉴别。前者为实寒证，当寒邪袭胃后而急性发病，病势较剧，病程短；后者为虚寒证，发病缓，病程长，迁延难愈，且多在脾胃虚证中出现，伴有脾阳虚不能健运的症状，如腹部胀满，食后更甚，大便溏薄清稀等。

（九）胃热证

本证是胃的实热证，又称胃火证。据其表现又可分为胃中郁热与胃火上炎两种证型。前者的病变局限在胃中，又称热炽胃中或胃中伏火，表现为胃脘灼痛，吞酸嘈杂，或食入即吐，或渴喜冷饮,或消谷善饥,尿赤便结,舌红苔黄,脉滑数;后者的病变不仅在胃,且循经上熏,沿胃经循行部位,致牙龈肿胀疼痛,面颊肿胀,牙龈出血,咽峡及扁桃体肿痛,口臭等症。

胃热证须与胃阴虚证鉴别。前者为胃之实热证;后者为胃之虚热证。

(十) 食滞胃脘

食滞胃脘又称伤食。由暴饮暴食,饮食过度而急发。表现为胃脘胀闷,甚则疼痛,嗳腐吞酸,恶心呕吐,吐出酸腐馊食,吐后胀痛得减,或矢气便溏,泻下物酸腐臭秽,舌苔厚腻,脉滑。

脾与胃证治要点

1) 脾主运化,胃主受纳和腐熟水谷。临床上凡升清降浊失常,表现胃肠症状者,如食欲不振,恶心呕吐,嗳气吐酸,嘈杂易饥,食后脘胀等受纳功能失常者,其病主要在胃;如消化不良,腹部胀满,便溏腹泻,水湿内生,消瘦无力者,其病主要在脾。

2) 脾与胃的证治相反而相成,脾病多虚多寒,胃病多实多热;脾病则生湿,胃病则易燥;脾宜升则健,胃宜降则和。故治脾病宜温、宜燥、宜升,治胃病宜清、宜润、宜降。虽然如此,脾与胃的关系极为密切,往往互相影响而同时生病,故治疗亦须相辅相成。

3) 脾与湿的关系非常密切,脾病则挟湿,无论寒热虚实诸种脾病,均可出现湿的见证。故治脾病须加祛湿之剂。

4) 湿邪困脾与脾虚生湿,二者虽可互为因果而混同存在,但有主次,必须分辨。前者湿为因,脾虽不虚而外湿过盛,超过脾的运化能力而致病,发病急,病程短,易愈,属实证,治以祛湿为主;后者湿为果,素有消瘦无力,运化失常等脾虚症状,病程长,属虚证或本虚标实证,治以健脾为主,兼以祛湿。

5) 湿邪困脾,表现出寒热变化者,分别称为寒湿困脾(湿困脾阳)与湿热蕴脾(脾胃湿热)。二者皆为实证,都影响到脾的运化、升清和胃的受纳、腐熟功能,从而导致受纳腐熟障碍,运化转输失司,升清降浊失常等病变,二者的鉴别要点为:①前者为寒证,后者为热证。②前者以升清障碍为主要症状,后者尚有明显的胃气上逆症状。③前者无黄疸,后者可出现黄疸。

6) 脾之虚证,主要有脾气虚及脾阳虚两种,两者表现基本相似,仅在后者兼有寒象且稍重。至于脾气下陷及脾不统血二证,实为脾气虚中之特殊证型,仍以脾之阳气虚弱为基础。脾之虚证虽尚有脾阴虚之说,未被普遍接受。

7) 胃之寒证有二,外寒犯胃(寒凝胃脘)与胃气虚寒。前者为胃之实寒证,后者为胃之虚寒证。其鉴别要点为:①前者为急性发病,起于过食生冷或腹部受寒,后者则为慢性病程,迁延难愈。②前者脘痛喜温不喜按,有呕吐或腹泻;后者胃痛多发于空腹时,得食稍减,喜温喜按,无呕吐,常与脾阳虚并存。

8) 胃之热证有二,胃火炽盛与胃阴虚。二者都可表现脘痞,嘈杂,呕吐,呃逆等胃失和降症状,且前者可向后者转化。二者的鉴别要点为:①前者为胃之实热证,后者为胃之虚热证。②前者之脘痛为灼痛,后者之脘痛为隐痛。③前者之呕为吞酸,后者之呕为干呕。④前者之渴为喜冷饮,后者之渴为口燥咽干。⑤前者可有口臭,牙龈肿痛,齿衄;而后者无口齿症状。⑥前者可消谷善饥,或食入即吐或痛;后者则饥不欲食或食后饱胀。⑦前者舌红苔黄;后者舌红少津,苔少。⑧前者脉滑数,后者脉细数。

9）脾为后天之本,气血生化之源。其病理变化常与其他脏腑有关。脾病日久不愈,势必牵连其他脏腑,反之,其他脏之病变亦多波及脾胃。因此,在内伤杂病治疗过程中,必须照顾脾胃,扶持正气,使病体渐复。

10）脾气虚为最常见的基本证,以其为基础可发展演变成诸多病症,详见图12-11。

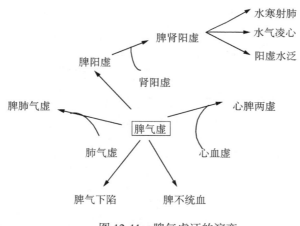

图 12-11 脾气虚证的演变

四、肝与胆病辨证

肝的病状表现在主疏泄失常及主藏血失常两方面,如图12-12。

(一) 肝气郁结

本证多由心怀不遂,情志抑郁而使肝气疏泄条达失职,气机阻滞所致。主要表现为郁闷不乐,焦虑不安,心烦易怒,胸闷不舒,胸胁胀痛,善太息,精神因素往往加重症状,女子可见乳房作胀、疼痛,痛经,月经不调,甚至闭经。肝郁日久,可变生他病,如肝气挟痰上行,搏结于咽则见梅核气;积聚于颈项则为瘿瘤;气聚血结可酿成癥积。

(二) 肝火上炎

"气有余便是火",气郁化火是本证的重要病机。肝气郁结可进一步发展成本证。主要表现为火上炎于头面部,有明显热象,且可影响肝的藏血功能,发生上部出血症状。在肝气郁结的基础上,出现头晕胀痛,面红目赤,急躁多怒,口苦咽干,胁肋灼痛,心中烦热,热势常随情绪波动而起伏,失眠或噩梦纷纭,或咳血、吐血、衄血,或耳内肿痛流脓,尿黄便结,舌红苔黄,脉弦数等症。

(三) 肝血虚

本证除表现面色无华,唇爪色淡,头晕眼花,皮肤枯燥,舌质淡,脉细弱等一般血虚症状外,尚有肝血虚所特有的血不养筋,血不荣目,冲任不充三方面的症状(图12-13)。

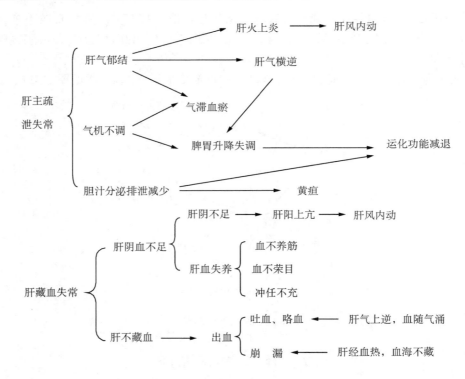

图 12-12　肝生理功能失常产生的病证和病机

肝血虚：
- 一般血虚症状
- 血不养筋：四肢麻木，肢节拘急不利，爪甲不荣，手足震颤
- 血不荣目：眼干目涩，视力模糊
- 冲任不充：月经量少色淡，甚至闭经

图 12-13　肝血虚证的临床表现

（四）肝阴虚

本证常是肝血虚的进一步发展。肝阴不足则肝阳偏亢，虚阳上扰，其表现除具肝血虚症状外，尚有阴虚和阴虚阳亢的表现（图 12-14）。

肝阴虚：
- 肝血虚：见上
- 阴　虚：五心烦热，潮热盗汗，口咽干燥，舌红少津
- 虚阳上亢：头晕耳鸣，面部烘热

图 12-14　肝阴虚证的临床表现

肝火上炎证与肝阴虚证，均有热象的表现，但前者属实热（火），后者为虚热，有着本质的不同。

（五）肝阳上亢

肝阳上亢证，是指水不涵木，肝阳偏亢所表现的证候。多因肝肾阴虚，肝阳失潜，或气火内郁，

暗耗肝阴,阴不制阳所致,故本证又称阴虚阳亢或虚阳上亢。一般以肝阳亢于上,肾阴亏于下作为辨证要点,详见图12-15。

肝阳上亢 { 阳亢于上:眩晕耳鸣,面红耳赤,急躁易怒
阴虚内热:五心烦热,潮热盗汗,舌红少津,脉弦细数
阴亏于下:腰膝酸软无力,头重足轻,步履不稳

图 12-15　肝阳上亢证的临床表现

肝阳上亢与肝火上炎皆有头面部火热症状,须加鉴别:①前者为虚火,后者为实火。②前者有阴亏于下的表现,而后者无。

肝肾阴虚与肝阳上亢往往并存,难以判断为何证时,可据此加以鉴别:前者以阴虚症状为主,为静态的虚热;后者阳亢症状明显,为向上升浮的虚热。

(六) 肝风内动

肝风内动为一大证,可分为肝阳化风,热极生风,阴虚动风和血虚生风四证。

1. 肝阳化风证

本证由肝阳上亢进一步发展而成,以肝阳上亢和动风的症状共见为主要脉证。表现为眩晕欲仆,头痛头摇,四肢麻木,手足震颤,步履不正,语言謇涩,或猝然昏倒,不省人事,口眼㖞斜,半身不遂,舌强不语,喉中痰鸣,舌红苔黄,脉弦紧。

2. 热极生风证

本证多由外感热病,邪热亢盛,燔灼肝经所致。表现为高热神昏,躁扰如狂,四肢抽搐,颈项强直,甚则角弓反张,牙关紧闭,舌红或绛,脉弦数。

3. 阴虚动风证

本证又称阴虚风动,多见于热病后期,阴津亏损,或由于内伤久病,阴液亏虚所致。在虚热的基础上,出现筋惕肉瞤,手足蠕动等症状。

4. 血虚生风证

在血虚证的基础上,出现肢体麻木,手足震颤,肌肉瞤动,关节拘急不利等症状。本证与阴虚动风证的不同点是本证无热象。

(七) 肝胆湿热

湿热之邪虽蕴结于肝胆,其病状亦波及脾胃。表现为胁肋疼痛,脘腹满闷,发热,口苦,恶心呕吐,腹胀便结,小便短赤,或有黄疸,舌红,苔黄腻,脉弦滑数。若肝经湿热下注则见阴囊湿疹,睾丸肿痛,带下黄臭,外阴瘙痒等症。

肝胆湿热与脾胃湿热二症表现多有相似之处。鉴别要点为:①前者多出现胁肋疼痛,后者多出现脘腹痞胀。②前者热重于湿,后者湿重于热。③两者皆可出现黄疸。前者多见于胆病性黄

疸,后者多见于黄疸性肝炎。④前者尚可有阴囊湿疹,外阴瘙痒,带下黄稠等湿热下注的表现,后者则无此种表现。

(八) 胆郁痰扰

本证的病因为郁、痰及热,病位虽在胆,亦波及肝、胃及心,病机是气机郁滞,胆失疏泄,生痰化火,痰热内扰。其症状表现多样,须与多种证鉴别。其表现胸胁胀痛,身热心烦,口苦呕恶,头晕目眩,类似肝郁发热,肝胆湿热的某些症状;又其表现惊悸不宁,烦躁不安,又类似痰火扰心的某些症状;舌苔黄腻,脉象弦滑亦为痰热内蕴之征。

(九) 寒凝肝脉

本证表现为肝经所经阴器及小腹部位的实寒症状。小腹胀痛,牵引睾丸,受寒加剧,得温痛减或睾丸偏坠,或阴囊冷缩,常伴畏寒肢冷,女子可有带下清冷,痛经。

本证常见于疝气病中的寒疝,因其具有小肠从少腹下垂阴囊而致气胀坠痛的特点,故又称小肠气痛,但亦有人认为寒凝肝脉与小肠气痛不无区别,鉴别要点是前者寒象明显,而后者无明显寒象。

肝与胆证治要点

1) 肝性刚强,体阴用阳,阴常不足,阳常有余:肝病多阴虚而阳亢,本虚而标实。治宜滋阴潜阳,标本兼顾,但须分清主次,治有侧重。

2) 肝病分虚实,虚证表现为肝血、肝阴之不足,实证则是肝气、肝火之有余,而本虚标实之证更为多见。

3) 肝病实证中,肝气郁结、肝火上炎、火盛风动三者同出一源。起因于情志抑郁,肝气郁结,气郁化火,肝火上炎,进而火盛风动。临床时须据病情予以疏肝理气,清降肝火,平肝熄风治法。

4) 肝气郁结,进而肝气横逆,侵犯脾胃,而成肝气乘脾及肝气犯胃。

5) 肝火上炎易上犯肺、心,前者为肝火犯肺,后者为肝火引动心火而致心肝火旺,还可进而煎熬津液而化痰,导致痰火扰心证。

6) 由于肝肾同源,精血互生,肝肾之阴虚常并存,称肝肾阴虚证。故肝之虚证多采用肝肾同治法,肝阴不足必兼补肾阴。

7) 肝火上炎与肝阳上亢须辨析,前者由肝气郁结,气郁化火向上炎,为实火,治宜清泻肝火;后者由肝阴不足不能制约肝阳,而致肝阳升动过度,属虚火,其病本虚而标实,治宜滋养肝阴为本,平肝潜阳为标。肝火上炎久之,亦可耗伤肝阴而致肝阳上亢,故前者亦可向后者转化。

8) 肝肾阴虚与肝阳上亢,虽为二证,但二者的症状往往并存。鉴别要点为前者以阴虚症状为主,为静态的虚热,且肾虚症状实出;后者阳亢症状明显,为向上升浮的虚热,头面部症状明显。

9) 肝风内动虽包括以下四种或五种,但在临床上以前两种较为重要。①肝阳化风,表现为眩晕欲仆,头摇肢颤,言謇舌强,手足麻木等,发生于平素有肝阳上亢的老年人,常为中风前兆。②热极生风,表现为手足抽搐,颈项强直,角弓反张等,发生于外感热性病之血分证阶段,常伴有高热,神昏,出血,发斑等表现,病情危重。③阴虚动风,发生在外感热病后期有伤阴者,或在阴虚证的基础上而有手足蠕动者。④血虚生风,本症虽有肢体麻木,手足震颤,肌肉瞤动,筋脉拘急不利等表现,但无头部风阳之象以别于肝阳化风;无实热症状以别于热极生风;无虚热症状以别于阴虚动风。⑤血燥生风,症状主要局限于皮肤,表现为皮肤干燥,瘙痒脱屑,甚至肌肤甲错。

10) 胁肋、少腹、外阴是肝经循行所经部位,该处疼痛责之于肝。胁肋痛多属气滞血瘀或湿热蕴结,治以疏肝理气,活血化瘀,或清利肝胆湿热;少腹及外阴痛,其气滞血瘀多与寒凝肝脉相关,除治以行气活血外,尚需温经散寒。

11) 肝之经脉上连于目,肝之精气上注于目,故眼病责之于肝。肝血不足则眼目干涩,视物模糊;肝火上炎则目赤肿痛;肝风上扰则头晕目眩;肝风内动则两目上翻。

12) 肝藏血,通过冲脉、任脉与子宫相通,故妇女月经病证治与肝关系密切。因肝气郁结可导致月经不畅,月经量少甚至闭经;因肝经血热而肝不藏血可导致月经过多甚至崩漏。

13) 肝气郁结为最常见之肝病,且为肝病之核心,由此开端,可变生诸种肝的病证,详见图12-16。

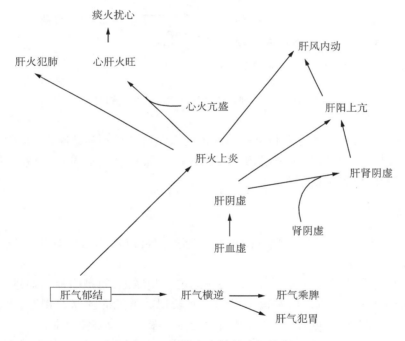

图 12-16 肝气郁结的病机演变

五、肾与膀胱病辨证

肾的病状表现在藏精不足,主骨生髓不足及温煦气化失常三方面,其病状及产生的病机见图 12-17。

(一) 肾气虚

本证是最常见的,也是最基本的肾虚证。主骨生髓功能减退所产生的未老先衰是本证的主要表现。在盛年及老年前期出现的早衰均属本证,症状表现多样,包括腰膝酸软无力,步态不稳,发落齿摇,耳鸣重听,阳事不举等体力衰退以及记忆障碍,思维迟缓,反应迟钝,情绪不稳,性格改变,昏昏欲睡等脑力衰退症状。

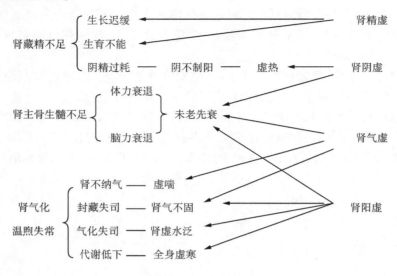

图 12-17　肾生理功能失常产生的病证及病机

本证尚可表现为纳气功能减退及封藏失司而出现活动后加重的气急喘促(又称肾不纳气),以及夜尿频多,小便失禁,遗精早泄,带下清稀,胎动易滑等(又称肾气不固)。故肾不纳气及肾气不固实际上是肾气虚的两个特殊证型。

(二) 肾阳虚

肾阳虚与肾气虚表现基本相似,惟肾阳虚尚有寒象。可以认为肾阳虚是肾气虚的进一步发展,其必然包括肾气虚且重于肾气虚。

在肾气虚基础上,肾中阳气蒸腾气化水液的功能进一步减退,封藏固涩失司进一步加重,更为突出的是肾阳温煦全身的功能减退,是肾阳虚的主要表现。常见的症状有畏寒,水肿,便溏,溺清长,阳痿,滑精,舌胖而润,脉沉迟等,可将其概括为全身一派虚寒及脏腑机能低下。

其中突出表现为全身水肿者,称肾虚水泛;突出表现为久泻不止者,称肾虚泄泻。故肾虚水泛及肾虚泄泻实际上是肾阳虚的两个特殊证型。

(三) 肾精不足

本证多由先天肾精不足引起,亦可为后天肾精耗伤过度所致。主要表现为小儿发育迟缓或成人生育不能两个方面。小儿生长发育迟缓,智力和动作迟钝,囟门迟闭,骨骼痿软;男子精少不育,女子经闭不孕,性机能减退。

至于成人早衰,虽可归因于后天肾精耗伤过度,但精少则化气亦不足,将其纳入肾气虚中更为恰当。

（四）肾阴虚

在肾气虚的基础上，表现虚热症状者属本证，除表现为腰膝酸软无力，头晕耳鸣眼花，精力不足，脑力减退等早衰症状，尚有五心烦热，潮热盗汗，咽干颧红，梦遗早泄，溲黄便干，舌红少津，脉细数等虚热症状。

（五）膀胱湿热

湿热蕴结于膀胱，致气化受阻，排尿失常。表现为尿频，尿急，尿痛，排尿灼热感，小便淋漓不爽，甚或排尿中断，尿色混浊，或尿血或尿砂石，小腹或腰部疼痛，或发热，舌质红苔黄腻，脉数。

肾与膀胱证治要点

1）肾的功能极其广泛而重要，举凡生殖、泌尿、内分泌、神经、运动、造血、消化和免疫等系统的功能，无不直接或间接与肾相关，因之被誉为"先天之本，后天之根"，其重要性由此可见。

2）肾无实证，常由精、气、阴、阳之不足而致病（图12-18）。肾虚分四型，其间一些症状互相关联，交叉重叠，只能作大体划分。其基本证型为肾气虚，表现为主骨生髓功能减退所致的体力及脑力的早衰症状，以及气化功能不足所致的一些代谢机能减退症状。在肾气虚基础上，有明显气化温煦功能不足，因而表现出全身虚寒症状及机能低下者为肾阳虚；在肾气虚基础上，出现虚热症状者，或兼有肾精不足的某些表现者为肾阴虚；肾虚如突出表现为小儿生长迟缓，发育障碍，或成人不孕不育，或并有藏精化气不足、主骨生髓功能衰退者称肾精不足。

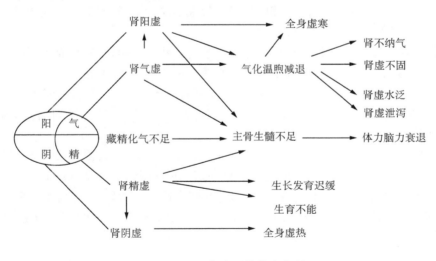

图 12-18　肾虚证的临床表现

3）肾虚的表现可概括为（图12-19）：①生长迟缓。②生育不能。③体力、脑力衰退。④气化功能减退。⑤温煦功能减退。

统言之，①、②、③与阴精虚有关，③、④、⑤与阳气虚有关。细言之，①、②与先天肾精不足相关，③为各种肾虚共有的核心症状，③、④与肾气虚相关，③、④、⑤与肾阳虚相关。

4）肾精不足和肾阴虚的鉴别要点：前者多表现为先天性发育迟缓，或不能生育，抑或后天性性

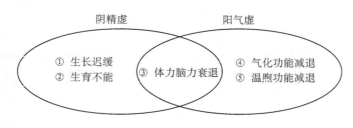

图 12-19　肾虚的表现

功能障碍,如性欲减退,阳痿或早泄;后者多表现为肾主骨生髓功能不足所致的体力及脑力衰退,以及阴不制阳的虚热症状。

5) 肾气虚与肾阳虚的鉴别要点:①前者无寒象而后者有寒象。②前者轻而后者重。③前者主要表现为体力,脑力的未老先衰以及轻度气化功能减退症状;后者尚有明显的气化温煦功能减退所致的全身虚寒及机能低下。

6) 肾不纳气及肾气不固是肾气虚的两种特殊证型,但肾气不固之重者亦可谓肾阳虚的特殊证型。

7) 肾虚泄泻及肾虚水泛是肾阳虚的两种特殊证型。阴虚者火旺,治宜甘寒养阴,使阴液渐复而虚火自降,亦可佐以清泻相火之品,但忌辛燥及过于苦寒之剂。阳虚者寒盛,治宜辛温助阳,使阳气渐复而阴寒自散,尚需配以填精补髓的血肉有情之品,以资其生化之源。至于阴阳两虚者,则须用阴阳并补之法。

8) 治疗肾虚,补阳必兼以滋阴,滋阴辄佐以补阳,这不仅是阳虚、阴虚多混同出现,更是因为阳生阴长,阴助阳化的阴阳互根理论的具体运用。

9) 肾阴、肾阳为一身阴液、阳气的根本,与其他脏腑关系非常密切,常可相互影响,故脏腑阴阳虚损之证,通过治肾并兼理它脏,对久病难愈者具有重要的意义。如肾阴不足,可导致水不涵木而肝阳上亢,治以滋阴以潜阳;肾阴不能上承,心火偏旺而心肾不交,治宜滋阴以降火;命门火衰不暖脾,致火不生土,脾肾阳虚而五更泄泻,治以益火以健脾;久咳耗伤肺阴,进而损及肾阴而肺肾阴虚,治宜滋肾以养肺。

10) 肾与膀胱相表里。膀胱的虚寒病变多由肾阳虚气化失职所致,治以温肾化气为本,其论治同于肾的虚寒病变。而膀胱的湿热病证,则宜清热利尿,行气化湿,直接治疗膀胱。

11) 膀胱湿热与膀胱失约,两者皆有尿频症状,须加辨析。前者尿频,尿急而淋漓不爽,尿色混浊,或兼砂石或血,舌红苔黄腻,脉滑数;后者尿频数而不禁,尿常失控而自出,尿色清白,身寒肢冷,舌淡苔白,脉沉细,是肾气不固的表现。

六、脏 腑 兼 证

人体是一个有机的整体,各脏腑之间,在生理上具有相互资生,相互制约的关系,在发生病变时,亦往往相互影响。当某一脏腑发生病变时,在一定条件下可波及其他脏腑发生病变。凡同时见到两个以上的脏腑的病证,即为脏腑兼证(图 12-20)。

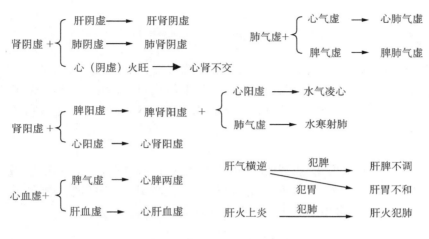

图 12-20 常见的脏腑兼证

(一) 肝肾阴虚

肝肾阴虚证是由肾阴不足导致肝阴不足,或肝阴不足引起肾阴不足而成。临床上具有肝肾两脏阴虚之表现:头晕目眩,面部烘热,两目干涩,咽干口燥,胁肋疼痛,五心烦热,潮热盗汗,形体消瘦,男子遗精,女子经少,舌红少苔,脉细数。本证多见于慢性肝病。

(二) 肺肾阴虚

本证由久咳耗伤肺阴,进而损及肾阴;或由肾阴亏损不能滋养肺阴所致。临床上具有肺肾两脏阴虚之表现:慢性咳嗽,痰出不爽,间或咯血,动则气促,口干咽燥,或声音嘶哑,腰膝酸软,形体消瘦,骨蒸潮热,盗汗遗精,午后颧赤,舌红少苔,脉细数。本证多见于肺痨病。

(三) 心肾不交

本证是心肾水火既济失调所表现的证候。以心火亢于上与肾水虚于下的症状并见为辨证指征。表现为心烦失眠,心悸不安,头晕耳鸣,健忘,腰膝酸软,时有梦遗,五心烦热,口咽干燥,舌红少津,脉细数。

心肾不交证中之"心火亢于上",此心火乃心之虚火,不同于心火亢盛证之实火。

(四) 脾肾阳虚

本证由肾阳虚衰,不能温煦脾阳,或由脾阳久虚累及肾阳亦虚。临床上具有脾肾两脏阳虚之表现:形寒肢冷,精神萎靡,体倦无力,少气懒言,面色㿠白,腰膝酸软,纳呆腹胀,肢体浮肿,五更泄泻,完谷不化,腹部隐痛,喜温喜按,舌质淡,舌体胖大,苔白润,脉沉细。本证多见于慢性肾炎。

(五) 心肾阳虚

阴寒内盛及心悸,水肿为本证的审证要点。临床表现为:心悸怔忡,肢体浮肿,下肢为甚,小便不利,畏寒肢厥,神疲乏力,甚则唇甲青紫。舌质淡暗青紫,苔白滑,脉沉微细数。本证多见于心力衰竭之时。

(六) 心肺气虚

本证多因久患咳喘,肺虚及心;或由心气不足,导致肺气亦虚所致。以心悸、咳喘与气虚证共见为辨证要点。临床表现为:咳喘气促,心悸不宁,动则尤甚,自汗声怯,易于感冒,面色㿠白,甚者可见口唇青紫,或肢体浮肿,舌质淡暗,苔白,脉细弱或结代。本证多见于老年咳喘而有肺心病者。

(七) 脾肺气虚

本证多由久病咳喘,肺气虚弱,痰湿留积,损伤脾气;或由脾气久虚,运化无力,化源不足,致肺气亦虚。临床表现为:咳喘日久,痰多稀白,胸闷气短,食欲减退,腹胀便溏,神疲乏力,甚则面浮足肿,舌淡苔白,脉细弱。本证多见于老年性慢性支气管炎及支气管扩张。

(八) 心脾两虚

心脾两虚证是心血虚及脾气虚共存所表现的证候。临床表现为:心悸怔忡,失眠多梦,眩晕健忘,面色淡白或萎黄,食欲不振,腹胀便溏,神疲乏力,或见皮下出血,便血,妇女月经不调,经血色淡量多,淋漓不尽或崩漏,亦可见经少,舌质淡嫩,脉细弱。

本证在临床上颇为常见,见于溃疡病出血,功能性子宫出血,血小板减少性紫癜,再生障碍性贫血,神经衰弱,心脏病等属心脾气血两虚及脾不统血者。

(九) 心肝血虚

血虚之甚者,心血虚及肝血虚可同时出现而呈心肝血虚证。除表现面色无华,头昏眼花,唇爪色淡,舌质淡,脉细数无力等一般血虚症状外,尚有心悸,惊惕,失眠,多梦,健忘等心经症状,以及双目干涩,视物昏花,肢麻震颤,经血量少色淡,甚则经闭等肝经症状,总括了血虚不荣、不养、不充的全部表现。本证多见于妇女的月经及胎产方面的疾病。

(十) 肝脾不调

本证又称肝气乘脾,由肝气郁结过度,进而横逆而犯脾所致。表现为肝气过旺及脾失健运的症状:胸胁胀满窜痛,善太息,情志抑郁或急躁易怒,纳呆腹胀,便溏不爽,肠鸣矢气,或腹痛欲泻,泻后痛减,舌苔白或腻,脉弦。本证多见于慢性肝炎及胆病。

(十一) 肝胃不和

本证又称肝气犯胃,由肝气横逆而犯胃所致。表现为肝气过旺及胃失和降的症状:胁肋及脘腹胀满疼痛,精神郁闷或烦躁易怒,呃逆嗳气,嘈杂吞酸,甚或恶心呕吐,苔薄黄,脉弦。本证多见于慢性肝胆疾病及胃炎。

肝气乘脾和肝气犯胃两证皆由肝气横逆乘脾犯胃所致。两者皆有肝气郁结的表现,所不同者:前者尚有食少纳呆,腹胀泄泻等脾失健运症状;后者尚有胃脘胀满疼痛,呃逆嗳气,呕恶等胃气上逆的表现。

（十二）肝火犯肺

本证又称木火刑金。由肝火上逆犯肺，致肺失清肃。临床表现为：咳嗽阵作，呛咳气逆，痰黄稠量少，咯出不爽，或痰带血丝，或咳鲜血，胸胁灼痛或刺痛，急躁易怒，头晕目赤，烦热口苦，舌红苔黄，脉弦数。

（十三）水气凌心

本证与脾、肾、心三脏阳虚有关。由于脾肾阳虚，运化失职，气化不利，水湿内停，又加之心阳素虚，致水邪上逆阻遏心阳，而使心阳不振，心气不宁。临床表现为：肢体浮肿，小便短少，气上冲胸，心下逆满，心悸怔忡，气短喘促，头目眩晕，舌体胖大，舌质淡或淡暗青紫，苔白润，脉细弱数或促。本证类似心肾阳虚，惟水肿及心悸怔忡更为明显。本证多见于心力衰竭之时。

（十四）水寒射肺

本证与脾、肾、肺三脏有关，脾肾阳虚兼肺气亦虚。素有痰饮内生，水湿停蓄，又遇外感寒邪，引动伏饮，寒水上逆，致使肺失肃降。表现有脾肾阳虚，脾肺气虚，寒饮停肺及寒邪犯肺诸证特点的结合。主要症状有咳嗽气喘，胸满息促，不能平卧，痰涎多而稀白，浮肿，苔白腻，脉滑数。

水寒射肺与水气凌心两证常合并出现，见于心力衰竭之时。在病机上，两证均为脾肾阳虚，气化障碍，水液潴留而致。水气上逆于肺则为水寒射肺证，水气上逆于心，则为水气凌心证。在病史上，两证皆具有饮证、水肿等水气病史。在症状上，水寒射肺的临床特点为咳嗽喘促，水气凌心的临床特点为心悸，以此可资鉴别。

第十三章 外感病辨证

中医将疾病分为内伤病和为外感病两大类。内伤病主要因为脏腑失调致病,外感病则主要因为外感六淫之邪发病,其中以外感热性病为主。外感病因因其所感病邪之不同,机体素质之差异,又可分为"伤寒"(伤于风寒之邪的外感病)和"温病"(温热病,伤于温热之邪的外感病,包括一些急性传染病)两类。东汉张仲景在《内经》的基础上,总结前人的经验著《伤寒论》,根据外感病的演变过程中反映出的证候特点,归纳为六经辨证。至清初叶天士等又在《伤寒论》的基础上,结合临床实践,倡温病学说,将外感热性病的演变过程归纳为卫、气、营、血四个阶段,即卫、气、营、血辨证,是对外感热性病辨证的重要补充和发展。

外感病的特点

1)外感病辨证以辨六淫病因为主,所谓"外感不外六淫"。由于风、寒、暑、湿、燥、火(热)六淫在不同季节各有所旺,故外感病常表现有一定的时令季节性,从而又称"时病"。

2)按八纲辨证,外感病有表里之分,即病位有在表在里之分,病程中可见由表入里或由里出表的表里相传关系,不似内伤病均属里证。故可说八纲辨证中的表里两纲正是适应外感病发展规律而设的辨证方法。

3)外感病发病急、病程短、变化快,是其特征之一。不似内伤杂病起病和发展比较缓慢,病程较久。

4)外感病分伤寒和温病两大类,其发生、发展过程有其相似之处,又各具特点。

5)伤寒和温病各有其证候分类即辨证方法,体现病程发展变化的阶段层次,标志着病位的浅深、病情的轻重和邪正的盛衰,用以指导临床治疗。

一、六 经 辨 证

六经辨证是根据张促景所著《伤寒论》针对伤于风寒之邪的伤寒病的辨证方法,它以阴阳为总纲,联系经络、脏腑,分为两大类病证,即三阳病证和三阴病证。进而又划分为六个证型:三阳病证包括太阳病证、少阳病证、阳明病证;三阴病证包括太阴病证、少阴病证、厥阴病证。六经病证从病变部位分析,三阳病证中太阳病主表,少阳病主半表半里,阳明病主里,以六腑病变为基础;三阴病证则统属于里,以五脏病变为基础。六经辨证与八纲辨证有着密切的关系。除其病位有表、里之分外,又从总体而论,三阳病证属阳证,三阴病证属阴证;从病变的性质及正邪的关系分,三阳病证多正盛邪实,病势亢奋,表现为热、为实,治当祛邪为主;三阴病证多抗病力弱,病势虚衰,表现为寒、为虚,治当扶正为主。故六经辨证方法虽主要用于外感病辨证,亦可用于外感兼内伤及内伤杂病的辨证。

伤寒病有由表入里的表里相传关系,与其所划分的六经病证既有区别,又有一定的联系。若两经或三经的病证合而出现,不是由传变而成的,谓之"合病";一经病证未罢,又见另一经证候,两经交并为病且由传变而成、有先后出现的次序不同,是为"并病";病证由一经传到另一经,称为"传经"。此外,外感病邪不从阳经传入,起病即见阴经证候,称为"直中",这类病证多由于体质虚弱,阳气不足,正不胜邪,故一遇外邪,便直陷阴经。

兹将六经病证简要介绍于下。

(一) 太阳病证

太阳经脉主一身之表,有抵御外邪侵袭的功能,故有"六经之藩篱"之称。外邪侵犯人体的初级阶段即出现太阳病证。

证候:太阳病的主要脉症为恶寒、发热,头项强痛,脉浮,舌苔薄白。

分析:主因风寒外束,阳气被郁不得宣泄,故恶寒、发热;太阳经脉循行于头项、肩背等部位,邪伤太阳经脉,经气不利,则头项强痛;邪伤肌表,气血向外与之抗争,故脉浮;风寒外邪袭表,尚未入里化热,故舌苔薄白。

上述脉症为太阳病所共有。由于患者体质强弱不同,病邪性质和感邪轻重有异,因而有太阳伤寒(表实)和太阳中风(表虚)两种证型的区别。

1. 太阳伤寒证(表实寒证)

证候:除太阳病证基本证候外,另见无汗而喘,脉浮紧。

分析:因寒性收敛,腠理(泛指皮肤、肌肉及其间隙)闭塞,故无汗;肺主皮毛,皮毛闭塞则肺气不宣(宣通)而咳喘;寒邪紧束于表,正气抗邪外出,故脉象浮紧。

2. 太阳中风证(表虚寒证)

证候:除太阳病证基本证候外,另见汗出恶风,脉浮缓。

分析:因太阳中风属表虚证,腠理疏松,卫气不固,不胜风袭,故汗出恶风;病邪袭表且汗出营阴不足,故脉浮而缓。

[按] 太阳病证多见于感冒、上呼吸道感染及外感病的初期。

(二) 少阳病证

少阳经脉属胆,主半表半里。少阳病证是病邪侵犯人体已离太阳之表,尚未至阳明之里,而介于表里之间的病变和证候,故又称半表半里证。少阳病证既可由太阳病表邪化热入里传变而来,也可因本经受邪而发病。

证候:往来寒热,胸胁苦满,口苦,咽干,目眩,默默不欲饮食,心烦喜呕,脉弦。

分析:少阳病乃邪正斗争于半表半里的病证。邪郁于表则恶寒,邪入于里则发热,邪正交争于半表半里之间故往来寒热(时恶寒,时发热);少阳经脉布于胸胁,邪犯少阳,经气不利,故胸胁胀满;胆(属木)气犯胃(属土)(木乘土),疏泄不利,故默默不欲饮食;胃气上逆,则喜呕;胆火内郁,则见心烦;胆火循经上炎,则口苦咽干、目眩;肝与胆相表里,肝胆气郁,故脉见肝经病所常见之弦象。

[按] 少阳病证有时见于上感、流行性感冒。亦可见于内伤杂病如肝、胆疾病。

(三) 阳明病证

阳明病证是外感病热邪炽盛的极期阶段。阳明经络内连胃肠,故阳明病证的病位主在胃肠。其主要成因有三:一为外感燥热之邪,或风寒之邪内传化燥,致胃肠燥热成实;一为患者体质素来胃阳偏亢、或津液不足、或挟有宿食,外邪入里易于化热、化燥;一为治疗失当,邪未及时外解而由太阳或少阳内传阳明。此外,也可由三阴病证特别是太阴病证转变而来。

证候:身热,汗出,不恶寒,反恶热,脉洪大,舌苔黄燥。

分析:主因病在阳明,正盛邪实,正邪相争则发热,且呈高热;热盛于里,迫津外泄故汗出;不恶寒、反恶热乃邪已去表传里,由寒化热,里热炽盛之象;热盛阳亢,故脉象大而有力;热盛津伤,故舌苔黄燥。

根据患者体质差异或邪气侵犯的部位不同,阳明病证又有在经、在腑之分。在经指邪热弥漫全身,尚未在肠中结成燥屎,故称阳明经证;在腑则指阳明燥热与肠中糟粕搏结形成燥屎,影响腑气通下,故称阳明腑证。阳明病俱为里实热证,惟阳明经证重在里热,阳明腑证则重在里实。

1. 阳明经证(阳明热证)

证候:身大热,汗大出,口大渴,脉洪大(所谓"四大"),不恶寒,反恶热,面赤心烦,舌苔黄燥。

分析:邪入阳明化热,燥热亢盛于内,充斥于外,故周身大热、面赤、恶热;病邪入里,表证已罢,故不恶寒(所谓"一分表证未罢,便有一分恶寒");里热蒸腾,迫津外泄则汗出;汗出伤津,故大渴引饮;热扰心神,故心烦躁扰;热盛阳亢,故脉洪大。热盛伤津,故舌苔黄燥。

[按] 阳明经证多见于大多数感染性疾病的热盛阶段,为感染性疾病所共有的证候。

2. 阳明腑证(阳明实证)

证候:具阳明病证基本证候之外,常日晡潮热(每下午3~5时发热如潮),更见便秘、腹满,疼痛拒按、烦躁,甚则神昏谵语,脉沉实有力,舌苔黄燥,甚则焦黄起芒刺。

分析:阳明腑实里热炽盛之外,更与燥屎相结,腑气不通,故便秘腹满,疼痛拒按;燥热之邪挟浊气上攻心神,故烦躁,甚则神昏谵语;里热亢盛,气血亦盛于里,故脉沉实有力;热盛津亏,燥实内结,故苔黄无津,甚则焦黄起芒刺。

[按] 阳明腑证多见于一些炎性急腹症,如阑尾炎穿孔、胃穿孔、重症胆囊炎、胰腺炎、腹膜炎等。亦可见于其他感染性疾病而有腹满、便结症状者。

(四) 太阴病证

太阴为三阴的屏障,病入三阴,首犯太阴。太阴经脉属脾,太阴病为脾阳虚弱,寒湿内盛的虚寒病变,即脾虚寒证。太阴病的成因可由于三阳病治疗失当,损伤脾阳,以致病邪内陷;也可因脾胃素虚外感寒邪,寒邪直中,初起即见脾虚寒的证象。

证候:腹满呕吐,食欲不振,腹泻时痛,喜温喜按,口不渴,舌淡苔白,脉迟或缓。

分析:太阴病证病位在脾,中(脾,因脾居中焦)阳不振,脾失健运,寒湿内停,故腹满、食欲不振;脾胃为寒湿所伤,升降失职,胃气上逆则呕吐,脾气不升则腹泻;阳虚阴寒凝滞,故腹痛阵发,喜温喜按;病属脾虚,寒湿为患,故口不渴,舌淡苔白,脉迟或缓。

[按] 太阴病证多见于受寒饮冷、外感寒邪所致之急性肠胃炎。也可见于内伤杂病所见之脾胃虚寒证。

由于足太阴脾及足阳明胃同居中焦，又互为表里，致所出现的证候常有类似之处，但有虚实、寒热之分。如腹满而痛，于太阴病及阳明病均可见，但其性质截然不同。阳明病的腹满疼痛，是因胃肠燥热，燥屎阻结，腑气不通所致，其痛甚剧且拒按，兼见潮热、便秘、口渴，脉象沉实有力，性质属阳、属实、属热；而太阴病的腹满时痛，是因阳虚不运，寒湿不化，气机壅滞所致，其痛不甚，时痛时止，且喜温喜按，必兼见口不渴、腹泻、脉缓弱、不发热等，性质属阴、属虚、属寒。即所谓"实则阳明，虚则太阴"。其中，腹泻、口不渴、脉缓弱等是太阴病的辨证要点。

（五）少阴病证

少阴经脉包括手少阴心及足少阴肾，少阴病是外感病过程中心肾功能受损、全身机能极度衰退，病情危重的阶段。少阴病的成因有二：一因三阳病或太阴病治疗不当，损伤阳气，传经而来；一因素体阳虚，寒邪直中少阴而致。

证候：少阴病的主要脉症为脉微细，但欲寐。

分析：因邪入少阴，心肾虚衰，气血不足，鼓动无力则脉微细；阳虚阴盛，神疲不支，故精神萎靡，困倦欲寐。

少阴病主要累及心、肾，而心主火，肾主水，心肾二脏统摄人体水火阴阳之气，病至少阴，心肾机能虚衰，导致阳虚阴盛，从阴化寒，表现为少阴寒化证；也有于疾病恢复阶段见阴虚火旺，从阳化热，表现为少阴热化证者。兹将少阴病此二证型分述如下：

1. 少阴寒化证

证候：除少阴病基本证候外，更见畏寒蜷卧，手足厥逆（冷），下利清谷，口不渴或喜热饮，小便清长，舌淡苔白。

分析：少阴寒化证因阳气虚衰，阴寒内盛所致。阳衰不能温煦，故畏寒蜷卧，手足厥冷；肾阳虚衰不能暖脾以运化水谷，故下利清谷；阳虚寒盛，故口不渴，小便清长，舌淡苔白，亦有下焦阳衰不能化气生津而见口渴的，但以喜热饮且饮量不多为特点；小便清长，舌淡苔白，均属阳衰阴盛之象。如果病情进一步发展，不仅四肢厥逆，还可能出现大汗，脉微欲绝等阳气暴脱的"亡阳"危候。

[按] 少阴寒化证多见于感染性疾病极期出现冷休克时。也可见于内伤杂病之肾阳衰微患者，但病情不如前者危重。

2. 少阴热化证

证候：心烦不眠，口燥咽干，小便黄，舌红绛，干燥少苔，脉细数。

分析：少阴热化证乃是变证，多因寒邪化热，邪热不解，耗伤肾阴，导致阴虚火旺而致。肾阴虚不能上济于心，心火独亢，故心烦不眠；肾阴亏虚，阴液不能上承，故口燥咽干；小便黄，舌红绛，干燥少苔，脉细数等均阴虚有热之象。

[按] 少阴热化证多见于外感病后期病愈而阴液受损阶段，也可见于一些内伤杂病之阴虚阳亢患者。少阴寒化证和少阴热化证虽均为感染性疾病后期的证型，但前者病情危重，后者不过为恢复阶段的表现，二者之病情重、轻情况，显然不同。

(六) 厥阴病证

厥阴为三阴之尽,又阴尽阳生。外感病因治疗不当而病至厥阴,为外感病之最后阶段。由于正气衰竭,阴阳调节紊乱,所以厥阴病的主要表现为寒热错杂,厥热胜复(时或四肢厥冷,时或四肢转温)。若阴邪极胜,阳气不续则四肢厥冷,病情危笃;若阳气渐复则四肢转温,示病情好转;若阴寒虽盛,阳气尚能与之抗争,则呈现阴阳对峙,寒热错杂(如上热下寒)的证候。此外,厥阴病之病机常动摇于阳明和少阴之间,如阳明极盛,阳气被郁不能外达四肢之热厥,治宜从阳明而泄热;如少阴寒盛,阳气虚衰不能温煦四肢之寒厥,则治宜从少阴而温经散寒。至于蛔厥,为厥阴病的另一类型,应属杂病。总之,厥阴病较复杂,证型亦多,此处略而不论。

[按] 厥阴病证之热厥或寒厥,多见于外感病极期所出现之休克阶段。至于厥阴病中之寒热错杂证蛔厥,乃属杂病,即胆道蛔虫症。

二、卫气营血辨证

卫、气、营、血本为人体生理物质,清代叶天士借以命名,作为辨识外感温热病发展由表及里、由浅入深、由轻而重的四个阶段,而倡导卫气营血分证的辨证方法,是为卫气营血辨证。它是在伤寒六经辨证的基础上发展起来的,又弥补了六经辨证之不足,从而丰富了中医辨治外感病的内容。卫气营血分证就病变部位而言,卫分证主表,病在肺与皮毛;气分证主里,病在胸膈、肺、脾、胃、肠、胆等脏腑;营分证亦主里,是邪热深入而达心营,病在心与心包络;血分证则热邪更为深入,致达肝、肾。温热病乃感受温热病邪致病,故最易化燥伤阴,甚则耗血动血。如初起卫分证即见热象偏盛,而多有口渴;在病变过程中,易于出现神昏谵语、斑疹、吐衄;后期常易热盛动风痉厥。

外感温热病多起于卫分,渐次传入气分、营分、血分,这是一般传变规律。但由于感邪有类别和轻重之别,病人有体质强弱之分,临床上也有起病即从气分或营分开始的;或卫分证不经过气分阶段而直接传入营分,即所谓"逆传心包"(重症流行性脑膜炎有时即见此种情况,即开始如上感症状,继迅速出现感染性休克);或气分热甚,营(血)分也被热灼,酿成"气营(血)两燔"。因此在临床辨证时应根据脉症的不同情况作具体分析,才能得出正确诊断。

兹将卫气营血分证的主要证候简介于下。

(一) 卫分证

卫气主要敷布于人体肌表,司汗孔开阖,有温养肌肤、抵御外邪等作用。卫分证是温热之邪侵犯肌表,卫气功能失常所表现的证候,常见于温热病的初级阶段。因肺主皮毛,卫气通于肺,故卫分证常有肺经病变的证候。

证候:发热,微恶风寒,头痛,咳嗽,口微渴,咽喉肿痛,舌边尖红,苔薄白或微黄,脉浮数。

分析:邪犯肌表,卫气与之相争则发热,卫阳被邪气所郁则恶风寒,因温病属温热阳邪为患,故多发热重而恶寒轻;温热之邪上扰清窍故头痛;卫气郁阻,肺气不宣则咳嗽;咽喉为肺之门户,温热伤津,故口渴咽干,甚则咽喉肿痛;邪在于表而性偏热,故脉象浮数,舌苔薄白或微黄,舌质偏红而局限于边尖。卫分证为温热之邪所袭,主表,证候偏热,故又称表热证。

[按] 卫分证多见于上感、流行性感冒、以及一些细菌/病毒性感染的初期阶段。

风热袭表,有时有挟暑、挟湿、或兼燥之不同。一般风热兼暑,仅见于夏日;风热挟湿,多见于长夏,或冒雨感冒时;风热挟燥,多见于秋天空气干燥时,这些相应的证型,其辨证论治见相关章节。

(二) 气分证

气是维护人体生命活动的物质基础,全身各脏腑生理活动的动力。气分证是温热之邪内入脏腑,尚未深入营血,为正盛邪实,正邪剧争,阳热亢盛的里热证。其特点是发热不恶寒,但恶热,口渴,苔黄,脉数。

温邪入气分的途径有二:一是由卫分证传来,即先有恶寒发热,而后转变为不恶寒,但恶热;二是温邪直入气分,起病即是但热不寒的气分证。

热入气分,里热壅盛,常见的有以下两种证型:

1. 气分大热

气分大热相当于阳明经证。

证候:大热,大渴喜冷饮,大汗出,脉洪大,面赤心烦,舌苔黄燥。

分析:气分热甚,弥漫全身,蒸腾于外,故大热,面赤;热气蒸腾,逼津外泄,故大汗;热盛汗出伤津,故烦渴引饮,舌苔黄燥;内热燔灼,气盛血涌,故脉洪大。

2. 胃肠结热

胃肠结热相当于阳明腑证。

证候:日晡潮热,腹满硬痛、拒按,大便燥结,舌苔黄燥,甚则焦黑起芒刺,脉沉实有力。

分析:胃肠腑实,燥热内盛,故日晡潮热;热结肠道,耗伤津液,津少不足润肠,燥热与糟粕相结,故大便燥结;燥屎内结,腑气不通,故腹满硬痛、拒按;胃肠实热耗津伤液,故舌苔黄燥,甚则焦黑起芒刺,脉沉实有力。

除此,由于各脏腑的功能活动各具特点,温邪亦可与它邪合而致病,故邪在气分的证候表现也有多种类型,如邪热壅肺、热郁胆胃、湿热困脾等等,此处不予赘述。

[按] 此两证型临床所见的病症亦分别同阳明经证和阳明腑证。

(三) 营分证

营分证是温热病热邪内陷的深重阶段。营为血中之气,且为血之前身,内通于心,故营分证以营阴受损,心神被扰病变为主。营分介于气分、血分之间,若疾病由营转气,示病情好转;若由营入血,示病情更为深重。

温热入营,可由气分传来,也可由卫分直入营分("逆传心包"),亦有某些温热之邪直入营分,起病即见营分证候的(某些流行性出血热即可见此现象)。

证候:身热夜甚,口干不欲饮,心烦不寐,甚或神昏谵语,斑疹隐隐,舌质红绛,脉象细数。

分析:邪热入营,燔灼营阴,故身热夜甚;营热蒸腾,营气上升则口干不欲饮;热扰心神,故心烦不寐;若邪热内闭心包,则见神昏谵语;营分热甚,势必累及血分,故舌质红绛;若热窜血络,则斑疹隐隐；热盛耗阴，故脉象细数。

[按] 营分证常见于感染性疾病极期所出现弥散性血管内凝血(DIC)的早期阶段。亦见于肿瘤或肝病等晚期所出现的 DIC 时。

(四) 血分证

血分证是温热病卫气营血发展的最后阶段，也是病情最为深重的阶段。血分证多由营分证不解而传入血分，也有由气分直入血分，或气分证未罢又出现血分证的(即"气血两燔")。心主血藏神，肝藏血主风，热邪深入血分，势必影响心、肝二脏，见动血、神昏、抽搐；而邪热久恋，耗伤真阴，又将累及于肾，见舌质红绛，脉象细数，故血分证以心、肝、肾病变为主。临床表现除具重笃的营分证之外，更以耗血、动血、伤阴、动风为其特征，从而可分为血热妄行、肝热动风两种证型，也有重症患者两种证型同时并见的。

1. 血热妄行

证候：除发热夜甚，心烦少寐等营分证基本证候外，更见高热躁狂及出血(包括吐、衄、便、尿血及斑疹透露)，舌质紫绛，脉象细数。

分析：邪热入于血分，较营分更为深重。热邪迫血妄行，故见动血症状，血动于上则为吐血、衄血，动于下则为便血、尿血；血瘀不行，溢于皮肤，则发斑疹，见于舌质，则舌紫绛；热甚耗伤真阴，故脉象细数。

2. 肝热动风

证候：在重笃的营分证基础上，更见阵阵抽搐，头痛眩晕，甚则角弓反张。

分析：热邪亢盛，深入血分，灼伤阴液，筋脉失养，则见抽搐、角弓反张等热动肝风之象。热邪上扰清窍，故见头痛眩晕。

[按] 血分证常见于感染性疾病极期所出现 DIC 的晚期阶段，或一些见出血症状的血液病。

【附】三焦辨证

三焦辨证是清代吴鞠通根据《内经》用上、中、下三焦划分脏腑部位的概念，在卫气营血辨证的基础上，结合温热病的传变规律，总结出来的一种辨证方法。即以三焦辨温热病的传变：温病始于上焦，包括肺与心包的证候；次传中焦，包括脾与胃的证候；终于下焦，包括肝与肾的证候。由于三焦辨证内容，多与卫气营血辨证重复，故不赘述。吴氏所倡导的三焦辨证罕有人采用，但其在《温病条辨》中所提出的方剂应用颇广。

第十四章 治疗原则

治疗原则,简称治则,是指治疗疾病的基本原则。这是从长期临床实践中,在认识疾病发生发展的普遍规律的基础上逐步总结出来的治疗规范。对临床立法、处方、用药,具有普遍指导意义。治则的确立是在整体观念的指导下,以辨证为基础,即以四诊收集的客观资料为依据,对疾病进行综合分析和判断,从而针对不同的病情,确定各种相应的治疗原则。

人体是一个有机的整体,在局部与整体之间,以及人体与外界环境之间,都存在着辩证统一的关系。各脏腑组织之间,通过经络将内、外、上、下,联系成为一个完整的机体,在生理活动上相互协调、相互为用。在病理变化上,各脏腑组织器官也相互影响。所以某一局部的病理变化,都和全身脏腑、气血、阴阳的盛衰密切相关。因此,在任何情况下都不能孤立地、片面地观察某个局部的症状和体征,而必须全面地观察分析,然后根据不同的证候,进行立法、处方、用药。这就是整体观念在治疗上的具体应用。如心开窍于舌,心与小肠相表里,所以可用清心泻小肠之火的方法治疗口舌糜烂。因此,在治疗疾病的过程中,既不能只看到病情的局部而不看整体,孤立地头痛医头,脚痛医脚;也不能只见整体而不见局部,只进行一般的全身治疗,而忽视对局部症状、体征特殊性的认识和处理,必须强调整体和局部的辩证统一关系,这也就是辨证论治的精髓。此外,在治疗中还要充分注意病人所处的外界环境,如四季气候变化、地方区域的特殊变化等对疾病的影响。所以,在确定治疗原则时,必须从整体观出发。不但重视局部,而且要重视整体;不但重视病情,而且还要重视外界环境,从而把它们辩证地结合起来,进行全面的分析。

治则和治法不同。治法,是在治则指导下的具体治疗方法。治则是用以指导治疗方法的总则,治法是治则的具体化,并从属于一定的治疗原则。如疾病的发生发展从邪正关系来说,离不开正邪斗争及其盛衰变化的过程,因此扶正祛邪即为治疗总则。在扶正祛邪治则指导下采用益气、养血、滋阴、补阳等方法,就是扶正的具体治法;而采用发汗、清热、攻下等方法,就是祛邪的具体治法。当疾病经过辨证分析,确定诊断之后,制定出一定的治疗原则,从而选择适当的治疗方法,以治疗疾病。

由于疾病的临床表现的多样性、病理变化的复杂性,不同时间、地点与个体差异对病情变化也会产生不同的影响。因此,在治疗过程中,必须善于从变化多端的疾病表现中,抓住疾病的本质,充分考虑疾病过程中各种矛盾的主次缓急,以及病证寒热、虚实的变化和外界环境的影响等,才能取得较好的治疗效果。中医有关治疗原则的内容非常丰富,其基本原则包括标本治则、同异治则、虚实治则、寒热治则等。

一、标本治则

标本,是用以概括和说明在一定范围内,疾病相对的两个方面及其内在联系的概念。标,是指现象;本,是指本质。"本"和"标"是相对的。标本有多种含义,可用以说明病变过程中各种矛盾的主次关系。如从正和邪来说,正气是本,邪气是标;从病因和症状来说,病因是本,症状是标;从疾病先后来说,旧病、原发病是本,新病、继发病是标。一般来说,"本"代表着疾病过程中占主导地位和起主要作用的方面;而"标"则是疾病中,由"本"相应产生的,或属于次要地位的方面。因此,在辨证时,必须通过对标本的分析归纳,分清矛盾的主次关系,从而确定治疗的步骤,以指导临床实践。

标本治则,是指根据疾病过程中病理变化的标本的主次不同而确立的临床治疗的根本原则。包括治病求本、标本缓急、正治反治。

(一) 治病求本

治病求本,是指寻找出疾病的根本原因,并针对根本原因进行治疗。《素问·阴阳应象大论》指出"治病必求于本"。这是辨证论治的一个基本原则,也是治疗原则的总纲。

任何疾病的发生、发展,总是要通过若干症状、体征而表现出来。但症状、体征只是疾病的现象而非本质,单一的症状又可由于不同的原因所产生。因此首先必须充分收集和观察疾病显示出的各方面症状、体征,通过综合分析,才能从复杂的症状中,找出疾病的根本原因,认清疾病的本质,从而确立恰当的治疗方法。如感染性休克患者,症见高热、烦躁、口渴,由于微循环障碍而导致肢端皮肤厥冷,故肢端皮肤厥冷是假象,内热过盛是其本质,所以应治其热,热邪解除后,阳气外达,肢冷自愈。如出血证有血热、血瘀、气虚等不同原因,因此应分别采用凉血止血、化瘀止血、补气摄血等不同的治疗,才能达到止血的目的。如感冒,可由外感风寒或风热引起,属于风寒的,治疗应辛温解表;而属于风热的,治疗上宜辛凉解表。这种针对疾病的根本病因和病变本质所在的治疗,就是治病求本。

(二) 标本缓急

标本治则的临床应用,一般都是"治病求本"。但在错综复杂的病情中,常根据标本主次的不同,在治疗上就应有先后缓急的区别,故有"急则治标"、"缓则治本"和"标本同治"的不同。

1. 急则治标

在某些情况下,标症甚急,如不先治其标症,可影响本病的治疗,甚则威胁患者的生命时,必须采取治标的紧急措施,即"急则治其标"。如大出血病人,无论属于何种原因所致的出血,均应采取应急措施,先止血以治标,待病情稳定后,再根据引起其出血的原因进行治疗。又如夏日中暑,出现猝然昏倒,不省人事,身热肢厥等症状,宜先用通关益气开窍之法治其标症,使其神志苏醒,然后再清暑养阴以治其本。再如素体气血两虚之人,若新感外邪,则旧病气血两虚为本,新感外邪为标。而补益气血非一朝一夕之事,若不先祛其表邪,则邪气可能乘虚深入,发生传变,故当先解表祛邪治标,再补益气血治本。

2. 缓则治本

适用于病势缓和的疾病及某些慢性疾病,此类疾病以脏腑功能失调引起者为多,对慢性病或急性病恢复期有重要的指导意义。标症不急,治疗当采用治本的办法。即是研究或找出疾病的本质,针对主要病因、病证进行治疗,解除病证的根本,则标症自愈。或先治其本,后治其标,都属于"缓则治本"的范畴。如虚劳内伤,阴虚发热的咳病,阴虚是本,发热、咳嗽、心烦为标,故用滋阴润肺的方法，阴虚平复了，发热、咳嗽、心烦、失眠等标症就自然消失了。阴虚内伤发热咳嗽并非新病，比较缓和，故用缓则治本的方法，与"急则治标"相对而言罢了。又如脾虚所致的泄泻，脾虚不能运化水谷及水湿是本，肠鸣、泄泻是标，只需健脾益气，则泄泻即可逐渐痊愈。

3. 标本同治

标症本病俱急，在治疗上不容许有先后，就必须标本同治，以提高疗效，缩短病程。如肠道热结而阴液大伤者，症见腹胀硬满、疼痛拒按、大便燥结、发热心烦、口渴引饮、舌红苔焦黄干裂等标本俱急的临床表现，就当标本兼顾，清泻实热以治本，滋阴增液以治标。若仅用泻下实热，则有进一步耗竭津液之弊端；若单用滋阴，又不足以清泻肠道之实热。而两法同用，则泻实热即可存阴，滋阴润燥"增水行舟"，亦有利于通下作用，标本同治相辅相成，即可达到邪去正复之目的。在临床实践中，标本并治、缓急兼顾的情况是比较多的，在一定情况下，对提高疗效，缩短病程具有非常重要的意义，也是临床上最常用、最有效、最安全的治疗原则之一。

标本的治疗法则，既有原则性，又有灵活性。临床应用或先治本，或先治标，或标本同治，应视病情变化适当掌握，但最终目的在于抓住疾病的主要矛盾，做到治病求本。以上三种治则，要根据病人的具体情况，掌握标本转化的规律，灵活运用。

（三）正治与反治

正治反治，是指疾病逆从的病情征象而言的。《内经》提出"逆者正治，从者反治"。

1. 正治

疾病的临床表现与其本质相一致的情况下，采取逆其证候性质而治的一种治疗原则，又称逆治。逆，是指采用方药的性质与疾病的性质相反，如寒证采用具有温热性质的药物治疗，热证采用具有寒凉性质的药物治疗。即通过分析疾病的临床证候，辨明疾病的寒热虚实后进行治疗。由于临床上大多数疾病的征象与疾病的性质是相符的，所以正治法是临床上最常用的治疗法则。

2. 反治

疾病的临床表现与其本质不一致的情况下，采取顺从其证候性质而治的一种治疗原则，又称从治。从，是指采用方药的性质顺从疾病的假象，如真热假寒证采用顺从疾病假象的具有寒凉性质的药物进行治疗。反治法虽然是顺从证候性质的治法，但治疗的目的究其实质，还是在治病求本法则指导下，针对疾病本质而进行治疗。

二、同异治则

同异治则包括同病异治、异病同治、因时制宜、因地制宜、因人制宜。

（一）病治异同

包括同病异治和异病同治两法。

1. 同病异治

对同一种疾病,由于病邪性质不同,人体反应有异,加之疾病发展的阶段不同,脏腑盛衰各异,其病机和疾病性质也不一致,需通过辨证采用不同的治法,称为同病异治。如同是黄疸,若起病急骤,皮肤巩膜发黄,颜色鲜明而润者为阳黄,宜用清热利湿的方法治疗;若起病缓慢,皮肤巩膜发黄,颜色如烟熏,晦暗无光者为阴黄,宜用温阳化湿的方法治疗。又如感冒病,有风寒和风热的不同病因,治疗就有辛温解表和辛凉解表的区别。

各种疾病由于其疾病阶段及体质不同,表现不同证候,必须通过辨证,根据不同证型而采用不同的治疗。

2. 异病同治

不同的疾病在发展过程中,出现相同的证候时,可采用同样的方法来治疗,称为异病同治。如胃下垂、脱肛、子宫下垂以及其他内脏下垂,久泻等都属气虚下陷,均用补中益气的方法治疗。又如感冒、麻疹等,它们的病变过程中,若出现发热重、恶寒轻,头痛,咽喉疼痛,舌红苔薄白、脉浮数等风热犯表的相同病理阶段,就都可采用疏风清热的方法治疗。再如慢性支气管炎、慢性支气管哮喘、肾病等均可采用补肾治疗。

在病治异同原则的应用中,关键是证的异同。不同的疾病,若证相同,则采用异病同治;同一种疾病,若证不相同,则采用同病异治。

(二) 三因制宜

三因制宜即因时制宜、因地制宜、因人制宜的简称,是指治疗疾病要根据季节、地区以及人体的体质、性别、年龄等不同而制定相适宜的治疗方法。疾病的发生和发展是受各方面的因素的影响,如四季气候,地理环境、年龄、体质等。在疾病治疗过程中均应全面考虑,具体分析,区别对待。

1. 因时制宜

根据不同季节的气候特点考虑用药的原则,称为"因时制宜"。四时气候的变化,对人体的生理功能、病理变化均产生一定的影响。一般地说,春夏季节,气候由温渐热,阳气升发,人体腠理开泄。即使外感风寒,温热辛散发汗之药不宜过用,如麻黄、桂枝、附子之类,以免开泄太过,耗气伤津。而秋冬季节,气温由凉变寒,阴盛阳衰,人体腠理致密,阳气敛藏于内。同为风寒表证,冬季多选麻黄、桂枝等发汗力量强的药物,夏季多挟湿而选藿香、防风类药物,春秋季多选荆芥、防风类药物。春病多温,暑病多热且易挟湿,秋病多燥,冬病多寒,在治疗中选方用药均应考虑,注意兼用除湿、健脾类药物。

2. 因地制宜

根据不同的地理环境指导用药原则,称为"因地制宜"。不同地区,由于地势高低、气候条件及生活习惯的不同,人体的生理活动和病变特点也不尽相同,因而治疗用药应根据当地环境及生活习惯有所区别。如我国西北高原地区因地势高而寒冷,人体腠理致密;南方地区地势低平而温热,人体腠理多疏松而开泄。因此同为外感风寒,治以辛温解表,西北地区用辛温解表药量较重,常用麻黄、桂枝；东南温热地区其药量较轻,多用荆芥、防风。

3. 因人制宜

根据病人的年龄、体质、性别、生活习惯等不同特点,来考虑用药的原则,称为"因人制宜"。不同的年龄则生理状况和气血盈亏不同,如老年人生理机能减退,气血亏虚,患病多虚证,有邪实的攻邪要慎重,而采用扶正祛邪；小儿生机旺盛,但脏腑娇嫩,故治小儿病少用补益,忌投峻攻,又因小儿体质多偏阳盛,温热药物慎用。体质有强弱与寒热之偏,阳盛或阴虚慎用温热剂,阳虚或阴盛慎用寒凉伤阳之药。性别不同,各有生理特点,妇女有经、带、胎、产等情况,治疗用药均应考虑,如在妊娠期,对峻下、破血或有毒药物,当慎用或禁用；产前用药宜凉,产后用药宜温。

因时制宜、因地制宜强调了自然环境对人体的影响,而因人制宜强调了不能孤立地看待病证,必须看到人的整体性以及不同人的特点。只有全面地分析病情,善于因时制宜、因地制宜、因人制宜,才能取得较好的疗效。

三、虚实治则

虚实治则,是指根据疾病过程中邪正的消长盛衰变化而制定的治疗原则。包括扶正祛邪、塞因塞用、通因通用。

（一）扶正祛邪

"正",即正气,是指人体对疾病的防御、抵抗和再生能力。"邪",是邪气,主要是指各种致病因素及其病理损害。正与邪是对立统一的两个方面。疾病的过程,从正邪双方来说,是正气与邪气双方互相斗争的过程。邪正斗争的胜负,决定着疾病的进退。邪胜于正则病进,正胜于邪则病退。《内经》说"邪气盛则实,精气夺则虚"。随着体内正邪斗争的消长盛衰,形成了疾病的虚实变化。因而治疗疾病就要扶助正气,祛除邪气,改变正邪双方的力量对比,使之有利于疾病向痊愈方向转化。所以扶正祛邪是指导临床治疗的一个重要法则。运用时,要认真观察和分析正邪双方消长盛衰的情况,并根据正邪在矛盾斗争中的地位,决定扶正与祛邪的主次和先后。

1. 扶正

扶正指扶助正气,增强体质,提高机体抗邪能力。《内经》说"正气存内,邪不可干"。人体正气的强弱,主要取决于人的体质,一般来说,体质强者,正气充盛；体质弱者,正气不足。因此增强体质,是提高正气抗邪能力的关键。

扶正多用补虚的方法,包括药物、针灸、气功及体育锻炼等,而精神的调摄和饮食营养的补充对于扶正具有重要的意义。适用于以正气虚为主,而邪气也不盛的虚性疾病。临床上可根据病人的具体情况,采用益气、养血、滋阴、助阳等方法,即《内经》"虚则补之"。

2. 祛邪

祛邪指使用攻逐邪气的药物,或运用针灸、手术等其他疗法,祛除病邪,以达到邪去正复的目的。适用于以邪实为主,而正气未衰的实证疾病。祛邪多采用泻实之法,不同的邪气,不同的部位,其治法亦不一样。如表邪盛者,宜发汗解表;如饮食停滞胃脘,宜用消食导滞涌吐;如痰热壅肺,则宜清肺化痰;邪在胃肠下部,如热邪与肠中糟粕互结,宜泻下通便,即《内经》"实则泻之"。

3. 扶正兼祛邪

扶正兼祛邪适用于正虚邪实的病证。扶正、祛邪是相辅相成的两个方面,扶正有助于祛邪,祛邪有助于扶正,故临床上多结合运用。注意要分清以正虚为主,还是以邪实为主。

综上所述,扶正与祛邪,相互为用,相辅相成。扶正使正气加强,有利于机体抗御和祛除病邪;祛邪能够排除病邪的侵害和干扰,使邪去正安,有利于正气的保存和恢复。但在临床运用时不是绝对的,必须仔细观察正邪的消长和盛衰,根据所占的主次地位,灵活运用,或以扶正为主,或以祛邪为主,或先扶正后祛邪,或先祛邪后扶正,或扶正与祛邪同时进行。总之需权衡轻重,应以"扶正不留邪,祛邪不伤正"为其原则。

(二) 塞因塞用

用补益的方法治疗由于虚损而引起的具有闭塞不通症状的病证,称为"塞因塞用"。适用于因虚而闭阻的真虚假实证。如脾虚所致的脘腹满闷,则宜用健脾益气的方法治疗;气虚血枯引起的闭经,用补气补血的方法则月经自行,而不能采用通利的方法;老年气虚便秘则应益气通便。这就是塞因塞用。

(三) 通因通用

用通利的药物治疗具有实性通泄症状的病证,称为"通因通用"。适用于食积腹泻、瘀血崩漏等。如胃肠积滞引起的腹泻,或痢疾初期,都是由于外邪停滞所致,故不能用止泻药而用泻下法祛邪,而应采用消导积滞或清利湿热的治法。外邪一去,腹泻自止。又如瘀血所致的崩漏,宜用活血逐瘀药来治疗。这就是通因通用。

四、寒热治则

寒热治则,是指根据疾病的病性而制定的治疗原则。包括寒者热之、热者寒之、寒因寒用、热因热用。

(一) 寒者热之

用温热药物治疗具有寒象的病证。适用于感受寒邪或阴寒内盛的寒证。如外感风寒而出现恶寒重、无汗、头身疼痛、鼻塞流清涕、苔薄白、脉浮紧等寒象,其疾病的本质与临床表现相同,故采用麻黄、桂枝等具有温性的药物进行治疗,这就是"寒者热之"。寒,是指疾病的本质,即是寒证;热,是指用药的性质。

(二) 热者寒之

用寒凉药物治疗具有热象的病证。适用于感受热邪或阳热内盛的热证。如外感风热而出现发热重、汗出、头身疼痛、鼻塞流浊涕、苔薄黄、脉浮数紧等热象,其疾病的本质与临床表现相同,故采用桑叶、菊花等具有寒性的药物进行治疗,这就是"热者寒之"。热,是指疾病的本质,即是热证;寒,是指用药的性质。

(三) 寒因寒用

用寒凉药物治疗具有假寒症状的病证。适用于里热盛极,阳盛格阴,反见寒象的真热假寒证。如高热病人,热邪内炽,格阴于外,阳不能畅达于四肢而出现四肢厥冷、脉沉,很似寒证,但有壮热心烦、口渴喜冷饮、小便短赤等,因为热盛是其本质,故须用寒凉药退其里热则四肢厥冷自然消失。这就叫"寒因寒用"。

(四) 热因热用

用热性药物治疗具有假热症状的病证。适用于阴寒内盛,格阳于外,反见热象的真寒假热证。疾病的本质属寒,但所表现的症状是热证。如腹痛腹泻脉微的病人,反而肌肤发热,面部潮红,由于内脏虚寒,阴邪太盛,致阳气上浮而见上述假热症状的戴阳证,用温热药治其真寒,假热自退。

第十五章 治疗方法

治疗方法，是治疗疾病的具体方法，简称治法。它与治疗法则不同，治则指导治法，治法是治则的体现。

治法包括治疗大法和具体治法两个内容。治疗大法又称基本治法，概括了多种具体治法的共性，临床上具有普遍的指导意义，常说的治疗大法为汗、吐、下、和、温、清、消、补等"八法"，即八种基本方法。

随着医学科学的发展和医疗实践的需要，临床实际应用已超出"八法"范围。现代有人主张在八法的基础上，补入涩、开、镇三法而成十一大治法，则更为全面(图15-1)。

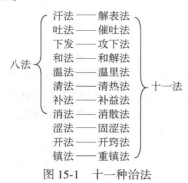

图15-1 十一种治法

现将常用治法十一种介绍如下。

一、解 表 法

凡具有发汗解肌、开泄腠理、逐邪外出作用，以治疗表证的方法，称为解表法。

（一）临床应用

1）解表：通过发散，可以祛除表邪，解除表证。因表证有表寒、表热之分，故本法有辛温解表和辛凉解表之别。

2）透疹：通过发散，可以透发疹毒。在麻疹初期，疹未透发或透发不畅，可用本法治之，但透疹之汗法只宜辛凉，忌辛温。

3）祛湿：通过发散，可祛风除湿。外感风寒而兼有湿邪者，以及风湿痹证，均可酌用本法。

4）消肿：通过发散，能宣肺利水以消肿，故本法还可用于水肿实证而兼有表证者。

（二）注意事项

1）身体极度虚弱，剧烈呕吐，腹泻者均禁用；如确有表证需要发汗解表时，也应当配益气、滋阴药物。

2）解表剂不宜久煎，以多浸少煎为原则，因解表药大多为轻扬辛散之品，气味芳香，久煎则药性耗散，降低疗效。

3）根据季节、地区不同，选用适当解表药，如寒冬多选用麻黄，炎夏多选用香薷。地区不同，用药亦有差别，北方气候寒冷用量宜大，南方天气炎热用量宜小。而夏季气候炎热，容易出汗、辛温发汗药物宜慎用。

二、催吐法

催吐法是利用药物的催吐作用,以祛除咽喉、胸膈、胃脘间的有害物质的一种治法。是对痰涎上壅、停食在胃、食物中毒等实证的一种应急措施,现较少应用。

(一)临床应用

1)催吐痰涎,用于喉科急诊,如痰涎壅盛,阻塞咽喉妨碍呼吸者。
2)误食毒物,仍在胃部未被吸收时。
3)伤食后宿食积滞胃中胀满疼痛,欲吐不能者。

(二)注意事项

1)催吐法是一种急救法,用之得当,收效很快,但勿滥用,免伤元气。
2)年老体弱,或虚证病人应慎用。
3)有出血史者,有心悸水肿者,产妇、孕妇均忌用。

三、攻下法

攻下法运用具有泻下作用的方药,通过泻下大便,攻逐体内积滞和积水,解除实热蕴结的一种治疗方法,称攻下法。

(一)临床应用

攻下法适用于大便不通,肠胃积滞,或实热内结,或寒积、水饮停蓄等里实证。根据攻下药的特性及其应用范围的不同,一般又分为寒下、温下、润下、逐水四种具体治法。

1)寒下法:适用于里热积滞实证,有下燥屎,泻实热的作用。
2)温下法:适用于寒积便秘实证,有温里逐寒泻实的作用。
3)润下法:适用于热盛伤阴,或病后津亏,或年老阴亏血少,产后血虚等引起的大便秘结。
4)逐水法:适用于水饮壅盛于内之实证。

(二)注意事项

1)凡病邪在表或在半表半里者不可用下法。
2)泻下法除润下剂外,一般慎用或禁用于孕妇及月经期。
3)逐水药有毒而力峻,易于损伤正气,其所适应水肿,腹水等症,病程较长,大多邪实而正虚,所以用逐水药时应注意辨别正虚邪实情况,分别采用先攻后补,或先补后攻,或攻补兼施的方法,中病即止,不宜久服。

四、和解法

凡具有和解少阳,调和肝脾,调和寒热,调理脏腑等功能的治疗方法,称为和解法。

（一）临床运用

1) 调和表里(和解少阳)：适用于邪在半表半里之少阳证。
2) 调和肝脾：适用于肝气横逆而犯脾之肝脾不和证。
3) 调和肠胃：适用于邪犯肠胃，寒热互结，升降失常，虚实并见之胃肠功能失调。

此外，调和营卫、开达募原、表里双解、攻补兼施等治法，亦有医家认为属于和法。

（二）注意事项

1) 凡邪在表未入少阳，或邪已入里之实证，以及虚寒证，均不宜用和法。
2) 邪入少阳，病在半表半里，但有偏表与偏里、偏寒与偏热之不同，处方用药宜适当增损，变通用之。

五、温 里 法

温里法是祛除寒邪，以回复阳气，治疗里寒证的一种治法，又称温法或祛寒法。由于寒证常与阳虚证并存，故温里法常与补阳法并用。温里法重在祛寒邪所致之实寒证，补阳法重在补阳虚所致之虚寒证。尽管两法都治寒证，也尽管两法常并用，但一为驱邪，一为扶正；一为治实寒，一为治虚寒，两者在概念上不可混淆，在主次上不可无别。

（一）临床应用

1) 温中祛寒：适用于寒邪直中脏腑，或体素阳虚之人复感受寒邪入内。
2) 温经散寒：适用于寒邪凝滞经络，或寒邪凝塞血脉之证。
3) 回阳救逆：适用于阳气突衰、阴寒内盛之全身大寒证。

（二）注意事项

1) 治疗阳虚证，重在补阳，可兼用温里法，温里仅为治标，应分清主次。
2) 温里药药性燥烈，易伤阴液，当中病即止。
3) 凡属热证，阴虚证及孕妇应忌用。

六、清 热 法

清热法是使用寒凉的药物，以清热、泻火、凉血、解毒等的一种治法。适用于各种里热证。

（一）临床运用

1) 清气分热法：适用于外感病邪入气分之里热证。
2) 清热凉血法：适用于热入营分或血分。
3) 清热解毒法：适用于热毒所致的各种疮疡痈肿。
4) 清脏腑热法：适用于邪热盛于某一脏腑，或某一脏腑的火热证候。

此外,清热解暑、清热燥湿及清虚热亦可归入清热法。

(二) 注意事项

1) 里热证兼有表证者,应配用解表药,以达到表里双解;气分热证与血分热证并见者,宜清气分药和清血分药同用,以求气血同清;热证挟有湿邪,应配合祛湿药。
2) 由于热证本易伤阴,进而耗气,且清热药性味多苦寒,易伤津液及损胃气,故清法不宜久用。

七、补益法

凡具有滋养、补益气血阴阳作用,以治疗脏腑气血阴阳虚损病证的方法,叫做补益法。

(一) 临床应用

1) 补气:适用于气虚证。
2) 补血:适用于血虚证。
3) 补阴:适用于阴虚证。
4) 补阳:适用于阳虚证。

补法常联合应用,如气血双补、益气养阴、阴阳双补等。

(二) 注意事项

1) 外邪在表以及一切实证忌用。
2) 补血、补阴药多滋腻,脾虚、消化不良者慎用。
3) 补气、补阳药多温热,阴虚内热、肝阳上亢者慎用。

八、消散法

使用具有消食导滞,行气化瘀,化痰散结作用之方药使积聚之实邪渐消缓散的治疗方法,称为消散法。

(一) 临床应用

消散法的应用范围广泛,主要适用于气、血、痰、湿、食所形成的积聚、癥瘕、痞块、瘰疬痰核、水湿肿满等有形之实邪而又不宜攻下者。常用有如下几法:
1) 消食导滞:适用于伤食、食滞证。
2) 行气活血:适用于因气滞血瘀所致的胀、痛、青紫和肿块等病证。
3) 消痞化积:适用于体内痰湿、气血相结所致的痰核、瘰疬、痞块、癥积、瘿瘤(甲状腺肿)等。
4) 消水散肿:适用于水湿停聚、溢于肌肤之水肿。
5) 消石排石:适用于砂石内结之证。
6) 消痰化饮:适用于痰饮停滞于上中焦之病证。

（二）注意事项

1) 分位而治：根据不同病位，选用适宜药物。
2) 分因而治：积滞有因食、痰、气、血之别，又有寒、热之分，故应治病求本，对因而治，方能取效。
3) 配用他法：应用消散法时，应视机体正气强弱及气滞情况，治当消补合用，标本兼顾。如脾虚而有食积者，治宜健脾消食；脾肾阳虚而致水肿者，治当温补脾肾、利水消肿合用。
4) 不宜久服：本法用药虽较攻下缓和，然毕竟是属于克削之剂，一般不宜久用。

九、固涩法

固涩法指通过收敛，固涩，止遗或摄血，以治疗精气血津液外遗或滑脱之证的一种治疗方法。

（一）临床应用

固涩法适用于气脱、久泻、久痢、遗精、遗尿、自汗、盗汗、各种出血、妇人崩漏。故临床应用于带下、脱肛、阴挺或内脏下垂等证。

1) 益气固脱：适用于元气亏虚之气厥、气随血脱之血厥、精竭气脱等证。
2) 固肠止泻：适用于脾肾虚寒，滑脱不禁的久泻久痢或五更泻泄等。
3) 益气提脱：适用于中气下陷之内脏下垂、子宫脱垂及脱肛。
4) 固精缩尿：适用于心气不足，或肾虚不摄所致的滑精、遗尿证。
5) 固表敛汗：适用于卫气不固或阴虚火扰的自汗、盗汗之证。
6) 固冲摄血：适用于脾气虚弱，冲脉不固的崩漏证或月经过多证。
7) 健脾止带：适用于脾虚肝郁、湿浊下注所致的带下证。
8) 收涩止血：适用于各种病因的出血病证。
9) 安胎固胎：适用于脾肾亏虚或气血不足所致之胎动不安，甚或流产滑胎。

（二）注意事项

1) 涩法仅用于久病虚证有脱象者，实证决不可用。
2) 本法非治本之法：故还应审证求因，治病之本。滑胎之本在正虚，故涩法仅为补法之辅助治法。

十、开窍法

使用辛香走窜，具有开窍作用的药物，以治疗窍闭神昏病证的治法叫开窍法。

（一）临床应用

临床可有因热邪内陷心包，或肝风内动，风热内闭的"热闭"；或因痰阻清窍，或由寒邪痰湿闭塞气机的"寒闭"。故治法有凉开法和温开法之分。

1）凉开法：适用于温病内陷心包，或中风、中暑、中恶、疫毒痢、急黄、瘴疟等神昏闭证而属痰热者。

2）温开法：适用于寒湿痰浊恋阻心包之神昏证。如中风、中寒、气郁、痰厥等属于寒闭之证。临床有温通开窍法和豁痰开窍法。

（二）注意事项

1）开窍法只适用于邪盛气实之神昏闭证：对于气微遗尿、口开手撒、大汗肢冷之脱证，不能使用本法。

2）要辨清是热闭、寒闭，才能正确地运用凉开与温开。凡表邪未解或阳明腑实之热盛神昏，亦不宜轻易使用本法。

3）昏迷病人给药时：注意防止药物漏入气管，有条件的可用鼻饲法。

4）开窍药多辛香走窜，能犯胎，孕妇慎用。

5）本类药大都气味芳香，不宜加热煎煮，应入丸、散剂用之。

十一、重 镇 法

使用重镇安神，平降肝阳，镇痉熄风类药物以治疗神志不宁，惊悸怔忡，热极生风，肝阳上亢，肝风内动等病证的治法，称为重镇法。

本法所治的这些病证，或为纯实证，或为本虚标实证，但本法只治其实，至于其虚所须用的养心安神、滋阴潜阳等法，当属补益法，不在本法所讲之列。

（一）临床应用

1）重镇安神：或称镇惊安神，适用于心阳偏亢，火热扰心所致的烦乱、失眠、惊悸、怔忡、癫狂等症。

2）清热熄风：适用于热盛动风所致的狂躁惊厥及四肢抽搐等症。

3）平肝熄风：适用于肝阳上亢所致的头目眩晕、胀痛、面红等症。

4）镇惊熄风：又称镇肝熄风，适用于肝风内动所致的抽搐、震颤、角弓反张等症。

（二）注意事项

1）本法专于平降镇潜，对本虚标实之虚阳上扰及肝风上扰者，尚需结合滋阴潜降之法以治其本。

2）对于风痰上扰之证，应用本法尚需结合祛痰之剂。

3）本法虽为治内风之法，但外风引动内风者，如破伤风，亦需用本法治之。

第十六章 中药概述

中药是我国传统药物的总称。凡是运用中国传统医药学理论,说明作用机理,进行临床应用的药物,统称为中药。它以天然药物及其加工品为主要来源,包括植物药、动物药、矿物药及部分化学、生物制品类药物。由于其中植物药较多,应用最广泛,因而也有"本草"的称谓。我国古代中药典籍和文献资料十分丰富,并较完整地保存和流传下来。我国现有中药材已有12807种,其中植物类11146种,动物类1581种,矿物类80种。

一、中药的性能

药物是防治疾病的主要工具之一。一切疾病的发生及发展变化过程,都意味着人体阴阳邪正的相互消长,即脏腑功能失调反映出来的偏盛、偏衰的状态。药物治病的基本作用就在于恢复脏腑功能,消除偏盛、偏衰的病理现象。人们对药物性能的认识,是通过长期的医疗实践,并不断总结逐步上升为理论,以指导临床用药。药物的性能,是指药物与疗效有关的性质与功能,主要包括四气、五味、升降浮沉、归经、有毒与无毒等内容。

(一) 四气

四气是指药物具有寒、热、温、凉四种不同的药性,也称为四性。药性的寒、热、温、凉是由药物作用于人体所产生的不同反应和所获得的不同疗效而总结出来的。

凡能够治疗热证的药物,多属于寒凉性。寒凉药具有清热泻火、凉血解毒、滋阴除蒸等作用。如银花具有清热解毒,玄参具有凉血解毒,地骨皮具有滋阴除蒸的作用。凡能够治疗寒证的药物,多属于温热性。温热药具有散寒温里、助阳通脉、回阳救逆等作用。如干姜具有散寒温里,附子具有助阳通脉、回阳救逆的作用。

寒与凉,温与热,只是程度上的不同。凉次于寒,如薄荷性凉,银花性寒,因此薄荷的清热作用次于银花;而温次于热,生姜性温,干姜性热,因此生姜的散寒较干姜作用弱。此外,还有一些药物,药性平和,寒热偏性不明显,属于平性,如茯苓、山药、玉米须等。但仍有偏寒偏热之别,它不是绝对的平性,因此仍称四气而不称五气。利用药性之偏,调节人体阴阳之偏,从而达到阴阳之间的相对平衡,使疾病痊愈。

四性的现代研究发现,温热药能使寒证患者低下的交感-肾上腺系统的功能活动恢复正常;对内分泌腺的功能均有一定的促进作用;能增强物质代谢,使产热增加,促进糖原分解使血糖升高;有强心作用,表现为正性肌力、正性频率作用;还可使外周血管收缩,血压升高。寒性药的作用与热性药物恰好相反,寒性药能使热证患者亢进的交感—肾上腺系统的功能减弱;对内分泌腺的功能均有一定的抑制作用;能降低耗氧量,产热减少,血糖降低;能减慢心率和降低血压。研究资料表明,温热药对机体多种生理功能均有不同程度兴奋作用。寒性药对机体的多种生理功能均有不同程度的抑制作用。中药四性的现代科学内涵是具有兴奋(热性)和抑制(寒性)作用。中药也就是通过这种最基本的性能(热性和寒性)调节机体失调的生理功能,使之恢复正常(阴阳平衡),从而达到治病目的。

(二) 五味

五味,是指中药具有酸、苦、甘、辛、咸五种不同的味道。五味的产生,虽源于口尝,但更重要的则是通过长期的临床实践观察,从药物作用于人体所产生的不同反应和获得不同的治疗效果总结归纳出来,按功效定其味。即五味不仅是药味的反映,更重要的是药物作用的概括。

(1) 辛味

辛能散、能行。散是发散,疏散之意;行是行气活血之意。具有发汗散邪,行气活血的作用,适用于外感表证和气滞血瘀证。如麻黄、生姜、荆芥和薄荷具有发汗解表的作用;木香、砂仁能行气消胀;红花、川芎具有活血化瘀的作用。现代研究发现辛味药能散能行,多因其含挥发油最多。如陈皮含挥发油(右旋柠檬烯),能理气调中、燥湿化痰。薄荷含挥发油(薄荷醇、薄荷脑),具有发汗解表作用。

(2) 苦味

苦能泄、能燥、能坚阴。泄有清泄、通泄之意;燥即燥湿;坚阴指通过清热泻火达到保存津液的作用。具有泻火,泻下,燥湿,坚阴的作用,适用于治疗热证、实证、便秘、痰湿证。如黄连具有清热泻火,大黄具有泻热通便,苍术具有燥湿健脾,黄柏具有清热燥湿的作用等。现代研究发现苦味药能燥能泄,多因其含生物碱和苷类。如黄连、黄柏都含小檗碱,皆具有抗菌、抗炎等作用。大黄因含蒽醌番泻苷而具有泻下功效。

(3) 甘味

甘能补、能和。具有补益强壮,调和药性的作用,适用于治疗虚证的气虚、血虚、脾虚等证。如人参、黄芪具有补气,熟地、枸杞具有补血、元肉、大枣、甘草具有补益脾胃,甘草还具有调和药物的作用。现代研究发现甘味药能补能缓能和中,多因其大部分所含成分都是机体代谢所需要的营养物质,如多糖类、氨基酸和维生素类等。能补养人体,提高人体免疫功能和抗病能力。如大枣、党参、熟地、黄芪、枸杞、甘草等。

(4) 酸味

酸能涩、能收。具有生津,敛肺,涩肠,涩精,止汗,止泻的作用,适用于治疗盗汗、遗精、带下、泄利不止等证。如白芍能敛阴止痛;金樱子、莲须能涩精止带;诃子、石榴根皮能涩肠止泻等。现代研究发现酸味药能收涩,多因与其含鞣质和有机酸有关,如诃子含水解鞣质20%～40%,具有较强的收敛作用。

(5) 咸味

咸能下、能软。具有润肠通下,软坚散结的作用,适用于治疗痰核、瘰疬、痞块、大便秘结等证。如海藻、昆布等能消痰核、瘰疬、痞块;芒硝能软坚通便等。现代研究发现咸味药能下能软,多因其含碘和无机盐。如昆布、海藻,因含碘,内服可软化瘿瘤(甲状腺肿)。芒硝因含硫酸钠具有泻下通便作用。

(6) 淡味

淡即是无明显的味道,附于甘味之中。能渗、能利。具有淡渗利湿的作用。适用于湿邪阻滞、水肿、小便不利等证。如茯苓、猪苓、泽泻、滑石等能渗湿利尿、消肿。

四气和五味的作用是互相联系的。两种作用结合,才能反应药物的性能。每种药物都具有气和味。因此,要掌握每一种药物的功能,必须把气和味结合起来加以分析。每味药物只有一种药性,即不属寒凉就属温热,不可能既是寒凉药又是温热药;而味可有一种,也可具有两种或两种以上。不同的气味结合,反映了药物的不同功效和主治。一般说,气味相同,作用相近;气味不同,作用有别。

气味相同,功能相同:麻黄、紫苏性味辛温,均具有解表散寒作用;银花、连翘性味苦寒,均具有清热解毒作用。

气同味异,功能不同:黄芪性味甘温,具有补益肺脾作用;而杏仁性味苦温,则具有止咳平喘作用。

味同气异,功能不同:薄荷性味辛凉,具有清热解表作用;生姜性味辛温,其作用为散寒解表。

药味的复杂,体现了中药作用的多样性,只有掌握了药味的全部性能,以及同中有异,异中有同,有的一气多味的作用特点,才能正确和熟练地运用中药。

(三) 升降浮沉

升降浮沉是指药物作用趋向。由于各种疾病的病机和证候常常表现出向上(如呃逆、喘息)、向下(如泻痢、脱肛)、或向外(如自汗、盗汗)、向内(如表证不解)等病势趋向,因此凡能针对病情,改善或消除相应病证的药物,相对也就分别具有升降浮沉的作用。药物的这种性能,可以纠正机体功能的失调,使之恢复正常,或因势利导,有助于祛邪扶正,调整气机的升降出入。

升是指上升,降是指下降;浮是指上行发散,沉是指下行泄利。升与浮、沉与降的趋向类似,不易严格区别,故通常以"升浮"、"沉降"合称。凡具有上行向外作用的药物称为升浮药,一般具有升阳发表、祛风散寒、涌吐、开窍等功效。相反凡具有下行向内作用的药物称为沉降药,一般具有泻下、清热、利尿渗湿、潜阳熄风、消积导滞、降逆、收敛及平喘等功效。此外有少数药物,升降浮沉的性能不明显,或存在着既升浮又沉降的"双向性",如川芎能"上行头目"(升浮)以祛风止痛,又可"下行血海"(沉降)以活血调经。

利用药物升降浮沉理论指导临床用药,必须根据病因,参照病位与病势灵活运用。具体而言,病位在上、在表者宜升浮不宜沉降,如外感风邪表证,当选麻黄、生姜以解表驱邪;病位在下、在里者宜沉降不宜升浮,如肠燥便结,当选大黄、芒硝以清热通便;病势上逆者,宜降不宜升,如喘息气促者当选苏子、杏仁以降气平喘;气虚下陷者,宜升不宜降,如久泻、脱肛,当选黄芪、升麻补气升阳。总之,根据药物的升降浮沉的性能,作用于相应的病位,因势利导,驱邪外出,从而调整脏腑气机的紊乱,达到治愈疾病的目的。

影响药物升降沉浮的因素主要有药物的气味、厚薄、质地等。一般来讲,凡味属辛、甘,气属温热的药物多具有升浮之性,如桂枝、防风;凡味属苦、酸、咸,气属寒凉的药物,多具有沉降之性,如芦荟、葶苈子。从药材的质地上,花、叶、皮等质轻的药物多为升浮药,如银花、薄荷;而种子、果实、根茎、矿物、贝壳及质重者多为沉降药,如苏子、牡蛎。此外,还受到炮制和配伍的影响。如酒炒则升,姜炒则散,醋炒收敛,盐炒下行等。此外少量升浮药配大量沉降药可加强沉降之性,沉降药在大量升浮药中能随之上升。说明升降浮沉之性并非是固定不变的,在一定条件下可能发生变化。

现代研究发现补中益气汤对子宫脱垂有效。动物实验也显示,该方能选择性地提高兔、狗在体或离体子宫肌的张力。方中如去升麻、柴胡,则可见作用减弱且不持久;单味升麻、柴胡并不表现作用。也有实验证明,单味升麻、柴胡都可显著提高兔离体子宫的张力,两者间还有显著的协同作用。

(四) 归经

1. 归经的概念

归经,是指药物对于机体某部分的选择性作用,即是对某经(某脏腑或经络)或某几经作用明显,而对其他经则作用不明显,甚或无作用。归经指明了药物治病的适用范围,说明了药效所在。药物的归经不同,治疗作用亦不相同。

归经是以脏腑、经络理论为基础,以所治具体病证为依据,总结出来的用药理论。由于经络能沟通人体内外表里,四肢百骸,故体表与脏腑的疾病可以相互影响,并通过某经反映出来。药物归于何脏、何腑或何经,是由其在临床应用中所表现的实际效用来确定的。药物对某脏腑或经络的某种病变疗效显著,即称其归某脏腑或某经络。如柴胡疏肝利胆,主治肝郁气滞所致的诸疾,即称柴胡归肝经;大黄善泻热通便,治阳明腑实证,称其归阳明经。

2. 归经的意义及临床应用

(1) 阐明药物作用原理

表16-1 药物性味归经对功效的影响

	药名	性味	归经	作用	
A	黄连	苦寒 皆能清热	心	清	心火
	黄芩		肺		肺热
	黄柏		肾		下焦湿热
	龙胆草		肝		肝火
	白头翁		大肠		大肠湿热
B	香附	辛微苦,平	肝 (皆治肝疾)	疏	理气
	龙胆草	苦,寒		清	泻火
	白芍	苦酸,微寒		柔	养血
	山萸肉	酸,微温		补	敛阴
	鳖甲	咸,寒		平	潜阳

A栏药物性味相同,作用亦同;归经不同,所治脏腑不同。
B栏药物性味不同,作用不同;归经相同,所治脏腑相同。
归经学说的产生和发展,解决了药物作用定位问题。因此,气味的定性,升降浮沉的定向,归经的定位,构成了中药"三位一体"的药性基础,对于完整地解释药物的作用原理有着重要意义。归经理论提示,即使同类及功能相似的药物,由于归经的不同,而分别对不同脏腑或经络具有不同的治疗效果。如同为清热药,因归经不同,对各脏腑作用各异。另一方面提示人们,即使归同一经的药物,由于其气味不同,其作用亦体现出温、清、补、泻的差异。如同为肝经药,因气味不同,对各脏腑作用亦各异,如表 16-1。

由此可见,归经与四气五味、升降浮沉等中药性能理论结合起来,才能更加完整地说明药物功能和特点。

(2) 指导临床合理用药

药物归经,产生于实践,又反过来指导临床用药。临床上只有按照药物归经选择用药,才能有的放矢。例如喘证,除了分辨其寒热虚实之外,还需要辨别病之在肺,还是在肾,即病位问题。在肺,属肺气不宣者,宜用归肺经的麻黄、杏仁以宣降肺气而平喘;在肾,属肾不纳气者,则用归肾经的蛤蚧、补骨脂以补肾纳气而定喘。

(3) 指导中药的炮制加工

中药炮制的目的,是为了增强或改变药物的功能,减少副作用,提高临床疗效。炮制加工方法的理论根据之一,就是归经学说。如盐味咸,能入肾,所以用盐炒黄柏、知母可增强其入肾泻火的作用;酸能入肝,醋制柴胡,既可缓和其升散之性,又可增强其疏肝止痛的作用。

3. 归经的现代认识

有人用中药有效成分在体内的分布情况分析了归经,认为它们之间存在一定的联系。此外,还有人提出归经与受体有关,认为中药归经就是药物选择性作用于不同受体的结果,但尚缺乏实验研究。

(五) 毒性

1. 有毒、无毒的概念

有毒、无毒,是指药物对人体有无毒性而言。总体来说,经临床观察,多数中药是比较安全的,但中药的毒性值得注意,不可错误地认为中药大都直接来源于天然药材,因而毒性小,安全系数大。自新中国成立以来,随着临床实践,临床工作者不断报道了中药中毒的报告。特别是文献中认为大毒、剧毒的固然有中毒致死者,小毒、微毒、甚至无毒的药物,同样也有中毒病例的发生,故临床应用必须加以重视。

造成中药中毒的主要原因有:中医辨证论治不合实际,导致用药不当,如热证用热药,寒证用寒药加重病情。除服用砒霜、斑蝥、马钱子等毒性较大的药物导致中毒外,用药剂量过大或服药时间过长亦可导致中毒,如苍耳子、泽泻等。误用伪品,如误以商陆代人参。乌头、附子中毒,多因煎煮时间过短。配伍不当,如甘遂与甘草同用,乌头与瓜蒌同用而致毒。此外,个体差异与自行服药也是引起中毒原因之一。

有毒中药的合理应用有时亦会产生佳效,在保证用药安全的前提下,也可采用某些毒药治疗某些疾病,如用砒霜(三氧化二砷)治疗白血病等。应用毒性药物时,要根据病人的体质强弱和病情轻重,严格选用和确定剂量。应用有大毒的药物,尤应严格控制剂量,并可通过必要的炮制、配伍、制剂等环节来减轻或消除其有害作用，以保证用药安全。严格遵循药典要求，避免有毒性药物的临床应用。

2. 有毒、无毒的现代认识

（1）毒副作用

中药大部分是天然药物，经过加工炮制，大部分毒性变小，但少部分仍有毒性，特别是单味药经过分离提取后，更应注意。中药的毒副作用主要表现为以下几方面：

1）中枢神经系统的毒、副作用：番木鳖、汉防己、乌头、莪术、斑蝥等，毒性成分主要是生物碱，对中枢神经系统可产生先兴奋后抑制作用，如中毒严重则可引起中枢麻痹而死亡。乌头类药物中毒主要是其所含的乌头碱所致。川芎、桃仁服用过量可引起头痛。

2）心血管系统的毒、副作用：常见症状有心悸、心肌受损、心律失常等心电图改变。含乌头碱类药物如川乌、草乌、附子等用量过大、炮制不当、煎煮失法或机体对该药敏感性的不同都可产生中毒，临床以心律失常和心电图改变为特征。

3）消化系统的毒、副作用：中药大多数为口服，不少药物和制剂对胃肠道有刺激作用，如龙胆草、青木香、苦参等可引起恶心、呕吐；甘遂、芫花、常山、苍耳子等可引起腹痛、腹泻，毒性成分多为泻素、毒蛋白、脂肪油和生物碱等。

4）内分泌系统的毒、副作用：甘草可引起假性醛固酮增多症，导致低血钾、高血钠、水钠潴留，临床不宜大量长期使用。

5）肝、肾的毒、副作用：目前已发现100多种药对肝脏有一定的损害作用。桑寄生、姜半夏、蒲黄可引起肝区疼痛；苍耳子、川楝子、雷公藤等可引起肝脏的损害；此外，黄丹、铅粉口服均可引起肝肿大、谷丙转氨酶和黄疸指数升高等。对肾脏的毒性常常是药物中毒的结果，其严重程度与剂量有关。雷公藤中毒可导致急性肾衰竭，肾穿刺活检病理有严重的间质、小管病变，伴明显的炎症细胞浸润。尤其含有马兜铃酸中药引起的肾损害越来越受到重视，关木通、广防己、汉防己、马兜铃、细辛等可引起马兜铃酸肾病，甚至造成严重的肾功能衰竭。

（2）过敏反应

中药及中药制剂也可引起过敏反应，甚至过敏性休克。可引起过敏反应的中药有天花粉、丹参、人参、地龙、五味子、金银花、三七、冰片、大青叶、附子、苦参、穿心莲以及川芎茶调散、大黄苏打片、云南白药等。有报道鸦胆子外敷、夏枯草、鱼腥草注射液、复方地龙注射液、云南白药、六神丸等引起过敏性休克的病例。

（3）致畸致癌作用

雷公藤为一免疫抑制剂，广泛用于类风湿性关节炎、慢性肾炎和系统性红斑狼疮等的治疗，在治疗中发现其对人体外周淋巴细胞染色体有损伤作用。长期接触，可使细胞染色体畸变；动物实验表明，雷公藤的剂量超过25mg/kg，可使小鼠染色体畸变。另有报告，在动物饲料或饮水中混入不同剂量的常用中药如槟榔、款冬花、紫草、藿香、石菖蒲、巴豆油等，长期喂饲，可引起不同的肿瘤生长，如恶性纤维间质肿瘤、肝血管内皮肉瘤、肝癌等。

综上可见，中药及其制剂不完全是"有病治病，无病健身，安全可靠"。应注意合理用药，尽量避免和减少其对机体的不良影响。

总之，四气、五味、升降浮沉、归经、有毒与无毒等药物性能，都是古人在长期的医疗实践中总结出来的理论。四气、五味是中药性能的基础；升降浮沉是说明药物功能的趋向；归经主要说明药物的适应范围；有毒、无毒说明治病时应注意合理用药，避免和减少其对机体的不良影响。因此只有把药物的性味、升降浮沉、归经、有毒、无毒等有机地结合起来，全面掌握药物的性能，才能在临床时准确地选方用药和不断提高疗效。

二、中药的应用

使用中药不仅要掌握中药的性能，还要了解中药应用的一般原则。中药的应用主要包括配伍、禁忌、剂量和用法等内容。

（一）配伍

根据病情需要及用药规律，将两种以上药物配合应用，叫做配伍。配伍的目的，不仅针对复杂的病情需要，同时，还可利用其相互协同或拮抗作用，以增强疗效，减少毒性或副作用。药物的配伍是在长期用药实践过程中，把单味药应用和药与药之间的配伍关系，总结为单行、相须、相使、相畏、相杀、相恶、相反等"七情"。这七情中，除单行外，都属于配伍关系。

1. 七情

（1）单行

单行是指只用一味药治疗疾病。如用人参补益元气，治疗气虚欲脱证。

（2）相须

相须是指用两种以上功能相同，或类似功能的药物配合应用，相互促进以增强疗效。如党参配黄芪，增强补气功能；知母配黄柏，能增强滋阴降火作用；附子配干姜，能增强散寒回阳之效。

（3）相使

相使是指将两种以上功能不同的药物配合，使各自发挥特长，增强疗效范围。如黄芪配当归以增强补气补血作用。黄芪配茯苓，可提高补气利水作用。

（4）相畏

相畏是指一种药物的毒性或副作用被另一种药物减轻或消除，使之发挥更好的效能。如生半夏、生南星畏生姜。

（5）相杀

相杀指一种药物能减轻或消除另一种药物的毒性或副作用，使之发挥更好的作用。如绿豆杀巴豆，防风杀砒霜。相畏、相杀实际是同一配伍关系的两种提法。

（6）相反

相反是指两种药物合用会产生剧烈的副作用。如"十八反"中指出的藜芦反细辛，甘草反甘遂等。

（7）相恶

相恶是指两种药物合用后，一种药物使另一种药物降低或丧失药效。如黄芩能降低生姜的温性，所以生姜恶黄芩。

综上所述药物配伍原则，可分为三个类型：一是"相须"、"相使"，药物配合应用后，能产生协同作用,增强药物的疗效;二是"相畏"或"相杀",这些药物配伍后,能减轻或消除毒副作用,在应用毒性药物时应考虑其配伍关系;三是"相恶","相反"的药物配伍后,前者因后者拮抗而削弱或抵销其药物作用,后者因前者而产生新的毒性反应,故二者不宜配合应用。

2. 中药的配伍

中药的配伍是在长期的临床实践中总结出来的,并已得到和正在得到现代药理学研究的证明。

（1）相须、相使

相须、相使通过相加协同,增强疗效。如清热泻火的石膏、知母均能退热,石膏退热快,但弱而短暂;知母退热缓,但作用强而持久,两者合用,退热快且作用强而持久。

（2）相畏、相杀

相畏、相杀通过制约,减轻或消除别的药物的毒副作用。如截疟七宝散中,常山有抗疟作用,但有较严重的恶心、呕吐等消化道反应,散中伍用槟榔,不影响常山的抗疟作用,却可使呕吐反应减少3~4倍,说明截疟七宝散中,常山通过槟榔的相畏,抑制了呕吐反应。

（3）相恶、相反

相恶、相反通过拮抗,使某些药理活性降低,消除,甚至出现毒性反应或副作用。如白虎加人参汤中人参、知母,单独应用均能降低四氧嘧啶性糖尿病造模大鼠的血糖,两者伍用,降血糖作用不仅不增强,反而削弱,在一定比例时,降血糖作用接近消失。这种使治疗作用相互牵制的"相恶",是组方时应避免的。

（二）用药禁忌

中药的用药禁忌指在用药时一般应避忌的问题。主要包括妊娠禁忌、服药禁忌、配伍禁忌等。

1. 妊娠禁忌

妊娠禁忌是指具有损害胎儿、以致堕胎副作用,不能或不宜在妊娠期使用的一些药物。妊娠期用药禁忌,可分禁用和慎用两种。禁用的大多属于毒性较强,或作用峻烈的活血化瘀、通下、利尿等药物。如巴豆、大戟、芫花、甘遂、商陆、牵牛、水蛭、虻虫、麝香等。这类药物可引起堕胎流产。慎用药,多是通经逐瘀、破血行滞,以及辛热攻下的药物。如桃仁、红花、三棱、莪术、大黄、芒硝、附子、干姜、肉桂、苡仁、冬葵子、牛膝、代赭石之类。妊娠禁忌的目的是防止用药后发生流产早产或损害胎儿。

近代实验报道,芫花中的芫花萜、芫花素可引起多种怀孕动物产生流产,可能是引起子宫内膜炎症,使溶酶体破坏,促进前列腺素合成释放增加,使子宫平滑肌收缩。莪术中的萜类和倍半萜类化合物,牡丹皮的有效成分牡丹酚对鼠均有抗早孕作用。水蛭、冰片、麝香酮等对小鼠有一定终止妊娠的作用。

2. 服药禁忌

服药禁忌是指服药期间,不宜食某种食物,以免影响治疗。一般在服药期间应忌食黏腻、不易消化、及某些刺激性食物。凡热证、火证应忌吃辛辣油腻;寒性病不宜吃生冷;泄泻、腹痛不可吃生冷润滑和不消化食物；痈肿、疖疮、及某些皮肤病，忌吃虾、蟹类等腥味刺激性食品；经常头晕、失眠、性情急躁者，应忌吃胡椒、辣椒及酒类烈性刺激物。

3. 配伍禁忌

配伍禁忌是指在一般情况下不宜相互配合使用的药物。关于中药配伍禁忌，一般不甚严格。但古人在临床实践中发现某些药物在同一方中配伍使用，会产生毒性反应，故有十八反与十九畏的规定。这里的"畏"，不同于七情中相畏的畏，而是反的意思，累计37种反药。现将二者附录于下，以供参考。

（1）"十八反"

甘草反甘遂、大戟、芫花、海藻；乌头反半夏、贝母、瓜蒌、白蔹、白及；藜芦反人参、沙参、丹参、元参、苦参、细辛、白芍。

（2）"十九畏"

硫黄畏朴硝，水银畏砒霜，狼毒畏密陀僧，巴豆畏牵牛，丁香畏郁金，牙硝畏三棱；川乌、草乌畏犀角，人参畏五灵脂，肉桂畏赤石脂。

现代实验研究结果对十八反、十九畏的看法很不一致。曾有报道，甘草分别与大戟、芫花、甘遂、海藻配伍时，随着甘草相对剂量的增大，对小鼠毒性也随之增强；但也有家兔口服给药，除大戟甘草组外，其他三个配伍组皆无毒性增强反应出现。以人用量104倍剂量给小鼠灌胃或腹腔注射，人参与五灵脂，官桂与赤石脂，狼毒和密陀僧配伍后未引起急性毒性和死亡，提示这些药物合用，在临床上可能不会造成严重毒副反应。总之，这些实验研究提示，对十八反、十九畏的配伍禁忌尚无定论，有待进一步实验和观察。但是作为医生，尤其是对这些药物配伍经验尚不足的医生，临床处方仍应坚决遵循"十八反"和"十九畏"的古训。

（三）用量及服法

中药用量应根据药物的性能、配伍关系、病情轻重、体质强弱、年龄大小、气候季节及不同地区等情况而定。一般的药物，每味用量为 3~10g 左右。毒性药物以及质较轻的药物用量宜小。药性缓和以及质重的药物用量宜大。病轻体弱及老年人和小儿可酌情减量。在服药方法上，一般每日服 2~3 次。汤剂大都温服。在服药时间上，一般补养药宜饭前服，泻下及驱虫药应空腹服，安神药宜睡前服，其他药则均宜饭后服。

第十七章 方剂概述

方剂是由药物组成,是在中医理论指导下,在辨证立法的基础上,药物按一定的配伍原则组合而成的一种处方。方剂的组成是辨证论治的组成部分,也是中医理、法、方、药的具体体现和运用。

方剂的历史悠久,我国古代方书典籍浩如烟海,其中《五十二病方》是现存最早记载方剂的医籍,其后历代医书不断收载,使方剂逐渐丰富,《中医方剂大辞典》收方96592首,成为我国现存最大的一部方书。相沿至今,在方剂、方论、证治机理、组方原理等方面已形成的较为完整的理论体系,成为祖国医药宝库的重要组成部分。

一、方剂的组成

方剂的组成,不是药味的堆砌,而是依一定的法则,分别主次,按君、臣、佐、使的原则组合。这样既能达到协同增效,又能减少毒副作用。凡经受历史考验的名方,皆是在医疗实践的千锤百炼中产生。

关于组方原则,历代医家论述颇多,现简要归纳如下。

(1) 君药

对主证或主病起主要治疗作用的药物叫君药。其药力居方中之首,是方剂中所必须具备的药物。

(2) 臣药

臣药意义有二,一是辅助君药加强治疗主病或主证的药物;二是针对兼病或兼证起治疗作用的药物,其药力次于君药。

(3) 佐药

佐药意义有三,一是佐助药,即协助君臣药以加强治疗作用,或直接治疗次要的兼证;二是佐制药,即用以消除或减缓君、臣药的毒性与烈性;三是反佐药,即根据病情需要,用与君药性味相反而又能在治疗中起相成作用的药物。

(4) 使药

使药意义有二,一是引经药,即能引方中诸药以达病所的药物;二是调和药,即具有调和诸药作用的药物。

综上所述,除君药外,臣、佐、使都各具两种以上涵义。在每一首方剂中不一定每种意义的臣、佐、使药都具备,也不一定每味药只任一职。如病情比较单纯,用一二味药即可奏效,或君、臣药无毒烈之性,便不需加用佐药。君臣物能至病所,则不必再加引经的使药。在组方体例上,君药一般是一味,若病情比较复杂,亦可用至两味或三味,但君药不宜过多,以免药力分散,或影响药效。臣药可多于君药,佐药常常多于臣药,而使药则一二味足矣。总之,同一首方剂的药味多少,以及臣、佐、使是否齐备,全视辨证立法需要而确定,并与所选药物的功用、药性密切相关。

下面以组方严谨的经方麻黄汤为例来说明方剂的组成(图17-1)。麻黄汤出自《伤寒论》,主治外感风寒表实证,见有发热恶寒,头痛身疼,无汗而喘,苔薄白,脉浮紧为证治要点。

麻黄汤 ⎰ 麻黄——君药，辛温，发汗散风寒，兼宣肺平喘。
　　　⎱ 桂枝——臣药，辛甘温，助麻黄发汗解表，尚可温经散寒。
　　　 杏仁——佐药，助麻黄宣肺平喘。
　　　 甘草——使药，甘温，调和诸药，并可延缓药力，以防麻、桂之发汗太过。

图 17-1　麻黄汤方解

通过以上对麻黄汤的大略分析，可知组成一个方剂，首先是依据辨证、治法的需要，选定恰当的药物，并酌定用量，明确君、臣、佐、使的不同地位和相互配伍关系，发挥其综合作用，制约其不利因素。

继经方之后的时方，由于组成药味比较庞杂，君臣佐使往往难于划分。

以主治心脾两虚、气血不足的归脾汤为例，方由以下四类药组成：

补脾益气——人参、黄芪、白术、甘草
补心养血——当归、龙眼肉
宁心安神——茯神、酸枣仁、远志
理气醒脾——木香

君药、臣药当在一、二类药中，佐药当在三、四类药中，甘草亦为使药。但涉及具体的划分，各方书颇有分歧：有谓黄芪、人参为君；有谓黄芪、龙眼肉为君；亦有谓黄芪、当归为君。各家之言，莫衷一是。故有人主张对于药味庞杂的大方，无须细分其君臣佐使，可从药类分析其组成。又以治疗虚痹的独活寄生汤为例，据其组成和作用，又可分为四个部分：

祛风胜湿——独活、细辛、秦艽、防风
壮腰补肾——桑寄生、杜仲、牛膝
补益气血——党参、甘草、茯苓、地黄、当归、芍药
温通血脉——肉桂、川芎

本方以独活、桑寄生命名，当为君药，但臣、佐、使诸药不必细究，作药类分析，更为清晰明了。古今方书多以此法分析大方。

二、方剂的变化

方剂的组成，有其稳定性和可变性。在运用成方时，既不能随意修改原有组方结构，也不是一成不变的原方照搬。古人谓："既不可有药无方，也不可有方无药"，即为此意。

中医认为没有完全一样的病证，更没有完全相同的病人，故从不主张以一方统治一证。临证使用方剂时，必须结合患者的病情、体质、年龄、生活习惯及气候等因素综合考虑，予以加减化裁，灵活运用，做到"师其法而不泥其方"。方剂的组成变化，主要有以下几种。

（1）加减药物

加减药物即某方基本适合患者病情，只因兼证不同，就在原方基础上，稍加变动，即加入某些与病情相适应的药物或减去某些与病情不适应的药物。适应主症未变而兼证不同的病例。如银翘散是治疗风热表证的常用方。若兼见口渴甚者，是热伤津液，宜加天花粉以生津，如兼见鼻衄，去豆豉、芥穗，可酌加白茅根、侧柏叶以凉血止血。

（2）改变配伍

改变配伍即通过改变方剂的配伍而改变其功效主治。如麻杏石甘汤与麻黄汤均用麻黄、杏仁、甘草以止咳平喘，但前者配伍石膏，功效为辛凉宣泄，清肺平喘，主治肺热咳喘。后者与桂枝配伍，功效为发散风寒，宣肺平喘，主治风寒咳喘。

（3）调整药量

药量是标志药力的，方剂的药物组成虽然相同，但因其剂量配伍不同，其配伍关系也会因剂量发生变化而变化，功用、主治也因之而变。如枳术汤与枳术丸，同为枳实和白术二味药组成。前者枳实用量倍于白术，故以消积导滞为主；后者白术用量倍于枳实，则以健脾和中为主。

近代实验研究中，也同样发现药味配伍和药量比例不同，作用强度亦异。例如三黄丸在降脂实验中，单味黄连、黄芩和大黄都不能明显影响血中血脂等浓度，若将黄连与黄芩配伍给予家兔，可略使血中胆固醇下降；黄连与大黄配用，仅能使血中中性脂肪减少；黄芩与大黄合用，总脂质和中性脂肪均见下降。三者合用，如大黄的用量不多，降脂作用也弱，大黄用量增加则作用较强。如三者等量（即三黄丸），其降脂质作用最强。

三、方剂的剂型

方剂组成以后，还要根据病情与药物特点制成一定的形态，称为剂型。方剂的剂型历史悠久，有着丰富的理论和宝贵的实践经验。早在《内经》中就有汤、丸、散、膏、酒、丹等剂型，历代医家又有很多发展，明代《本草纲目》所载剂型已有40余种。当今随着制药工业的发展，又研制了许多剂型如片剂、冲剂、注射剂及口服液剂等。现将常见剂型简单介绍如下：

（1）汤剂

汤剂（煎剂）即将药物饮片置于锅内，加水适量，加热煎煮，去渣取汁。主要供内服和外用的多种洗浴、熏蒸及含漱。汤剂的特点是吸收快，能迅速发挥药效，特别是能根据具体病情的变化而随证加减，适用于病证较重或病情不稳定的患者。汤剂在使用中应注意：解表的药物不易久煎，如薄荷等应后下，因为这些药物芳香易于挥发，久煎会减弱其作用；味厚滋补的药物，如人参、熟地等，应微火多煎，以充分发挥药效；介类和矿物药，如牡蛎，石决明应先煎；胶类药及元明粉等不煎，可待其他药煎成去渣后，再放入溶化。有的药物还要用布包煎，如旋复花等。

（2）丸剂

丸剂即将药物研成细粉，用水、蜜、米糊、面糊或其他黏合剂调和制成为药丸等。丸剂的优点是便于收藏和服用，吸收慢，药效持久，节省药材，适用于慢性、虚弱性疾病，如六味地黄丸等。

（3）膏剂

膏剂是将药物用水或植物油煎熬去渣而制成的剂型。有内服和外用两种，内服膏剂有流浸膏、浸膏、煎膏三种；外用膏剂分软膏、硬膏两种，其中流浸膏与浸膏多数用作调配其他制剂如合剂、糖浆剂、冲剂、片剂等使用。用油类煎药去渣，加入黄丹、白蜡等制成硬膏，通常用于风湿痛及跌打损伤等。用油类加入研细的药粉调制而成的油膏，又叫软膏，多用于外科贴盖疮面。

（4）散剂

散剂是将药物研磨成粉后均匀混合而成。分为内服和外用两类，内服散剂一般是研成细粉，以温开水送服，量小者亦可直接吞服，如七厘散等。亦有制成粗末，以水煎取汁服的，称为煮散，如银翘散等。散剂的特点是制作简便,吸收较快,便于服用与携带。外用散剂一般作为外敷,掺散疮面或患病部位,如金黄散、生肌散、喉科的冰硼散等。

（5）丹剂

丹剂分为两种。一种是指含汞、硫黄等矿物类药物经过升华提炼方法制成的剂量小,作用大的一种化合制剂,如红升丹、白降丹等,多作外用。另一种是指按处方规定配制成的丸药锭等制剂,如神犀丹、紫雪丹、玉枢丹等。

（6）酒剂

酒剂即药酒,系将药物置于酒中浸泡一月以上,使有效成分溶解在酒中,所得澄明浸出液供内服或外用。此剂型多用于风湿疼痛及跌打损伤。

（7）糖浆剂

糖浆剂是将药物加水煎煮,去渣,取汁再浓缩,加入食糖,防腐剂等配制而成,此剂型适于儿童服用。

（8）药露

药露多用新鲜含有挥发性成分的药物,放在水中加热蒸馏,这些挥发性成分随水蒸气一起蒸馏出来,所收集的蒸馏液即为药露。其气味清淡,便于口服,一般作为饮料,夏天尤为常用,如金银花露等。

（9）栓剂

栓剂古称坐药或塞药,是将药物细粉与基质混合制成的一定形态固体制剂。用于腔道并在其间融化或溶解而释放药物,有杀虫止痒、滑润、收敛等作用。近年来栓剂发展很快,可用以治疗全身性疾病。它的特点是通过直肠(也有用于阴道)黏膜吸收,有50%～70%的药物不经过肝脏而直接进入体循环,减少药物对肝脏的毒性和副作用,还可以避免对肠胃的刺激作用。婴幼儿直肠给药比较方便。常用的有小儿解热栓、消痔栓等。

（10）冲剂

冲剂(颗粒剂)是将药材提取物加适量赋形剂或部分药物细粉制成的干燥颗粒或块状制剂,用时以开水冲服。其特点是作用迅速,味道可口,体积较小,服用方便。常用的有感冒退热冲剂等。

（11）片剂

片剂是将药物细粉或药材提取物与辅料混合压制而成的片状制剂。片剂用量准确,体积小。如需在肠道吸收的药物,则又可包肠溶衣,使之在肠道中崩解。此外,尚有口含片、泡腾片等。

（12）注射液

注射液亦称针剂,是将药物经过提取、精制、配制等步骤而制成的灭菌溶液、无菌混悬液或供配制成液体的无菌粉末,供皮下、肌肉、静脉注射的一种制剂。具有剂量准确,药效迅速,适于急救,不受消化系统影响的特点,如生脉注射液、当归注射液等。

（13）免煎剂

免煎剂是通过科学制药工艺,将单味中药浓缩成颗粒剂以代替传统的饮片,可随时配方,即冲即服。其特点是有效成分含量高,为100%全成分提取物,药性稳定而药效高,且服用简便,是中药现代化的产物,又称其为中药配方颗粒。

以上诸多剂型,各有特点,临证应根据具体病情与方剂特点酌情选用。此外,尚有胶囊、灸剂、气雾剂、口服液等,临床中都在广泛应用,而且还不断研制新剂型,以提高药效与便于临床使用。

第十八章 针 灸

针灸是中医外治方法之一，"针"是通过用针刺腧穴，"灸"是通过用温热腧穴来治疗疾病的方法，它具有适应证广，操作方便，取效迅速，经济安全等优点，为中医治病的重要手段之一。

一、腧 穴

（一）腧穴的分类

腧穴是经络与体表发生沟通的部位，也是针灸治病的部位，共有以下三类。

（1）经穴

经穴又称十四经穴，为分布在十四经脉（十二经脉及任脉、督脉）上的腧穴，共有360多个，均有固定的名称。

（2）经外奇穴

经外奇穴分布在十四经脉以外的地方，也有一定的穴名。

（3）阿是穴

阿是穴无固定的名称，也无固定的位置，多以痛处为穴。

（二）腧穴的定位方法

（1）自然标志法

自然标法是以人体体表标志来作为定位的依据。如：①头面部：以五官，眉，发为标志。②背部：以脊椎棘突，肩胛骨，肋骨，髂脊为标志。③胸腹部：以乳头，脐孔，剑突，耻骨联合为标志。④四肢：以关节，骨突为标志。⑤以体表形态，皱纹，突起，凹陷等为标志。

（2）骨度法

骨度法是将人体各部分成若干等份，以每一等份作为一寸来计算。如：①头部：前发际至后发际分12寸，如发际不明显，则从眉心向上至后头再向下至第7颈椎棘突作18寸（即眉心至前发际为3寸，第7颈椎棘突至后发际为3寸）。②胸腹部：双乳头间为8寸，剑突至脐中心为8寸，脐中心至耻骨联合上缘为5寸。③腰背部：两肩胛骨脊柱缘之间为6寸。④上肢：腋前皱襞到肘纹为9寸，肘纹到腕纹为12寸。⑤下肢：臀横纹到 纹为14寸，外膝眼到外踝中心为16寸。

（3）同身寸法

同身寸法是以患者的手指为标准，用中指尖和拇指尖相接成圈，其中指的两横纹头距离为1寸，拇指宽也为1寸，食、中指合并宽为1.5寸，食、中、无名及小指四指合并宽为3寸。

二、针 法

针法也称刺法、针刺法，是指用金属制成的针具通过一定的手法刺激人体腧穴，作用于经络和脏腑,达到疏通经络,行气活血,调和阴阳,扶正祛邪,防治疾病目的的一种治疗方法。

1. 针刺的工具

用于制造针具的材料有不锈钢、金、银、铁、合金等多种,根据其形态有毫针、三棱针、皮肤针、皮内针、三棱针等多种。本书主要介绍不锈钢制的毫针,其长短有半厘米到十余厘米不等,随针刺部位及治疗需要而确定选用。

2. 进针方法

进针前先洗手消毒双手,一手持针柄,另一手用消毒棉花包裹针身并用拇、食指夹住针身,确定穴位后,针尖对准穴位迅速刺入,如用短针也可一手持针柄,另一手固定皮肤、穴位后进针,针尖刺入穴位后缓缓进入所需深度。

3. 针刺深度

针刺深度主要取决于针刺部位和病人的肥瘦,一般在腰臀部肌肉较丰厚处可适当深刺,腹部、四肢次之,胸背、指、趾及头面部均应浅刺,肥胖人可适当加深,瘦人应适当浅刺。在重要器官部位如心、肺、肝、脾、肾、脊髓、大血管、咽喉、眼睛等部位应特别小心,以防意外。

4. 行针手法

针刺到一定的深度,运行一定的手法,受试者会产生酸、麻、胀、重等感觉,术者也常有针下沉重的感觉,这种现象称之为"得气"。

常用的行针手法

1）提插法:用拇食二指持针进退上下提插,多适用于四肢部位。
2）捻转法:用拇食二指或拇食中三指捏持针柄,轻轻左右捻转,但如捻转过剧,可引起疼痛。
3）其他:尚有刮针法,振颤法等多种。

各种行针方法可以单独使用,也可联合使用,其强度则需视病情和病人耐受程度而定,针刺入后可以停留几分钟至数小时,每隔数分钟加强捻转或提插一次。针毕慢慢拔针,用干消毒棉球轻压针眼,防止出血。

5. 针刺意外和防治处理

（1）晕针

晕针多见于初次针刺的患者,由于患者精神紧张所致,针刺时出现头晕,眼花,面色发白,出汗,心慌,恶心,血压下降,重者可暂时出现晕倒,呼吸、脉搏微弱。对初次受针的患者在受针前应做好宣传解释,使其消除顾虑,尽量采取卧位针刺。晕针发生时不要惊慌,让患者去枕平卧,头部放低,任其休息片刻,一面安慰患者,一面仔细观察病情,如为晕针可短时康复,如为非晕针性疾病应及时做好相应处理,以免贻误抢救时机。

（2）滞针

针刺入后感针下紧涩,捻转提插困难,或难以拔出,称为滞针,发生后应立即停止捻转提插,或进行反方向捻转,或进行局部按摩,或在附近1~2寸处再刺1~2针,稍停片刻即可慢慢退出。

(3) 血肿

血肿是由于刺破血管而导致出血,可采用压迫法止血。

(4) 刺伤内脏

多见于肺、肝、心、脾、肾等脏器被刺伤,而出现相应的症状,也有刺伤延髓或脊髓的,也有刺伤眼球的,均应及时进行抢救处理,以免造成严重后果。因此刺针时应注意解剖部位,避免深刺,免伤内脏,躲开血管。

三、灸　　法

灸法是用艾叶晒干捣研成绒状,取此艾绒点燃后温暖穴位以治疗疾病的一种治疗方法。常用的灸法有:

(1) 艾炷灸

艾炷灸是将艾绒制成小锥体(称为艾炷),直接安置于穴位上点燃,或在穴位上先安置一片生姜、或蒜片、或盐等,再放艾炷点燃(分别称为隔姜灸、隔蒜灸、隔盐灸等)。每燃一个艾炷为一壮,一般穴位可灸3~7壮或更多。

(2) 艾条灸

艾条灸是将艾绒制成约2cm粗的艾条,点燃后对着穴位上面,距离皮肤约3~5cm,使有温热感而不致烫伤,一般可灸3~7min,以局部发红为度。

灸法的适应范围:一般说来灸法适用于虚证、寒证,如慢性腹泻,寒湿腰痛,急性腹痛,吐泻等。

灸法的注意事项:一般禁用于热证,眼球周围,浅表的大血管部位以及高血压患者的头部。施灸时应注意烫伤,防止灸伤局部,切勿烧着衣被。

四、十四经常用穴位

(1) 手太阴肺经

此经共11穴,较常用的穴位有中府,尺泽,列缺,太渊,少商。

主要主治:呼吸道病症,如咳嗽,气喘,咯血,喉痛,胸痛。

(2) 手阳明大肠经

此经共20穴,较常用的穴位有商阳,合谷,阳溪,手三里,曲池,臂臑,肩髃,迎香。

主要主治:以头面、五官病为主,如头痛,三叉神经痛,面瘫,眼、鼻、齿、咽喉等病症。

(3) 足阳明胃经

此经共46穴,较常用的穴位有承泣,四白,地仓,颊车,下关,头维,梁门,天枢,归来,伏兔,梁丘,犊鼻,足三里,上巨虚,丰隆,解溪,内庭,厉兑。

主要主治:以胃肠道及头面五官病为主,如胃病,肠炎,腹泻,腹痛及头痛,面瘫,眼病,牙痛,腮腺炎,咽喉炎,乳腺炎等。

(4) 足太阴脾经

此经共21穴,较常用的穴位有隐白,公孙,商丘,三阴交,阴陵泉,血海,箕门,大横,大包。

主要主治:以消化、泌尿、生殖疾病为主,如胃痛,消化不良,腹泻,月经不调,痛经,尿潴留,遗尿等。

(5) 手少阴心经

此经共9穴,较常用的穴位有极泉、少海、通里、神门、少冲。

主要主治:以心脏病及神经精神病为主,如心动过速、过缓、心律不齐、心绞痛、失眠、精神病、癫痫、癔病、昏迷等。

(6) 手太阳小肠经

此经共19穴,较常用的穴位有少泽、后溪、养老、小海、臑俞、颧髎、听宫。

主要主治:以头、枕、项、背、肩胛部疼痛,眼、耳及本经循行部位的病症为主。

(7) 足太阳膀胱经

此经共67穴,较常用的穴位有睛明、攒竹、天柱、大杼、风门、肺俞、心俞、膈俞、肝俞、脾俞、胃俞、肾俞、大肠俞、膀胱俞、次髎、承扶、殷门、委中、膏肓俞、志室、秩边、承筋、承山、飞扬、昆仑、申脉、至阴。

主要主治:以眼病,头、项、背、腰、骶部、下肢后面的病症,以及精神病、癫痫等为主。背上各有关脏腑的俞穴还能治各有关脏腑功能的病症。

(8) 足少阴肾经

此经共27穴,较常用的穴位有涌泉、太溪、水泉、照海、复溜、阴谷、俞府。

主要主治:以泌尿、生殖病为主,也治呼吸道病,如遗精、阳痿、早泄、浮肿、尿潴留、遗尿及慢性腰痛、咳血、气喘,以及喉痛、牙痛、失眠、眩晕、耳鸣、视力减退等。

(9) 手厥阴心包经

此经共9穴,较常用的穴位有天池、曲泽、间使、内关、中冲。

主要主治:以心血管病为主,如心绞痛、心律不齐、心律异常、休克、无脉症、闭塞性脉管炎,以及急慢性胃炎、溃疡病、胃痛、呕吐、精神病、昏迷等病症。

(10) 手少阳三焦经

此经共24穴,较常用的穴位有关冲、中渚、阳池、外关、支沟、天井、臑会、肩髎、翳风、耳门、太阳、丝竹空。

主要主治:以耳、头侧面以及眼、咽喉部病症为主,如耳鸣、耳聋、中耳炎、头颞疼痛、结膜炎、急、慢性咽炎,以及疟疾、发热、胁肋痛。

(11) 足少阳胆经

此经共45穴,较常用的穴位有瞳子髎、听会、率谷、阳白、风池、肩井、带脉、居髎、环跳、阳陵泉、聋中、光明、悬钟、丘墟、足临泣、侠溪、足窍阴。

主要主治:以头、身侧面病为主,如偏头痛、耳聋、耳鸣、眼病、肝炎、胆囊炎,以及胁肋,下肢外侧疾患等。

(12) 足厥阴肝经

此经共14穴,较常用的穴位有大敦、行间、太冲、曲泉、期门。

主要主治:以前阴、少腹、肝胆以及头面病为主,如头痛、眩晕、面瘫、眼病、癫痫、胆道感染、肝炎、胁肋痛、痛经、尿路感染、睾丸炎等。

(13) 任脉

此经共24穴,较常用的穴位有会阴、中极、关元、气海、神阙、中脘、膻中、天突、廉泉、承浆。

主要主治：有强壮作用，可用于急救虚脱，亦用于任脉所布之邻近器官组织疾病。

（14）督脉

此经共29穴，较常用的穴位有长强，腰阳关，命门，至阳，大椎，哑门，百会，印堂，素髎，水沟，龈交。

主要主治：神经精神病，昏迷急救，亦用于督脉所布之邻近器官组织疾病。

十四经穴主治特点概括为表18-1；穴位的定位、主治、及针刺方法参阅本教材附录三。

五、选穴方法

针灸治疗主要是通过穴位的刺激，因此必须选好穴位，一般采用：

（1）局部和邻近取穴

局部和邻近取穴即在病痛部位或邻近部位选取穴位。

（2）循经取穴

循经取穴即通过辨证选取针对某病症在四肢部位的某经穴位。

表18-1 十四经穴主治特点

经 名		主治特点
手三阴经	太阴肺经	胸，喉，呼吸系统病
	厥阴心包经	心，胸，胃，神志病
	少阴心经	心，胸，神志病
手三阳经	阳明大肠经	头面前侧，眼，鼻，口，齿，喉病，热性病
	少阳三焦经	头侧面，耳，喉，胁肋病，热性病
	太阳小肠经	后头，项，肩胛病，神志病，热性病
足三阳经	阳明胃经	前头，面，齿，喉，乳，胃，肠病，热性病
	少阳胆经	侧头，耳，胁肋，肝胆病，热性病
	太阳膀胱经	头、项、五官、背、腰、骶部疾病、后阴及背部穴有关内脏病，热性病
足三阴经	太阴脾经	消化系统病，生殖，泌尿系统病
	厥阴肝经	生殖、泌尿系统病，肝、胆及头面、眼病
	少阴肾经	耳，咽喉，肠，泌尿，生殖，神志病
任 脉		有强壮作用，急救虚脱
督 脉		精神神经病，昏迷急救，热性病

（3）对症选穴

对症选穴即针对某具体症状选用的经验穴位。如：

阳证高热：选用大椎，曲池，合谷，太冲，间使，少商，委中刺出血。

阴虚发热：选用内关，大陵，阴郄，三阴交，太溪。

昏迷：选用人中，十宣，涌泉。

虚脱：选用百会（灸），关元（灸），足三里。

盗汗：选用阴郄，复溜。
外感咳嗽：选用合谷，丰隆，尺泽，内关，天突。
哮喘：选用合谷，内关，尺泽，中脘，丰隆，天突。或灸大椎，喘息，身柱。
皮肤瘙痒：选用曲池，血海，三阴交。
高血压：选用曲池，足三里。
胃脘痛：选用合谷，太冲，中脘，内关，足三里。
呕吐：选用内关，足三里，中脘。
腹痛：选用足三里，中脘，天枢，关元，合谷，三阴交，公孙。
腹泻：选用天枢，大肠俞，阴陵泉，神厥（灸），关元。
身体虚弱：选用气海，关元，命门，足三里。
全身肌肉痉挛：选用风池，合谷，太冲。
痰多：选用中脘，丰隆。
水肿：选用水分，阴陵泉。
尿闭，尿潴留：选用尺泽，然谷，阴谷，通谷，关元，肾俞，复溜，太冲，阴陵泉，委中。
阳痿：关元（灸），命门（灸）；针太溪。
遗精：有梦选用神门，印堂，风府，照海，涌泉；无梦选用太溪，复溜，肾俞。
腰痛：选用水沟，阳关，肾俞，大肠俞，志室，委中。女子月经时腰痛针或灸大肠，次髎。
痛经：选用合谷，三阴交，太冲，血海，天枢。
妊娠呕吐：选用中脘，内关，内庭，足三里。
子宫脱垂：灸百会，关元。
上肢肩背痛：选用合谷，中渚，外关，曲池，尺泽，曲泽，肩髃，肩髎，曲垣，天宗。
下肢和骶髂部疼痛：选用太冲，丘墟，昆仑，三阴交，悬钟，阴陵泉，阳陵泉，足三里，承山，委中，环跳，秩边。
精神不安：选用内关，神门，三阴交。
失眠：选用内关，三阴交，神门，照海，足三里，印堂，合谷，太冲，风府。

选用穴位少的可仅选一个，多时也可选十多个不等，视病情需要而定，一般病情较虚者或初次针刺治疗者，选穴不宜太多。

第三篇 证治药方

第十九章 表 证

表证是外感病发病初期的临床表现。也就是说,表证是外感病特有的一种证型,只有外感病才有表证。

一、证 候

表证乃外感病早期阶段的通称。在临床应用中,根据辨证方法的不同,又有如下的区分:按八纲辨证,表证又分为表寒证及表热证。按病因辨证,表证又因六淫病邪兼挟的不同,而有风寒、风热、风寒挟湿、风热挟燥等诸种表证。按伤寒六经辨证,称表寒证为太阳病证。按温病卫气营血辨证,称表热证为卫分证。尽管提法不一,但从表证的本质来归纳,不外表寒、表热两种证型。

表证的临床症状,可用"肺卫诸症"来概括。"肺"是指肺系症状,即上呼吸道症状:鼻塞流涕、咽痛咳嗽等。"卫"是指出现在全身皮毛肌腠的症状:恶寒发热、头身疼痛等。

确定了表证后,需进一步辨明其为表寒证或表热证(表19-1)。

表 19-1 表寒证和表热证的鉴别

证	恶寒发热	头身痛	口渴	肺系症状	舌象	脉象
表寒证	寒多热少	明显	无	轻,寒象	质淡红,苔薄白	浮
表热证	热多寒少	轻微	轻	重,热象	边尖红,苔微黄	浮数

风寒表证之轻者,如风寒感冒,仅自限于表证。风寒表证之重者,如上呼吸道感染,治疗不当,可按六经传变入里。

风热表证之表证阶段短暂,易化热入里,按温病卫气营血传变。

现代医学诊断的感冒、流行性感冒、上呼吸道感染、急性支气管炎、肺炎、麻疹、百日咳等病的发病初期,皆表现为表证。一些传染病的初期,尽管无明显上呼吸道症状,只要具有恶寒发热、头身不适症状者,仍为表证。

二、治 法

治疗表证的方法称解表法,又称汗法,是用辛散透发的方药以开泄腠理、逐邪外出的一种治法。由于外邪侵犯人体,多始于皮毛,故当邪在皮毛肌腠尚未入里之际,就应采用解表法,使邪从汗解。

由于表证主要分表寒、表热两种证型,解表法也相应地分为辛温解表与辛凉解表两大类。

辛温解表与辛凉解表二者的主要区别,在于选用解表药物的性味有辛温和辛凉的不同。就其作用而言,辛温解表方药的发汗散寒作用较强;辛凉解表方药的发汗作用甚弱,主要是疏风清热。

宣肺亦属于解表法,其与解表略有不同。宣肺在于解除外邪束肺;解表在于解除外邪束表。

前者重在治疗鼻塞、咳嗽等上呼吸道症状；后者重在治疗恶寒发热、身痛骨楚等全身症状。解肌亦属于解表法，是治疗外感病初起有汗的治法。分辛温解肌与辛凉解肌。前者的代表方是桂枝汤；后者的代表方是柴葛解肌汤。

解表法中尚包括疏表、疏风及透疹。使用发表作用较弱的药物，不一定发汗即能解除表证的治法叫疏表；便用善于疏散风邪的药物以祛风为主的治法叫疏风；能助麻疹顺利透发的解表法叫透疹。

此外，体虚之人患外感表证，还须结合补益药使用，此称扶正解表。

不论为何种解表法，概从辛温解表法与辛凉解表法归属之。

（一）辛温解表法

本法适用于风寒或兼湿邪所致之表寒证，又分为以下几种具体治法：
1) 发散风寒：适用于风寒束表，以恶寒重、发热轻、无汗、头身痛等全身症状为主。
2) 宣肺散寒：适用于风寒束肺，以鼻塞、流清涕、咳嗽、咯痰清稀等上呼吸道症状为主。
3) 疏化表湿：适用于表邪挟湿之证，一般表证较轻，以头身重痛、肢体重着等湿滞肌表症状为主。
4) 宣肺行水：适用于表证兼有浮肿之风水。
5) 轻宣凉燥：适用于外感凉燥证，乃燥证与风寒并见，表现为恶寒无汗，咽干鼻燥、干咳少痰或无痰。

（二）辛凉解表法

本法适用于风温或兼燥邪所致的表热证，又分以下几种具体治法：
1) 发散风热：适用于温病初起，邪在卫分之表热证。
2) 宣肺清热：适用于风热犯肺，以咽喉肿痛、咳痰黄稠等上呼吸道症状为主。
3) 疏表透疹：适用于风热郁表，斑疹透出不畅者。
4) 轻宣温燥：适用于外感温燥证，乃燥证与风热并见，表现为恶风，身热，唇鼻口干，咽喉干痛，干咳无痰，或痰少而稠难咯出。

三、药　　物

解表药皆具辛味，辛味能散，故解表药有发散、发汗、疏风、透疹的作用。解表药之性有温、寒、凉及平的不同。温可祛寒，辛温性味的解表药，用于治疗表寒证，叫辛温解表药；凉可清热，辛凉（包括辛寒及辛平）性味的解表药，用于治疗表热证，叫辛凉解表药。

解表药皆入肺经，因外邪经皮毛及鼻咽而入，皆与肺相关。一些辛温解表药兼入膀胱经，与其兼有利尿作用相关。一些辛凉解表药兼入肝经，与其能疏散肝经风热有关。此外，解表药尚有兼入脾胃经者，乃因其兼有化湿、和中、止呕等作用。

由于解表药尚兼有止咳平喘、解肌清热、祛风胜湿、解痉止痛、清肝明目、和胃化湿、利水消肿等多方面的作用，在临床应用上，与其他类药物多有相互交叉配合之处。

常用解表药如图19-1所示。

（一）辛温解表药

1) 此类药中，以麻黄温性最烈，桂枝次之，二药常配合应用于治疗风寒重证。麻黄发汗作用

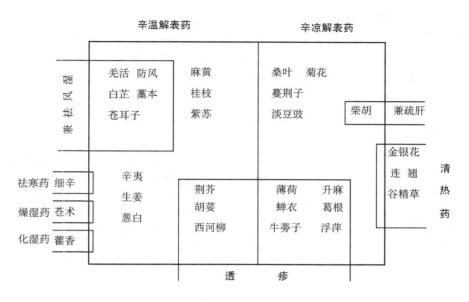

图 19-1 常用解表药

强,且能宣肺平喘,利水消肿。桂枝发汗之力较缓,但善于温通血脉,通阳化气。

2) 荆芥、防风之辛温性较缓和,既可用于风寒表证,亦可用于风热表证。荆芥发汗之力大于防风,兼有透疹作用,炒炭还可止血。防风为祛风通用之药,兼能胜湿。

3) 紫苏又分苏叶与苏梗。苏叶长于发散风寒,而苏梗善于理气宽中,用于表寒证兼见胸闷呕恶者。

4) 生姜发汗力较弱,用于感冒轻症,或用作发汗解表辅助药。生姜亦为温中止呕要药,用于胃寒呕吐。

5) 葱白发表散寒,温通阳气,用于寒邪入里之腹痛,腹泻及小便不利。

6) 羌活、防风、白芷、藁本、苍耳子诸药兼有祛风胜湿作用。其中羌活温而且燥,亦常用作祛风湿药。防风以祛风见长,兼能除湿。白芷祛风燥湿而善治阳明经头痛,且能温通鼻窍及消肿排脓。藁本作用与羌活相似,而善治巅顶头痛。苍耳子发散风湿且善通鼻窍,与辛夷、白芷、细辛皆为宣通鼻窍的要药。

7) 荆芥、胡荽、西河柳具有透疹作用,常用于治疗麻疹。

8) 他类药物如祛寒药细辛,燥湿药苍术,化湿药藿香,亦具有发散风寒的作用。

(二) 辛凉解表药

1) 风热表证之重证常选用薄荷、牛蒡子。二药皆能疏散风热、利咽喉、透麻疹。惟薄荷辛散发汗之力较胜,且轻清升浮清利头目而治头痛目赤,兼入肝经以疏肝解郁;而牛蒡子发汗之力缓弱,兼具苦泄之性,有祛痰止咳、清热解毒之功。

2) 风热表证之轻证常选用桑叶、菊花。二药皆能疏散风热、清肝明目。惟桑叶疏散之力较胜,又能清肺热,宣肺气而止咳嗽;菊花清肝之力较强,又具平降肝阳,清热解毒之功。

3) 柴胡善疏少阳半表半里之邪,常配葛根以解肌退热;又善疏肝解郁,常配郁金以治肝气郁结;又能升举阳气,常配升麻以治气虚下陷。

4) 蔓荆子、木贼皆长于疏散头目风热。前者善治风热头痛;后者专治风热目疾。

5) 升麻、葛根皆有升阳及透疹的作用,常配伍应用。升麻又能清热解毒;葛根又能生津止渴。

6) 薄荷、牛蒡子、升麻、葛根、蝉衣、浮萍诸药皆有透疹作用。

四、方　　剂

解表剂是以辛散发表的药物为主要组成部分。依其所用主要药物性味的辛温或辛凉,分为辛温解表剂与辛凉解表剂。此外,尚有扶正解表剂,适用于正虚而感受外邪之证。

辛温解表剂多选用麻黄、桂枝、荆芥、防风、苏叶、生姜等药,辛凉解表剂多选用薄荷、桑叶、菊花、牛蒡子、柴胡、葛根等药。

辛温解表类方剂适用于外感风寒表证。麻黄汤中麻、桂并用,发汗之力强,又能宣肺平喘,为辛温解表之重剂,适用于外感风寒之表实证。桂枝汤中桂、芍并用,发汗解表之力逊于麻黄汤,但善于解肌表而和营卫,适用于外感风寒表虚证,以及一切营卫不和的杂病。荆防败毒散辛温解表兼疏风清热,祛湿止痛兼宣肺止咳,为治风寒表证兼证较多之方。

辛凉解表类方剂适用于外感风热或风温初起的表证。银翘散辛凉解表之力大,且能清热解毒,适用于温病初起,风热犯卫之证,为辛凉平剂。桑菊饮解表之力轻,重在宣肺止咳,适用于风热较轻,邪在肺系,以咳嗽为主症者,为辛凉轻剂。

（一）麻黄汤

麻黄汤方解如图 19-2 所示;本方功用为发汗解表,宣肺平喘,主治外感风寒表实证。

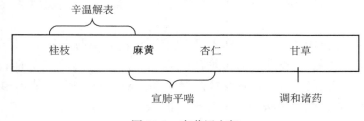

图 19-2　麻黄汤方解

（二）桂枝汤

图 19-3 为桂枝汤方解。

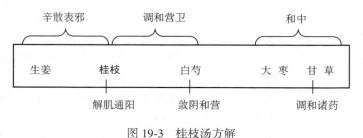

图 19-3　桂枝汤方解

本方功效为解肌发表,调和营卫,主治外感风寒表虚证,亦治病后、产后体弱等因营卫不和所致的病证。

(三) 荆防败毒散

本方为近世治风寒表证的常用方。除发散风寒外,尚兼祛风胜湿,解肌退热,宣肺止咳作用。方中药物约分为两组:主为解表散寒,祛风胜湿,针对风寒湿邪束表;次为宣肺理气,止咳化痰,针对肺气失宣。方解见图 19-4。

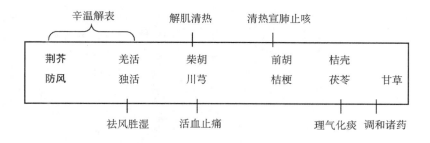

图 19-4 荆防败毒散方解

(四) 银翘散

本方功用为辛凉透表,清热解毒,主治一切外感风热初起。本方配伍特点有二:辛凉之中配少量辛温之品,以利于透邪;解表之中配清热之品,以清疏兼顾。银翘散方解见图 19-5。

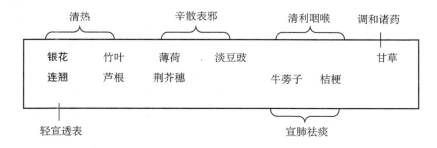

图 19-5 银翘散方解

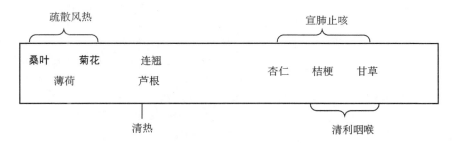

图 19-6 桑菊饮方解

(五)桑菊饮

本方功用为疏风清热,宣肺止咳,用于外感风热初起,恶寒发热症状较轻,而鼻塞,咳嗽、咽痛等肺气不宣证候较明显者。银翘散主治风热袭表,而桑菊饮主治风热犯肺。桑菊饮方解见图19-6。

第二十章 热 证

一、证 候

按八纲辨证,热证有表热、里热之分,里热又有实热、虚热之别。表热属表证范畴,已在表证中讲述;虚热属虚证范畴,将在虚证中讲述。故本章所讲之热证,主要限于里实热证。

不论外感病及内伤病皆可产生热证。外感病的热证,多为感受温热之邪所引起,亦有因感受风、寒、暑、湿、燥邪,入里化热所产生,此种热证概为实热证。内伤病由于五志过极(即精神情志的剧烈变动)、气郁化火、阳气旺盛、痰湿蕴结、瘀血阻滞,皆可产生内火,此种热证亦为实热证。至于内伤病所致之虚热证,不在本章讲述之列。故本章所讨论的热证,主要包括外感病之里热证及内伤病之实热证。

实热证,不论来自外感病或内伤病,表现基本相同。所不同者,在于外感病及内伤病本身的特点。一般来说,外感病的里实热证表现比较急剧,内伤病的实热证表现比较和缓。

外感病里热证,按浅深可分为气分热证及血分热证,通常用温病卫气营血辨证;热在气分称气分热证,热在营、血分则称营分热证和血分热证。内伤杂病实热证按脏腑进行辨证。实际上外感病辨证也是以脏腑为基础的,如气分热证,热在肺、胃,营、血分热证,热在心、肝。

本章为了讨论的方便,不论外感病与内伤病,概以脏腑为纲,讨论实热证。

五脏六腑之中除肾脏外,各脏腑皆可产生实热证。心、肝之热证通常称为火,如心火亢盛、肝火上炎、肝火犯肺、心肝火旺。热邪易与湿邪结合为患,如肝胆湿热、脾胃湿热、膀胱湿热、大肠湿热。火热病邪可郁结成毒,形成局部化脓性感染,称为热毒或火毒。热毒结于肌肤,则发为疮疡肿毒;郁于咽喉,则为咽喉肿痛;蕴于肺脏,则为肺痈;溃于阑尾,则成肠痈;发于头面,名为大头瘟。

热证的共有表现是:发热,畏热,出汗,口干渴,喜冷饮,小便短赤,大便干结,舌质红,苔黄燥,脉数有力。肺热尚有呼吸气粗,咽喉肿痛,咳黄稠脓痰等表现。心火证尚有心中烦热,夜寐不安,甚则狂躁神昏,口舌生疮,舌体糜烂疼痛,或吐血、衄血,或小便赤涩灼痛等表现。肝火证尚有头晕胀痛,面红目赤,口苦口干,急躁易怒,胁肋灼痛,或耳内肿痛流脓,或吐血、衄血等表现。胃火证尚有胃脘灼热疼痛,吞酸嘈杂,渴喜冷饮,或消谷善肌,或食入即吐,或牙龈肿痛,口苦口臭等表现。

二、治 法

热证的治法,总称为清热法,用于治疗各种里实热证。清热法分为清热泻火、清热燥湿、清热解毒及清热凉血。此外,尚有配以泻下的清热泻下法,配以养阴的清虚热法。

(一) 清热泻火法

清热泻火又叫清气分热,适用于治疗外感病热入气分,表现为高热、烦渴、多汗、脉洪大数者。热病后期,余热未清,心烦不安;或热盛伤津,亦以本法为主治之。本法亦用于治内伤杂病之脏腑实热,如肺热咳嗽,心火烦躁,肝火目赤,胃火牙痛等。

(二) 清热解毒法

清热解毒法适用于治疗各种热毒病证,包括火热毒盛充斥三焦的瘟疫,以及热毒壅盛结聚于局部的痈肿疮疡。

(三) 清热燥湿法

清热燥湿法适用于治疗各种湿热证。外感病如湿热留恋气分,内伤病如肝胆湿热证,脾胃湿热证,大肠湿热证等皆以此法治之。

(四) 清热凉血法

清热凉血又叫清营凉血,适用于治疗外感病热入营分及血分,表现为高热神昏,身发斑疹,舌质红绛,及出血症状者。

(五) 清虚热法

清虚热法适用于治疗温热病后期邪热未尽,阴液耗伤之夜热早凉、低热不退者,以及用于内伤杂病之阴虚潮热及骨蒸劳热者。本法多与滋阴法同用,称滋阴清热法,或养阴清热法。

三、药　　物

清热药的药性均为寒凉,但因药味的不同,而有甘寒、苦寒、咸寒之分。甘寒药寒性较轻,兼能生津止渴,于实热、虚热均可应用,如芦根、竹叶、生地等。苦寒药寒性较重,清热力强,兼有解毒、燥湿作用,如黄连、黄芩、黄柏等。咸寒药能清热凉血,透疹化斑,如紫草、犀角、玄参等。清热药主要归经入肺、心、肝、胃、大肠、膀胱等易产生热证的各脏腑。

按清热法的分类,清热药亦相应分为五类。但清热药的作用大多比较广泛,一药可兼有两或两种以上清热作用,只能根据其主要效能加以分类。

清热泻火药:性味多甘寒,能清气分热,用于治疗外感病气分热证,及各脏腑之火热证。

清热解毒药:性味多苦寒,能清热解毒,主要用于治疗瘟疫、痈肿疮疡等热毒病症。

清热燥湿药:性味多苦寒,能清热燥湿,主要用于治疗湿热证。

清热凉血药:性味多甘咸苦寒,能清热凉血,用于治疗热入营血证。

清虚热药:此类药多无苦躁伤阴之弊,即治阴虚发热,亦治温病后期邪热未尽,阴液耗伤者。

图 20-1 为清热药一览。

(一) 清热泻火药

1) 石膏与知母常相须为用,为清热泻火及除烦止渴的常用药,主治气分实热。石膏清热之力较强,性善清解及清降,只适用于实热证。知母则性善清润,对实火与虚热均有作用而能虚实两清。

2) 寒水石与石膏功效相似,但不及石膏常用,善治大热烦渴而无清肺平喘作用。

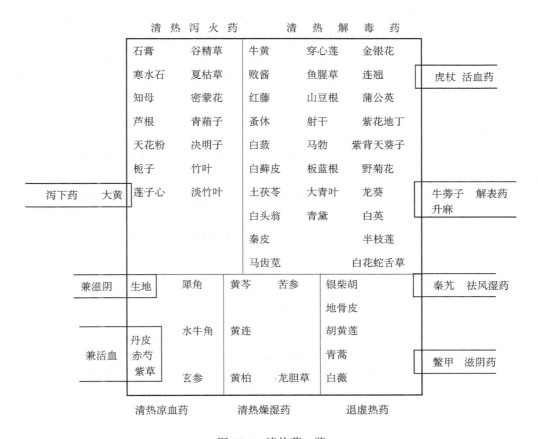

图 20-1　清热药一览

3) 天花粉、芦根、竹叶皆能清热生津,用于气分实热之轻证。天花粉尚能清热排脓;芦根尚能清肺止咳及利尿;竹叶尚能清心利尿。

4) 竹叶与淡竹叶效用相似,均能清热与利尿。但竹叶清心胃,除烦热作用较好;淡竹叶则长于清热利尿。

5) 栀子善清三焦之热,既能清气分热,又能清血分热,尤长于清心火及退湿热黄疸,外用能散瘀消肿治扭挫伤。

6) 夏枯草、青葙子、密蒙花、谷精草、夜明砂诸药均能清肝明目,治目赤肿痛。夏枯草与青葙子长于清泻肝火,前者可散郁结,后者尚能明目退翳。密蒙花与谷精草为眼科明目要药,前者兼可润肝燥,对目疾虚实证均可用;后者又能疏散肝经风热。夜明砂则多用于夜盲及目疾兼有瘀滞者。

7) 莲子心专入心经,有清心泻火、除烦安神之功。

(二) 清热解毒药

1) 金银花与连翘常相须为用,能清热解毒,并可疏散风热。然金银花性善清透,广泛用于温病及各种热毒,对全身疾患较好;连翘功善清泻,常用于清心泻火,且为散结消痈之药,对局部疾患较佳。

2）蒲公英、紫花地丁、紫背天葵子、野菊花均善清热解毒而消痈肿,治各种外疡内痈。

3）大青叶、板蓝根、青黛来源于同一植物,一为叶,一为根,一为叶之加工品。三者功用相似,均能清热解毒,凉血化斑。但大青叶凉血化斑力强;板蓝根清利咽喉力强;青黛清泻肝火力大。

4）山豆根、射干、马勃均能清热解毒而善治咽喉肿痛。山豆根解毒散肿之力较强,又能抗癌;射干兼可去痰平喘;马勃兼能止血敛疮。

5）穿心莲能清热解毒及燥湿,上治肺热咳喘及咽喉肿痛,下治湿热痢及淋证。

6）鱼腥草适应证较广,可治肺热咳嗽、热淋、泻痢及痈肿。

7）红藤及败酱均能清热解毒、消痈及祛瘀止痛而善治肠痈,以及其他痈肿,但红藤祛瘀止痛力强,还可用治外伤、风湿痛及痛经。

8）牛黄效用颇广,除清热解毒外,尚能熄风止痉及化痰开窍。由于稀少,现多以体外培育牛黄或人工牛黄代替。

9）蚤休能清热解毒,止痛肿疮毒。尚能散肿止痛、化瘀止血及治蛇虫咬伤。

10）马齿苋、秦皮、白头翁均能清热解毒且长于治痢。

11）白蔹、白鲜皮、土茯苓均以解毒疗疮为主,治湿热疮毒。

12）白花蛇舌草、半枝莲、龙葵、白英诸药除用于治痈肿外,常用于治疗癌症。

(三) 清热燥湿药

本类药除清热燥湿外,且多具解毒作用,主治湿热及热毒证。

1）黄芩、黄连、黄柏三药并称"三黄",皆能清热燥湿及泻火解毒,主治诸种湿热证及热毒证。黄芩长于清肺,并可止血安胎;黄连善清心、胃火;黄柏专于治下焦湿热。

2）黄柏、知母常相须为用,均能坚阴并虚实两清。但黄柏性燥,能燥湿解毒及清下焦有形湿热;知母性润而清下焦无根之虚火。

3）苦参以燥湿及杀虫为主,尤善清下焦湿热,治泻痢、黄疸、带下、热淋及皮肤瘙痒。

4）龙胆草、夏枯草均能清肝明目,主治肝火亢盛及目赤肿痛等证。但龙胆草大寒且燥,清泻肝火及燥湿之力强,善清肝火上炎、湿热黄疸及湿热下注诸证,治目疾亦限于肝火炽盛者。夏枯草则性较缓和,清而兼散,又能散结治瘰疬、痰核。

(四) 清热凉血药

1）犀角凉血止血、化斑、解毒、清心定惊之力均甚佳,为治血热妄行、吐衄发斑、高热神昏之良药。惟物稀价昂,现以水牛角代替。

2）丹皮、赤芍均能清热凉血及活血化瘀。丹皮凉血之力强于赤芍;赤芍活血祛瘀之力胜于丹皮。

3）生地、玄参皆能清热凉血。生地尚能滋阴,亦用作滋阴药。玄参解毒力强,通常用作清热解毒药。

4）紫草功善凉血、活血及解毒透疹,治血热发斑、热毒斑疹及麻疹透发不畅,并外用以治疮疡、湿疹、烫伤。

(五) 清虚热药

青蒿、白薇、地骨皮、银柴胡、胡黄连皆用作退虚热药。青蒿尚能截疟及清暑热。白薇尚能清实热,治热淋、血淋、咽喉肿痛及疮疡肿毒。地骨皮尚能清泻肺热,治肺热咳喘。银柴胡及胡黄连尚长于清疳热。胡黄连尚有类似黄连除湿热及解毒的功效。

四、方　　剂

清热剂是用寒凉药为主组成的方剂,具有清热泻火、清热解毒、清热燥湿及清营凉血等功效。

清热剂用于治疗各种里热证,包括外感病的气分证、营分证及血分证,内伤病各脏腑燥热及湿热证,热毒感染所致的各种疔疮疖肿、内痈、外痈及无名肿毒。

白虎汤为清气分热的代表方剂,有清热生津的作用,主治肺胃热盛。清营汤清营透热,养阴活血,治温热病初入营分。犀角地黄汤清热凉血,解毒散瘀,治温热病热入血分。黄连解毒汤纯由苦寒泻火解毒药组成,治火邪、湿热充斥三焦之证。五味消毒饮清热解毒,消散疮疡,专治热毒所致之痈疡疔肿。导赤散清心养阴,利水导热,主治心火亢盛之心胸烦热、口舌生疮及心移热于小肠之热淋涩痛。龙胆泻肝汤泻肝胆实火,清下焦湿热,主治肝胆实火上攻之胁痛、头痛、目赤、口苦及肝经湿热下注之淋浊、带下及阴痒阴肿。泻白散清泻肺热,主治肺热咳喘。白头翁汤清热燥湿,凉血止痢,主治湿热痢疾,热重于湿者。

(一) 白虎汤

本方为清气分热主方,主治外感病气分热盛。生石膏为君,臣以知母,相须为用,以清热生津。佐以粳米、炙甘草以和中益胃,并可防君臣药大寒伤中之弊。白虎汤方解如图20-2。

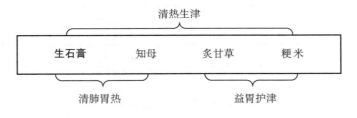

图 20-2　白虎汤方解

(二) 清营汤

本方功效为清营解毒、透热养阴。主治温病邪热传营,热伤营阴,而气分之邪尚未尽解者。治法上在清营解毒之中,配以清气分之药,使"入营犹可透热转气",达到气营两清的目的。图20-3为清营汤方解。

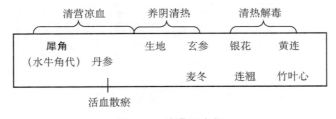

图 20-3　清营汤方解

（三）犀角地黄汤

本方功效为清热凉血、止血散瘀。主治温病热入血分，出现热扰心神而神昏谵语及血热妄行之出血发斑。犀角地黄汤方解见图 20-4。

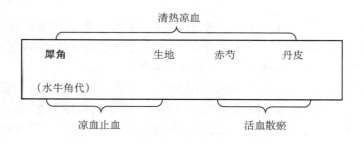

图 20-4　犀角地黄汤方解

（四）黄连解毒汤

本方功效为泻火解毒。主治三焦火毒热盛。方中以三黄泻三焦实热，配合栀子通泻三焦，导热下行。一切实热火证，多以此方为基础进行加味。本方方解如图 20-5。

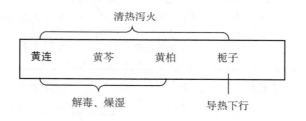

图 20-5　黄连解毒汤方解

（五）五味消毒饮

本方以重用金银花为君，集五味清热解毒、消痈散结药于一方，为消散疔毒痈肿之要方。五味消毒饮方解如图 20-6。

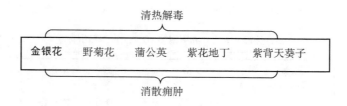

图 20-6　五味消毒饮方解

(六) 导赤散

本方功效为清心养阴、利水通淋。主治心经火热证。导赤散方解如图20-7。

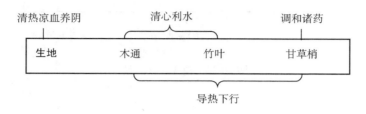

图 20-7　导赤散方解

(七) 龙胆泻肝汤

本方是泻肝胆实火及清利肝胆湿热的代表方。主治肝经实火上炎或肝经湿热下注诸证。本方方解如图20-8。

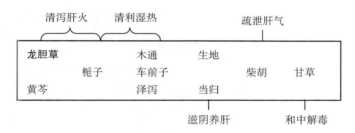

图 20-8　龙胆泻肝汤方解

(八) 泻白散

本方功效为清泻肺热，平喘止咳。主治肺热咳喘。图20-9为泻白散方解。

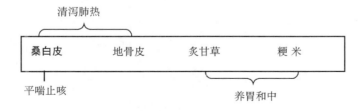

图 20-9　泻白散方解

(九) 白头翁汤

本方功效为清热解毒、凉血止痢。主治热毒痢疾。方解如图20-10示。

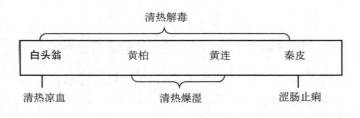

图 20-10　白头翁汤方解

第二十一章 寒 证

一、证 候

外寒、内寒是病因病机的概念。外寒是指外来寒邪侵犯人体所致的病证;而内寒则是机体阴阳失调,阳偏衰所表现的虚寒证。

表寒、里寒是八纲辨证的概念。表寒表示寒证位于体表;里寒表示寒证位于脏腑。两种分类的概念不能混淆。二者的关系简示如下(图21-1):

外寒证纯属外来寒邪所致的实寒证,而里寒证则包括外寒入里的实寒证及阳虚生寒所致的虚寒证。

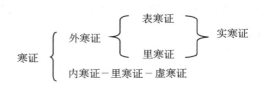

图 21-1 几种寒证的关系

里寒有虚实之分,外来寒邪入里为实寒,阳虚阴盛之寒为虚寒。理论上虽如此,但在临床上所见之里寒证,常虚实夹杂。因寒邪易犯阳虚之体,且寒邪易伤人阳气,故在治疗里实寒证的方剂中,同时加用温补阳气的药物。寒证的分类见图21-2。

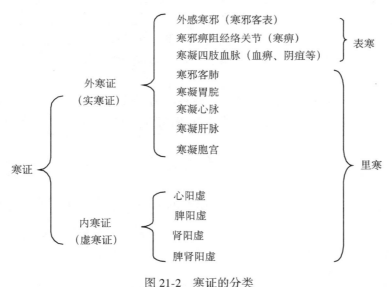

图 21-2 寒证的分类

表寒证已在表证章中讲述,内寒证将在阳虚证章中讲述。

本章所讲述之寒证为里寒证中之属实证者,即里实寒证,包括寒凝血脉、寒邪客肺、寒凝胃脘、寒凝心脉、寒凝肝脉及寒凝胞宫。这些证虽是以邪实为主,但可兼有正虚的因素。

此外,亡阳证不属于通常所称的寒证,故上表中未列入。但用回阳救逆法治亡阳,亦属祛寒法,与寒证相关,故一并讨论。

(1) 寒凝四肢血脉

本证表现为手足逆冷,皮色青紫,或趾端剧痛,甚或溃烂,脉沉细。见于血痹、寒厥、阴疽、脱骨疽等病。相当于现代医学所称的冻疮、脉管炎、雷诺病等。

(2) 寒邪客肺

本证当风寒束肺进一步发展,寒邪进入肺脏则为寒邪客肺。以咳喘突然发作,伴见寒象为特征。表现为咳嗽气喘,痰稀色白,形寒肢冷,舌淡苔白,脉迟缓。

(3) 寒邪犯胃

本证又称寒凝胃脘,多由腹部受寒,或过食生冷,或劳倦伤中,复感寒邪所致。以胃脘疼痛突发和寒象共见为诊断要点。表现为胃脘拘急冷痛,遇寒加剧,得温缓减,口泛清水,肢凉喜暖,舌淡苔白滑,脉迟或弦。

(4) 寒凝心脉

本证实际上是心脉痹阻证的一种分型,表现以心脉瘀血症状为基础而寒象突出。

(5) 寒凝肝脉

寒邪凝滞肝经,致肝气疏泄失常,以少腹寒凝气滞疼痛为主要症状,表现为阵发下腹胀痛,或牵引睾丸坠痛,得温痛减,畏寒肢冷,小便清长,女子带下清冷,痛经,舌淡苔白滑,脉沉弦或沉紧而迟。

(6) 寒凝胞宫

本证指寒邪入侵胞宫,血为寒凝,致经血瘀阻而引起的一系列症状的概称。当行经和新产之际感受寒邪易致此证。表现为小腹冷痛,得热痛减,月经或恶露行涩不爽,其色紫暗,含血块,肢冷畏寒,苔薄白而润,脉沉紧或沉迟。见于痛经、月经后期、月经过少、闭经、胎衣不下、产后腹痛、产后恶露不尽、带下、阴冷、不孕等病中。妇科寒证兼有瘀血表现者皆属之。

(7) 寒盛阳微

本证又称亡阳,为阳气欲脱之急重危证。不能视此为一般的寒证,而是心肾之阳将亡,阴阳即将离决之全身大寒证。表现为大汗淋漓,四肢厥冷,面色苍白,神情淡漠,血压骤降,脉微欲绝。

二、治　　法

寒证的基本治法是温法,又称祛寒法,即用温热的方药以祛除寒邪的治法。温法可分为以下三种具体治法。

(一) 温经散寒

本法又称温经通脉,适用于经脉受寒,血行不畅,血脉瘀阻所致病证。除用辛热之剂温经散寒外,尚配以温通血脉及活血化瘀之剂组方。

(二) 温中祛寒

本法主治中焦寒证,虽曰温中祛寒,实兼以健脾益气。以祛寒为主,兼顾补中。常用温中祛寒药如干姜、高良姜、蜀椒、吴茱萸,与补气健脾药如党参、白术、甘草、饴糖等组方。

（三）回阳救逆

本法主治阳气衰微，阴寒内盛之全身阴寒证。由于阳气暴脱，全身极度阴寒，生命危在旦夕，急用大热之剂以急救回阳，或加人参以固元气。

三、药　物

祛寒药，味皆辛，或兼苦，性皆热或温，主入肾、脾、胃经，次入心、肺、肝经。

祛寒药中，附子、肉桂兼有补阳作用，细辛、乌头兼有祛风湿作用。其他药类中，兼有祛寒作用者，分别列于图 21-3 方框右侧边缘交叉处。

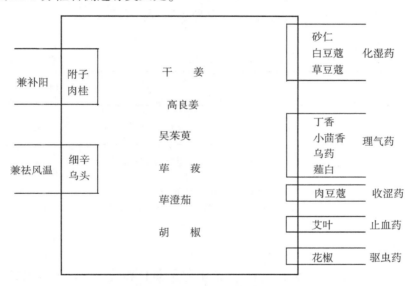

图 21-3　祛寒药一览

祛寒药物的功效及用法特点

1）附子、肉桂二药既是祛寒药，又是助阳药，常相须为用。但附子以祛寒为主，长于回阳救逆，多用于急救方中，如四逆汤；肉桂以温阳为主，长于温通血脉，鼓舞阳气，补益方中多用之，如十全大补汤。

2）乌头、附子皆来自乌头之根。川乌头为母根，附子为子根。乌头以散寒止痛见长，附子以补火回阳为优。

3）乌头分川乌、草乌两种，两者效用相同，惟草乌毒性更强。

4）干姜、高良姜、吴茱萸、荜茇、荜澄茄、胡椒皆擅长于温中祛寒。

5）细辛通行表里，外有解表祛风，散寒止痛之功，内入肺、肾，能宣通鼻窍，温肺化饮。

6）附子、干姜常相须为用，以温阳祛寒。但附子温脾肾之阳，长于回阳救逆；干姜温脾胃之阳，专于温中祛寒。

四、方　剂

寒为阴邪,最易伤人阳气;又阳虚之人,尤易感受寒邪,故祛寒方中,祛寒药常与温补药合用。温中祛寒方中加用补气健脾药,回阳救逆方中加用补气固脱药。

又寒为阴邪,易于凝滞血脉,导致血瘀,故祛寒方中,常用通阳行气、温经通脉法,加入薤白、桂枝、乌药、青皮、当归、赤芍、川芎等药以通利气血。

(一) 理中丸(汤)、附子理中丸(汤)

本方功效温中祛寒,补气健脾,主治脾胃虚寒证。方解如图 21-4 所示。方中加入附子名附子理中丸(汤),温中散寒之力更强,且能温肾,用于脾肾虚寒证。

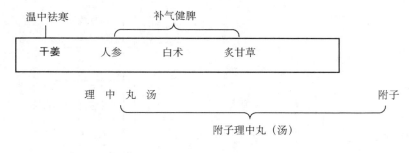

图 21-4　理中汤方解

(二) 大建中汤

本方功效除温中补虚外,尚能缓急止痛,主治中焦虚寒且有腹痛者。方中君药,一说为蜀椒,一说为饴糖,历代医家意见不一。图 21-5 为本方方解。

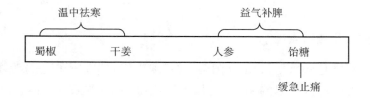

图 21-5　大建中汤方解

(三) 四逆汤

本方是回阳救逆的代表方,为治大汗淋漓四肢逆冷,脉细欲绝,阳气将亡之急救方。方解如图 21-6 所示。

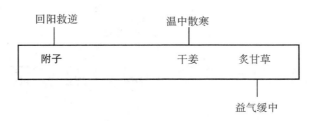

图 21-6 四逆汤方解

(四) 参附汤

本方药少力专,为抢救阳气暴脱的急救方。方中人参大补元气以益气固脱,附子温壮元阳以回阳救逆(图 21-7)。

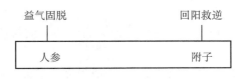

图 21-7 参附汤方解

(五) 当归四逆汤

本方功能温经散寒,养血通脉,主治寒凝血脉,手足逆冷之证。图 21-8 为当归四逆汤方解。

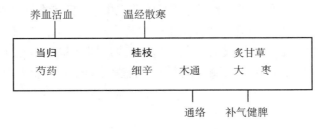

图 21-8 当归四逆汤方解

通常将祛寒剂分为以上温中祛寒、回阳救逆、温经散寒(温通血脉)三类。其实还应有一类温脏散寒剂,如治疗寒凝心脉的枳实薤白桂枝汤,治疗寒凝肝脉的暖肝煎,治疗寒凝胞宫的温经汤等方,因亦兼有行气活血等作用,另见于行气剂及活血剂中。

第二十二章 风 湿 证

一、证 候

外来之风、寒、湿、热等邪侵袭人体,逗留在肢体肌肉、经络、筋骨、关节等处,发生以疼痛为主症,兼有酸胀、重着、麻木、屈伸不利、关节灼热、肿大、变形等临床表现的病证,称为痹病、痹证、风湿病或风湿证。

痹证的发生主要是由于正气不足,感受风、寒、湿、热之邪所致。素体虚弱,正气不足,腠理不密,卫外不固是引起痹证发生的内在因素。久居湿地,冒风顶雨,遭风受寒等则是造成痹证发病的外在条件或直接原因。

痹证的病邪,不外风、寒、湿、热、痰、瘀六种。根据病邪的主次与症状特点,可将痹证分为四大类。

1) 风寒湿痹:风寒湿三邪常联合而致痹证,这是最多见的痹证。由于病邪的主次不同,又可分为三种。以风邪为主者称行痹,以肢体关节疼痛游走不定为特点;以寒邪为主者称痛痹,以肢体关节疼痛较剧,痛有定处,遇寒痛增为特点;以湿邪为主者称着痹,以肢体关节疼痛,伴重着、肿胀及肢体沉重为特点。

2) 风湿热痹:由感受风、湿、热三邪所致,或因风寒湿痹日久不愈,邪留经络关节,郁而化热所成。本证又简称热痹。表现为关节红肿,灼热,疼痛拒按,尚有全身热象。

3) 痰瘀阻络痹:此类痹又称顽痹或尪痹,见于痹证之中、晚期有关节肿胀,变形及功能障碍者。见于现代医学之类风湿关节炎及强直性脊柱炎。

4) 虚实夹杂痹:此为痹证之晚期夹有虚象者,多在痰瘀阻络痹的基础上发展而成。除关节肿胀、畸形、强直,功能障碍外,尚有肌肉萎缩、无力,易外感,虚汗,生活能力下降等气血不足及肝肾亏虚的全身虚弱表现。

二、治 法

痹证的治法,以祛风除湿为中心,尚需配合以解表宣痹、温经散寒、舒筋通络、清热通络、剔痰蠲痹、活血止痛、补益气血、滋补肝肾、强筋壮骨诸法。是以痹证的治法常是数法合用,痹证的方剂中常是数类药合用。

由于痹证的主要症状是疼痛,故活血化瘀法在治疗中的地位,仅次于祛风除湿法。

三、药 物

祛风湿药味多辛、苦,因辛有发散及通行的作用,苦有燥湿的作用。药性以温性、平性居多,寒性居少。归经多入肝、肾经,因肝主筋、肾主骨,筋骨为痹证的病位所在。运用祛风湿药时,可根据痹证的病变情况,选用相应的药物,作适当的配伍,以增强疗效。

病邪偏表,或偏于上部,或风胜之行痹,可配伍祛风解表药或解表宣痹药,如防风、羌活、桂枝、白芷、藁本等。

湿胜之着痹,可配祛湿或燥湿药,如薏苡仁、苍术、萆薢、木通等。

寒胜之痛痹,可配温经散寒止痛药,如乌头、附子、肉桂、细辛等。

热痹配清热药,如石膏、知母、黄柏、黄芩;或配清热通络药,如忍冬藤、红藤、地龙、赤芍等。

痰湿阻络痹,可加剔痰祛湿药,如白附子、天南星、半夏、白僵蚕、白芥子等。

瘀血阻络痹,可加活血化瘀药,如玄胡、姜黄、三七、川芎、丹参、鸡血藤、乳香、没药、桃仁、红花、莪术、三棱、虎杖、郁金、降香、自然铜、刘寄奴、血竭等。

腰膝酸痛的虚痹,可加补益肝肾的强筋壮骨药,如杜仲、续断、怀牛膝、骨碎补、狗脊、虎骨等。

祛风湿药分类

祛风湿药依其功效及主治所长,约可分为三类:

(1) 祛风湿止痹痛药

此类药用于邪正俱实的风寒湿痹,止痛作用较强。如独活、威灵仙、秦艽、防己、松节、青风藤等。

(2) 舒筋活络药

此类药用于筋骨关节拘挛,四肢屈伸不利、肢体麻木疼痛的痹证。如木瓜、络石藤、伸筋草、桑枝、海桐皮、海风藤、寻骨风等。

(3) 祛风湿强筋骨药

此类药兼有补益肝肾、强健筋骨的作用,常用于腰膝疼痛、酸软无力的虚实夹杂痹证。如桑寄生、五加皮、虎骨、千年健、怀牛膝、鹿衔草等。补阳药类的杜仲、狗脊、续断、骨碎补等亦具此种作用。

实际上一药有多方面的作用,难以截然划分,此种归纳仅就其主要作用而言。

祛风湿药,还可见于辛温解表、温里祛寒、燥湿利湿、活血祛瘀、温补肾阳等类药中,临证时可辨证配用(图22-1)。

四、方　　剂

羌活胜湿汤治风湿在表,一身尽痛之证。蠲痹汤是治风寒湿痹的通用方。小活络丹治寒痹日久,痰瘀阻滞经络者。身痛逐瘀汤治瘀血阻滞经络之痹痛。独活寄生汤补虚而宣痹,治肝肾不足,气血两虚之腰膝痹痛。

(一) 羌活胜湿汤

本方功效是祛风胜湿,为治风湿在表,一身尽痛的常用方剂。方中羌活、独和祛风湿利关节,止疼痛为主药。防风、藁本、蔓荆子疏风止痛为辅药。佐以川芎活血止痛,甘草调和诸药(图22-2)。

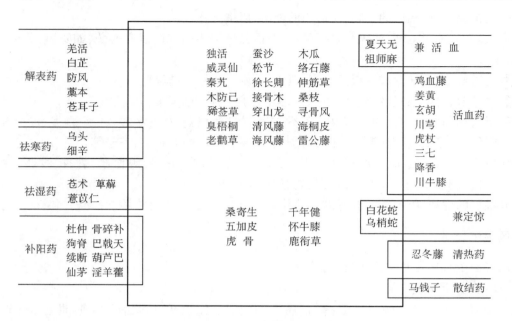

图 22-1　祛风湿药一览

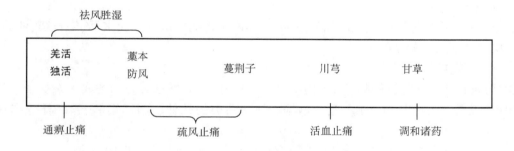

图 22-2　羌活胜湿汤方解

（二）蠲痹汤

本方功效为祛风除湿，散寒通痹，是通治风寒湿痹的方剂。方解如图 22-3 示。

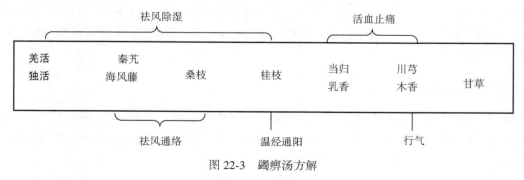

图 22-3　蠲痹汤方解

（三）小活络丹

本方功在温经散寒、祛痰逐瘀、活络止痛，治寒痹日久，痰瘀阻滞经络者。图 22-4 为小活络丹方解。

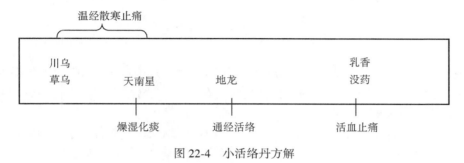

图 22-4　小活络丹方解

（四）身痛逐瘀汤

本方功效活血祛瘀，通络止痛，主治全身痹痛，痛久入络，有瘀血表现者。方解如图 22-5 所示。

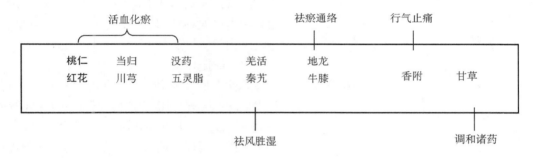

图 22-5　身痛逐瘀汤方解

（五）独活寄生汤

本方攻补兼施，药分两组：一为祛风胜湿，温经散寒以祛邪；二为强筋骨，补气血以扶正（图 22-6）。主治痹证日久，正虚邪实者。

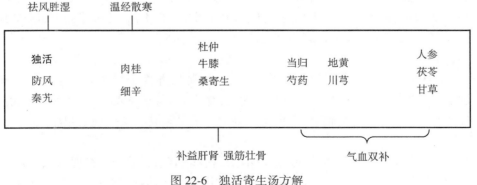

图 22-6　独活寄生汤方解

第二十三章 内 风 证

一、证 候

由于"内风"与肝的关系密切,故又称肝风或肝风内动。凡因阳盛,或阴虚不能制阳,阳升无制,出现眩晕、抽搐、痉挛、震颤等动摇症状,以及与之有关的突然昏倒、肢麻、言謇、口眼㖞斜、半身不遂等表现,皆属于内风证。

内风的临床表现多样,见于内科学头痛、眩晕、中风、痉证、厥证、痫证诸章节中。

如图23-1所示,内风的病机与阳盛及阴不制阳有密切关系外,痰浊亦常参与而形成风痰上壅。另外,外风入络亦可引动内风。

肝风通常分为肝阳化风、热极生风、阴虚风动和血虚生风四种证型,此外风痰上壅及外风入络亦与内风相关。

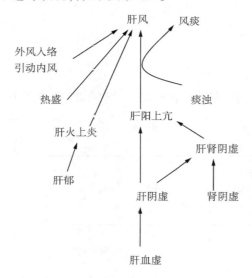

图23-1 肝风内动形成的病机

（1）肝阳化风

此证在肝阴不足、肝阳妄动的基础上出现,常有明显的"肝阳上亢"病史。其病机为:肝肾阴虚 → 虚阳上亢 → 肝阳化风 → 肝风上亢,肝风亦可挟痰上扰。病理性质具有本虚标实,上盛下虚的特点。表现为头痛眩晕,上重下轻,步履不稳,头摇肢颤,手足麻木,语言謇塞,或猝然昏倒,不省人事,口眼㖞斜,半身不遂。此即是中风先兆或中风,多见于原发性高血压及脑血管意外。

（2）热极生风

热极生风或称热盛动风,通常皆由高热引起,发病急骤。轻浅之症多见于小儿高热惊厥者,属于急惊风之类。严重者每有热极或实火的表现,常见于温热病邪深入营血之阶段,或见于某些严重感染性疾病,如脑炎、脑膜炎等。表现为高热,躁扰不宁,神志不清,牙关紧闭,四肢抽搐,颈项强直,甚至角弓反张,舌质红绛,或起芒刺,脉弦数。

（3）阴虚风动

此证多见于温热病的后期,其病机为:热邪伤阴,筋脉失养而虚风内动。主要临床表现为:神疲无力,皮肤干皱,唇焦舌干,筋惕肉瞤,手足蠕动,舌绛少苔,脉虚或细促。即在温热病后期,病将愈未愈,余热未尽,气阴已伤的基础上,出现肌肉跳动或手足颤动。此证现已很少见。

（4）血虚生风

本证为在血虚的基础上渐进性发病,内风的表现比较轻浅或微弱,表现为头晕眼花,肢体发麻,筋肉跳动,甚则手足拘挛。本证与阴虚风动皆有阴血不足,筋脉失养的表现,如四肢发麻,手足振颤,肌肉跳动,关节拘急不利等。不同点是本证无热象,而阴虚风动有虚热症状;本证为慢性过程,属内伤杂病范畴,而阴虚风动见于温热病后期,与外感病相关。

(5) 风痰上壅

本证为肝风挟痰上扰清窍所致,多由先天因素,或七情因素,或脑部外伤,造成脏腑功能失调,脾虚生痰,肝阳化风,痰随风动上壅清窍所致。本证每呈急性一过性发作,发作前可有先兆或无先兆,可有诱因或无诱因,表现为突然倒仆,神志不清,四肢抽搐,口吐涎沫,或有叫声,发作后清醒如常人。癫痫及痫病的发作皆属于本证。另有一种发作性眩晕及呕吐,西医称为内耳性眩晕者,亦为风痰上扰清窍,为与上证区别,称风痰上扰。

外风入络引动内风之证系指破伤风而言。

二、治　　法

外风宜祛,内风宜熄。熄风为治内风之大法。

由于肝阳与肝风在病机上是互相关联的,平肝与熄风两种治法常不可分割。本来平肝潜阳法重在治疗肝阳上亢,熄风止痉法重在治疗肝风上扰,但二者关系密切,难以截然划分,故可合称平肝熄风法。

针对不同的内风,有不同的熄风治法。肝阳化风乃本虚标实、上盛下虚之证,治当标本兼顾,用平肝熄风法(平肝潜阳药或称重镇潜阳药与熄风止痉药合用)以治上盛之标,用养阴熄风法或称滋阴虚潜阳法以治下虚之本。热极生风乃邪热入血,灼及肝经,风火相煽之证,治宜清热凉血法与熄风止痉法并用,称清热熄风法。阴虚风动乃温病后期,邪热已去八九,真阴仅存一二之残局,此种虚风内动,已非痉挛抽搐,仅为筋挛肉润,手足蠕动,不必动用熄风止痉之剂,治疗重在滋阴柔肝以潜阳,佐以平肝潜阳之剂。血虚生风之风象主要表现在筋脉失养上,故治疗重在养血以柔肝,滋阴以潜阳,平肝熄风之剂甚少应用。风痰上壅及风痰上扰治宜化痰熄风法,及燥湿化痰与平肝熄风之剂合用。

三、药　　物

平肝熄风类药物多为介类、矿石类及虫类,少数为植物类药。其药性多为寒凉及平性,仅个别药偏温。其药味多为咸味,其次为甘、辛、苦味。其归经主要入肝经,其次兼入心经。

由于介石类药物质地重,又善于平肝潜阳,故有重镇潜阳药物之称。

由于虫类药善于通络止痛,治风湿病久痛入络;又善于熄风止痉,治惊痫抽搐,故有虫类药搜风熄风之说。

1) 以平肝熄风为主要功效的药物有羚羊角、钩藤、天麻、全蝎、蜈蚣、白僵蚕、地龙、玳瑁等,此类药皆具有熄风止痉的作用,但由于性味的差异,其功效和应用又各有所长。

2) 羚羊角性寒,有良好的熄风止痉功效,为治热极生风之要药,且有平肝、清肝、解毒的功效。由于物稀价昂,现多以山羊角代用,然作用较弱。

3) 钩藤、天麻二药常相须为用,以熄风止痉。但钩藤能清肝、心之热,善治小儿高热惊厥及肝阳、肝火上亢之头痛;天麻为治风阳上扰,头目眩晕、头痛之要药,不论虚证实证皆可应用,又能通

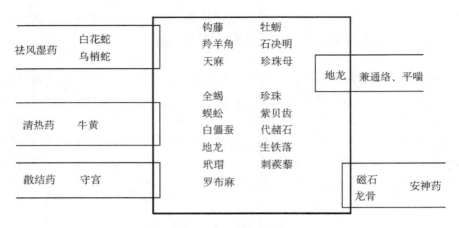

图 23-2 常用平肝熄风药

络止痛。

4）蜈蚣、全蝎、白僵蚕三虫药常相须为用，以增强搜风止痉之功。凡惊风抽搐、外风入络之面瘫、外风引动内风之破伤风，以及风湿顽痹，久痛入络均可应用。熄风止痉作用，以蜈蚣最强，全蝎次之，白僵蚕更次之。蜈蚣、全蝎二药又能攻毒散结，治瘰疬肿毒等证。白僵蚕又能祛外风以散风热及疏风以止痒，且可化痰散结，利咽消肿。

5）地龙除具熄风止痉作用外，尚有通络、止喘、利尿作用，用治风湿热痹，瘀阻经络，肺热喘息及热结尿闭。

6）玳瑁能清心热、泻肝火，适用于热病痉厥，并能清热解毒，用治痈肿疮毒。

7）以平肝潜阳为主要功效的药物有石决明、牡蛎、珍珠、珍珠母、紫贝齿、代赭石、刺蒺藜、罗布麻、生铁落等。

8）石决明、牡蛎均是平抑肝阳的常用要药。然石决明又长于清肝明目；牡蛎又善于软坚散结。

9）珍珠与珍珠母同出一物。珍珠以镇心定惊为主，珍珠母以平肝潜阳为主。二药皆能清肝明目。

10）紫贝齿除能平肝潜阳外，尚有安神之功。代赭石除能平肝阳，清肝火外，重镇降逆、凉血止血也是其特长。刺蒺藜既能平肝潜阳，又能疏肝解郁，且能疏散肝经风热，祛风明目及止痒。罗布麻能平肝泄热外，尚能降压及利尿。生铁落则以平肝镇惊见长，为治癫狂阳厥之主药。

四、方　　剂

镇肝熄风汤重镇潜阳与滋阴潜阳并用，适用于阴虚阳亢之风动。天麻钩藤饮的主治与上方相似，但重在平肝熄风，兼以清热安神。羚角钩藤汤，清热熄风之力较强，主用于肝经热盛，热极风动之证。半夏白术汤为化痰熄风方，专为风痰上扰之眩晕呕吐而设。玉真散祛风定搐，专治外风入络引动内风之破伤风。

（一）镇肝熄风汤

本方标本兼治，镇肝熄风以治标，滋阴潜阳以治本，主治阴虚阳亢，肝阳化风。方解如图 23-3

示。

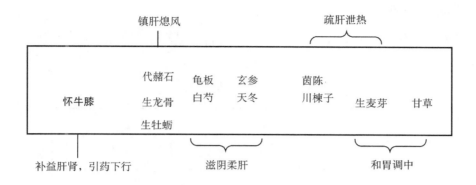

图 23-3 镇肝熄风汤方解

（二）天麻钩藤饮

本方与上方颇相似，同为肝肾阴亏，肝阳偏亢之证而设，但镇肝熄风汤镇潜熄风之力较大，而本方则重在平肝熄风，清热安神。图 23-4 为其方解。

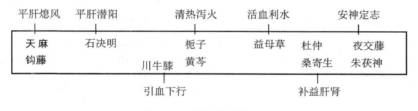

图 23-4 天麻钩藤饮方解

（三）羚羊角钩藤汤

本方的主要功效是凉肝熄风，兼及增液舒筋，清化热痰。主治肝经热盛风动。凡引起高热、抽搐的病证皆可用之。方解如图 23-5 示。

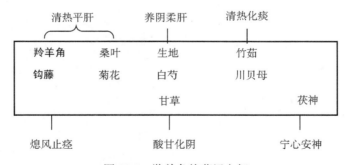

图 23-5 羚羊角钩藤汤方解

(四) 半夏白术天麻汤

本方功效是燥湿化痰,平肝熄风,主治风痰上扰,为治眩晕、呕吐的常用方剂。图 23-6 为其方解。

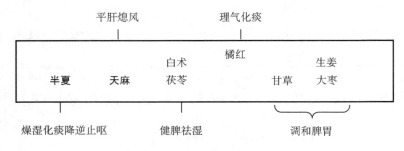

图 23-6　半夏白术天麻汤方解

(五) 玉真散

本方功效祛风止痉,主治外风引动内风之破伤风。其方解如图 23-7 示。

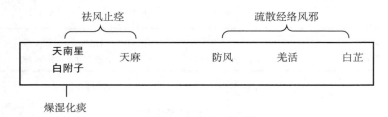

图 23-7　玉真散方解

第二十四章 湿 证

一、证 候

湿聚集成水,水弥散成湿,二者本同类,故本章之湿证,实为水湿证。

学习本章之前,请先复习病邪辨证章节中之湿邪部分。湿有外湿、内湿之分,表湿、里湿之别(图24-1)。前者是病因的概念,后者为病位的概念,两者不可混同。外湿指外来之湿邪,为六淫病邪之一,内湿指内生之湿,为内生五邪之一;湿邪犯肌表为表湿证,湿邪在脏腑为里湿证。表湿证纯为外湿所引起,而里湿证可由外湿入里,或内生之湿所致。

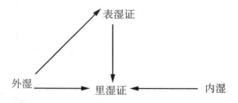

图24-1 内湿、外湿、表湿、里湿之间的关系

外湿所致之里湿证与内湿所致之里湿证,虽同为里湿证,但因病邪来源不同,其临床表现亦不同。外湿所致之里湿证皆为实证,多侵犯脾胃、肝胆、大肠、膀胱,且多与热结合表现为湿热证,如脾胃湿热证、肝胆湿热证、大肠湿热证、膀胱湿热证等。内湿所致之里湿证属虚证或本虚标实证,病发于脾、肾两脏之虚,本虚表现为气虚或阳虚,邪实表现为湿阻中焦或水湿泛滥,如脾气虚证(脾虚湿阻)、脾阳虚证(脾虚水泛)、肾阳虚证(肾虚水泛)。上述不同证型的临床证候可参见脏腑辨证。

外湿及内湿所致之里湿证虽有上述不同,但临床所见,并不一定完全如此界限分明,有些里湿证,外湿及内湿皆可参与,互为因果,如湿邪困脾,本因外湿而生,久之转化为脾虚生湿,便又有内湿。

湿证辨证应首先辨表里部位,是表湿证还是里湿证,如为表湿证须进一步辨别湿邪在肌表、肌腠或关节;如为里湿证须辨别湿邪所在脏腑;其次再辨湿邪的寒热表现,是寒湿证还是湿热证;最后还需辨别湿证的虚实性质,是外来湿邪所致的实证,还是因虚生湿而形成的本虚标实证。

临床常见的湿证,归纳于图24-2中。本章重在讲述里湿证。

二、治 法

湿证的治法,总称祛湿法,或称理湿法,可分为化湿、燥湿及利湿三种治法。

(一) 化湿法

化湿法亦称芳香化湿法,是用性味辛温、气味芳香的药物,使体内湿浊消散于无形的一种祛湿法。本法适用于湿浊内阻,脾为湿困,运化失常而引起的胸腹痞满,口中黏腻,纳呆食少,嗳腐吐酸,舌苔白腻之证。因芳香药物有辟秽化浊以促进脾的运化,鼓舞胃气以增进食欲的作用,故前人又用"芳香辟秽"、"醒脾开胃"来形容其作用。藿香、佩兰等为此类治法的代表药。

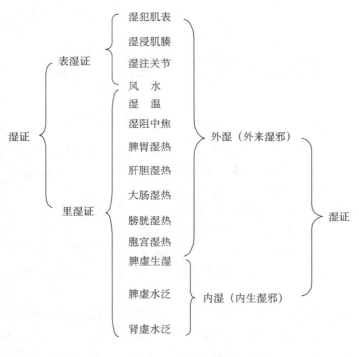

图 24-2 湿证的分类

（二）燥湿法

燥湿法是用性质温燥的药物以消除体内湿浊的一种祛湿法，又可分为苦温燥湿法及苦寒燥湿法两种。苦温燥湿法适用于寒湿证或湿证无明显热象者，用药以苍术、厚朴等为代表，此类药与芳香化湿药作用相似，本无多大区别，仅芳香化湿药气味芳香，而苦温燥湿药药味偏苦，故有人主张将此两类药合并，统属于化湿法，不必作化湿、燥湿之分。苦寒燥湿法适用于湿热证，用药以黄柏、黄芩等为代表。此类药有清热及燥湿作用，故通称清热燥湿药，放入清热药中讲述。

（三）利湿法

利湿法是通利小便，使水湿从小便排出的一种祛湿法，又称渗湿法或渗湿利水法。下焦及中焦的水湿，常以此为主法治之，诸如水肿、淋浊、黄疸、带下等病证，都可应用此法。前人有"治湿不利其小便，非其治也"的说法，表明利湿法为治湿证的要法。根据用药的不同，利湿法又可分为淡渗利湿、利水消肿、利水通淋、利湿退黄、清热利湿诸法。

以上三种祛湿法，临床上较少单独应用，常数法合用，或与其他有关治法，如健脾、宣散、通痹、化痰、清热、逐水、通阳等法配合应用。具体治法有宣散表湿、蠲痹通络、芳香化湿、苦温燥湿、温阳利水、健脾祛湿、实脾利水、利水通淋、燥湿化痰、攻下逐水等十余种，各有其主治病证及代表方，限于篇幅，在此从略。

三、药　　物

按照祛湿方的分类,祛湿药亦相应地分为化湿药、燥湿药及利湿药三类。

化湿药:此类药气味芳香,性味多为辛温,入脾胃经。其主要作用是化湿醒脾,代表药如藿香、佩兰、砂仁等。

燥湿药:分苦温燥湿及苦寒燥湿二类。苦温燥湿药性味多为辛苦温,入脾胃经,作用与化湿药相似,惟燥性更甚,代表药如苍术、厚朴。苦寒燥湿药即清热燥湿药,代表药如黄芩、黄连、黄柏,此类药已在热证中讨论。

利湿药:本类药又称利水药或利水渗湿药,药味多甘、淡、苦,性多平、寒,主要入肾、膀胱经,兼入脾、肺、心、小肠、肝、胆经。其中偏于利水渗湿者称淡渗利湿药;能清利下焦湿热者,习称清热利湿药或利水通淋药。

常用药物见图24-3,其功效和特点简要说明如下:

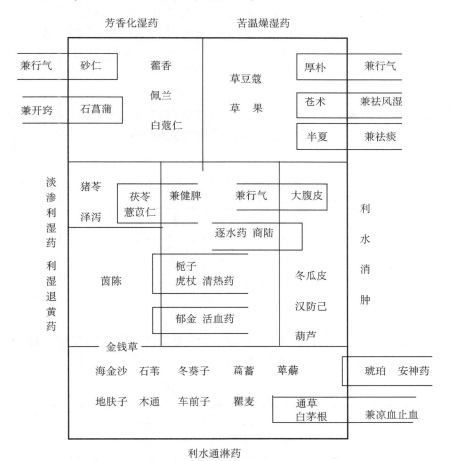

图 24-3　祛湿药一览

1) 藿香、佩兰功效相似,常配伍应用。
2) 苍术功专燥湿,为治疗湿证基本药,生用祛风解表,炒用健脾燥湿。
3) 厚朴、草豆蔻既可燥湿,又可降气,厚朴降肺气,草豆蔻降胃气。
4) 茯苓、猪苓、泽泻均有利水渗湿作用,通用于各类水湿疾病,猪苓功专利水渗湿,泽泻可泻虚火,兼治水饮引起的眩晕,茯苓兼有健脾安神作用。
5) 薏苡仁兼有清热排脓作用,肺痈常用,还可治风湿痹痛。
6) 茵陈适用于各种黄疸,但以湿热黄疸效果最佳。
7) 车前子为常用利尿药,车前子尚明目,车前草尚可清热解毒。
8) 滑石除利水通淋作用外,还可清热平喘。
9) 冬瓜子祛湿排脓,可用于肺痈,冬瓜皮可利尿解暑。

四、方　　剂

祛湿剂分为化湿和胃,清热祛湿,利水渗湿,温化水湿及祛湿化浊五类。

平胃散及藿香正气散属化湿和胃方,茵陈蒿及八正散属清热祛湿方,五苓散属利水渗湿方,真武汤属温化水湿方,完带汤属祛湿化浊方。

(一) 平胃散

本方为祛湿的基本方,最善燥湿运脾,主治湿阻脾胃,以脘腹胀满,舌苔厚腻为审证要点。本方方解如图24-4示。若食少纳呆者加神曲、山楂;若腹胀便秘者加莱菔子、槟榔;若兼热象加黄芩、黄连。

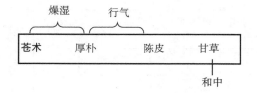

图 24-4　平胃散方解

(二) 藿香正气散

本方功用解表化湿,理气和中,主治外感风寒,内伤湿滞证。方中用药包括解表化湿,燥湿健脾,行气利水诸方面,实为集祛湿药之大成(图24-5)。

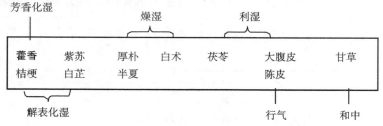

图 24-5　藿香正气散方解

（三）茵陈蒿汤

本方功用清热利湿退黄，为治湿热黄疸的主方。图 24-6 为其方解：

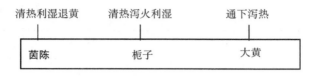

图 24-6　茵陈蒿汤方解

（四）五苓散

本方功效为利水渗湿，温阳化气，主治水湿内停诸证。方中重用泽泻为君，臣以茯苓、猪苓以增利湿之力，佐以白术健脾而运化水湿，又佐以桂枝入膀胱通阳化气，以促利水之力（图 24-7）。

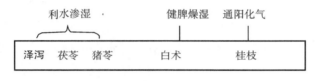

图 24-7　五苓散方解

（五）八正散

本方功用清热泻火，利水通淋，主治湿热下注膀胱之淋证。其方解如图 24-8 示。

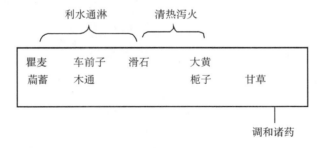

图 24-8　八正散方解

（六）真武汤

本方功用温阳利水，主治脾肾阳虚之水湿内停。临床常用于治疗肾性水肿及心源性水肿。方中用大辛大热的附子为君药，以温肾暖脾，扶阳制水；白术、茯苓健脾利湿；生姜助附子温阳散寒之力，又助术、苓温散水气之力；白芍用作反佐，以缓附、姜辛热温燥之性（图 24-9）。

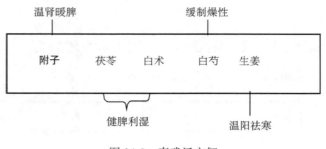

图 24-9　真武汤方解

（七）完带汤

本方功用补脾疏肝，化湿止带，主治脾虚肝郁，湿浊带下。其病乃由肝脾不和，带脉失约，湿浊下注所致，故方中诸药，围绕健脾、抑肝、祛湿而用。图 24-10 为其方解。

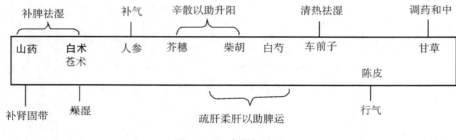

图 24-10　完带汤方解

第二十五章 痰　　证

痰是机体水液代谢所形成的病理产物,同时也是致病因素。痰分为有形之痰和无形之痰,有形之痰是指从口腔中咳吐而出的可见之痰,也包括瘰疬、痰核等可以触及的病变;无形之痰则指停留在脏腑经络等组织中,引起各种顽症、怪症,手不能触,眼不能见的痰,它只能通过表现于外的症状,运用审证求因的方法确认。痰证是泛指痰涎停留于体内而引起的各种病证,其成因是由于多种原因导致脏腑功能失调,主要是肺、脾、肾的功能失常,人体津液输布和排泄障碍所致。肺主宣发肃降,通调水道,将水液向上、向外布散,若通调不利,水液停滞,则痰浊内生,故古人有"肺为水之上源"、"肺为贮痰之器"之说。脾主运化、主升清,为水液代谢的重要枢纽,脾失健运,则水湿内停,聚而成痰,故又称"脾为生痰之源",脾的功能异常在痰形成过程中,作用最为关键。肾主水,为水火之宅,通过肾阳的蒸腾气化而调节机体水液代谢,若肾阳虚衰,气化无力,开合失常,水湿不化而成痰。

痰证可见于现代医学中的支气管哮喘、支气管炎、咽喉炎、神经官能症、耳源性眩晕、脑血管意外后遗症、神经分裂症、癫痫、甲状腺肿大、胃肠功能紊乱等多种疾病。

一、证　　候

痰浊一旦形成,可随气之升降,上达于头,下行于足,外而肌肤,内至脏腑,无所不至,因此,痰邪致病,其症候广泛复杂,变化多端。痰证的常见症候有:咳或吐大量痰涎;面色晦暗或光亮如油;清窍心神变化,如眩晕、惊悸失眠、癫狂痴呆、晕厥等;胸胁或脘腹胀满;舌体胖大,舌苔滑腻,脉滑、弦。由于痰湿同源,痰性类湿,因此,痰证往往出现气机受阻,气血不畅的临床表现,且其病势缠绵,病程较长,诊断不明,它药不效,病久不愈但形体不显大衰之象。

痰可与寒、湿、燥、热、风等病邪合而为病,据此,临床上分为寒痰、湿痰、燥痰、热痰、风痰。寒痰互凝,则为寒痰,表现为咳喘,痰白清稀;痰而兼湿,则为湿痰,表现为咳嗽痰多色白,易咳出,胸膈胀满;痰而兼燥,则为燥痰,表现为痰少黏稠,不易咯出;痰热互结,则为热痰,表现为咳痰黄稠,或胡言妄动,心烦不寐;内风夹痰上扰,则为风痰,表现为眩晕昏仆,喉中痰鸣,舌强不语,抽搐等。又因痰与气的运行密切相关,痰能与气郁结于身体相应部位而出现一系列症状,我们称之为郁痰证,也称为气痰证,临床表现为咽中如有物阻,咽之不下,吐之不出,本证常与肝郁气滞有关。

根据痰所侵犯的不同部位,常有不同症候:若痰湿犯肺,肺失宣降,发为咳喘吐痰;若痰阻脾胃,胃失和降,脾不升清,可见恶心呕吐,胃脘痞满,头晕目眩;若痰浊扰心,蒙蔽心窍,神明无主,则心悸神昏,癫痫;若停经络,则见瘰疬、痰核,肢体麻木等等。

痰邪侵犯脏腑,引起的常见的病证有:痰火扰心,痰蒙心窍,痰湿阻肺,痰热壅肺,胆郁痰扰等,具体内容详见脏腑辨证章节。

二、治　　法

痰浊的产生,是由于肺、脾、肾功能失调所致,本于正虚,痰停于内,又现实证,故痰证多属本虚标实之证,因此治疗痰证,应遵循"治病必求其本"的原则,不仅要化痰,更要善于治其生痰之源,如健脾、宣肺、温肾等。另外,痰随气升降,气顺则痰消,气滞则痰聚,故祛痰时,常配以理气之法。

痰证的治疗方法,常用的有四种:

(一) 化痰止咳法

适用于痰多咳嗽之证,一般分为温化寒(湿)痰和清化热(燥)痰两种。

(1) 化寒(湿)痰法

因苦能燥湿,温能祛寒,故采用本法时常选用苦温药物,以温化寒痰或燥湿化痰,适用于寒痰证和湿痰证。

(2) 化热(燥)痰法

运用本法时,选用的药物常凉而清润,具有清热、润燥的作用,适用于热痰证和燥痰证。

(二) 豁痰熄风法

本法具有化痰熄风止痉的作用,适用于风痰证引起的眩晕、痉厥、瘫痪等症。

(三) 消痰软坚法

本法既能化痰,又能软坚散结,适用于痰凝经脉所形成的瘰疬、瘿瘤等证。

(四) 化痰开郁法

本法选用化痰、理气、解郁药物,适用于郁痰证。

治疗痰证,还有涌吐法,用于治疗中风痰壅之闭证,本法临床上较少应用;另外,也常运用泻下之法,治疗痰证所致的癫痫、癫狂等。

三、药　　物

化痰药分为止咳化痰药(又分温化寒痰药和清热化痰药)、祛风化痰药、和软坚化痰药。

常用化痰药物

常用化痰药物(图 25-1)的功效与特点简述如下:

1) 杏仁有苦、甜之分,苦杏仁、甜杏仁均能止咳化痰平喘,前者用于咳喘之实证,后者滋润之性较佳,常用于久咳及肺虚的咳喘。

2) 白芥子化寒痰兼有消肿散结的作用,可用于痰湿阻滞经络所致的肢体关节疼痛、麻木,以及阴疽流注等证。半夏为寒痰、湿痰的常用药,又可止呕、散结。

3) 桔梗、紫菀、款冬花、百部和白前专入肺经,为止咳化痰通用药,不必过分拘泥于寒痰、热痰、

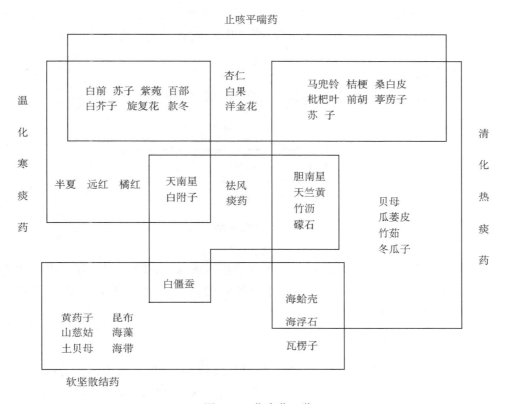

图 25-1 化痰药一览

随配伍不同皆可用之。

4）枇杷叶通用于各种咳嗽，且可止呕。

5）前胡除可化痰止咳之外，还可宣散风热。

6）瓜蒌、竹茹仅能清热化痰，均无直接止咳作用。瓜蒌分为瓜蒌皮、瓜蒌仁、全瓜蒌和瓜蒌根（天花粉）。瓜蒌皮和瓜蒌仁均可化痰，前者可清化热痰，后者润肺化痰，且能润肠通便。全瓜蒌兼具以上功效。瓜蒌根能生津止渴，用于热邪伤津的阴虚证或消渴。

7）贝母、海浮石、海蛤壳兼有化痰软坚的作用，可用于瘰疬、瘿瘤。

8）桑白皮兼有利水消肿的作用。

9）天南星、白附子均可祛风化痰，前者重在化痰，后者偏重祛风。生南星有毒，一般不用于内服，多用于外敷痈肿，经炮制的南星有两种：用白矾姜汁制者称为制南星，毒性稍缓，属温性，善去风痰；用牛、羊或猪的胆汁加工而成的名胆南星，毒性降低，属凉性，能清化热痰，开窍祛风。白附子也有毒，一般用量 3~5g。

10）风痰有寒、热的不同，风痰属寒者，宜制南星、白附子；属热者宜胆南星、天竹黄。

四、方　　剂

痰由湿生，而脾又为生痰之源，故治痰方剂中常配伍健脾祛湿之药；又因痰气关系密切，故也常配合行气消滞、降气平喘之药；当痰气郁结形成瘰疬痰核者，当使用软坚散结之药；当风痰上扰，出现眩晕抽搐，神昏神乱之际，当加用熄风止痉、醒神开窍、泻火攻下之药。

（一）二陈汤

原方尚有生姜七片，乌梅一个，同煎，但非主方用药，通常略去（图 25-2）。

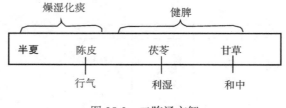

图 25-2　二陈汤方解

本方为治痰湿的基础方，治痰湿诸方多由此方加味而成，如寒痰加干姜、细辛以温肺化痰；热痰加黄芩、瓜蒌以清化热痰；风痰加南星、白附子以祛风化痰；食痰加莱菔子、神曲以消食化痰；顽痰不化者加大黄、青礞石以攻逐老痰。

（二）导痰汤、涤痰汤

以上两方皆由二陈汤加味而成（图 25-3）。导痰汤能燥湿祛痰，行气开郁，主治痰厥及顽痰所致的咳嗽喘促。涤痰汤在导痰汤中加石菖蒲、竹茹、人参，较之导痰汤又多开窍扶正之功，是治中风痰迷，舌强不能言语的常用方剂。

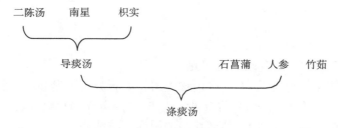

图 25-3　导痰汤、涤痰汤的组成

（三）止嗽散

本方功效止咳化痰，疏风宣肺，为治外感风邪犯肺咳嗽的常用方。图 25-4 为其方解。

（四）清气化痰丸

本方功效清热化痰，理气止咳，为治痰热壅证之常用方。热甚者加石膏、知母，痰多气急者可加桑白皮、鱼腥草，热结便燥者加大黄。本方方解如图 25-5 示。

（五）半夏白术天麻汤

本方功效燥湿化痰，平肝熄风，为治风痰眩晕的代表方（图 25-6）。本方亦由二陈汤加味而成，

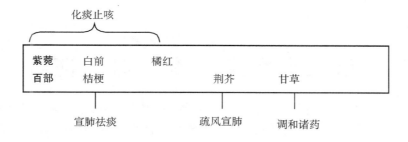

图 25-4 止嗽散方解

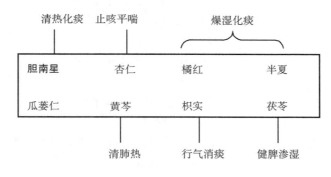

图 25-5 清气化痰丸方解

在原方燥湿化痰的基础上,加入健脾燥湿的白术,平肝熄风之天麻,而组成化痰熄风之剂。

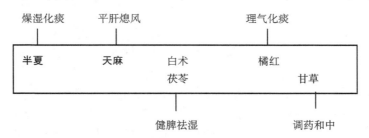

图 25-6 半夏白术天麻汤方解

(六) 滚痰丸

本方功效泻火逐痰,专为实热老痰而设。实热老痰,久积不去,上蒙清窍则发为神乱神昏;扰动心神则发为惊悸怔忡;痰阻气机则胸脘痞闷;内壅于肺则咳嗽痰稠;上扰清阳则眩晕头痛。凡此诸证皆可以本方治之。方解如图 25-7 所示。

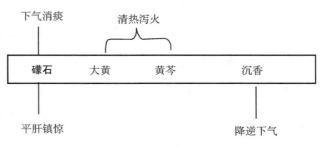

图 25-7 滚痰丸方解

第二十六章 食 滞 证

食滞证又称食积、停食,轻者称为伤食,是由于食物的质或量不合适,损伤了脾胃的纳谷、运化或肠的传导功能,导致饮食不化,宿食停滞胃肠,传导失常而出现的种种证候。其发病的原因可由于饮食不节,损伤了脾胃的正常运化功能;也可能是由于脾胃本来虚弱,腐熟运化功能低下,导致饮食停滞而发病。前者多属实证,多见于暴饮暴食后,发病较急;后者多为虚中夹实证,常见于原有脾胃虚弱,或大病后胃气尚未恢复,或长期营养不良的患者进食不当而发生。

一、证 候

基本症候:常见厌食、恶心、呕吐、嗳腐、吞酸、脘腹痞满、胀痛、肠鸣、矢气、腹泻或大便不爽、脉滑、舌苔厚腻;食滞化热者则口臭,舌苔黄厚腻,脉滑数。

虚人食滞:除上述基本症候外还常伴有各种脾胃虚弱或其他虚弱的症候。

由于饮食停滞于胃,不能受纳,故厌食;胃气不降而上逆,可出现恶心、呕吐;饮食滞于脘腹,胃气滞涩不行,故脘腹痞满、胀痛;食积化腐而浊气上逆,则发生嗳腐吞酸;宿食停于肠中则引起肠鸣、腹痛;或引起大肠传导失职,发生阵阵腹痛,肠鸣,或矢气频作,甚至泄泻或大便不爽;食滞内停,胃中浊气上返,则舌苔厚腻,脉滑;若食滞化热,腐气上返,则出现口臭,舌苔颜色变黄,脉象变数。

二、治 法

消食导滞法:消食导滞法又称消滞法,或称消导法,是治疗食滞的主要方法,是运用帮助食物消化、疏导滞留食物的药物,或用其他相应的方法所组成的治疗方法,属于治疗八法中的消法。由于食滞患者常同时伴有胃肠气滞证候,故常可适当加用理气药物以增疗效,遇有虚证者还应加用扶正药品。

(一) 消食导滞法

本法适用于一般食滞不化,脾胃失运的治疗方法,是治疗食滞的基本方法。

(二) 健脾化滞法

健脾化滞法适用于脾胃素虚,伴有饮食停滞者。如果食滞较重,则在消食导滞法中加用适量健补脾胃之药品;如果脾胃虚弱较重,积滞较轻,则在健脾益气法中加用适量消食导滞药。

(三) 攻下积滞法

该法适用于食滞较重者。腹部胀痛拒按、大便秘结者则可加用通下药物以便泄除积滞。

三、药　　物

消食药大多味甘,性平或温,善于消食导滞,具有健运脾胃,消化食积,除胀和中之功效。适用于由宿食不消所致的脘腹胀闷,嗳气吞酸,恶心呕吐,大便失常等消化不良及脾胃虚弱症状。

临床应用应根据病情,适当配伍其他药物。食滞中焦往往阻塞气机,出现脾胃气滞之证,故在运用本类药物时,常配理气药行气宽中,以助消食化滞。证见寒象者可配温性中药以散寒行滞。宿食积滞郁而化热者,可配性寒轻下之品以泄热导滞。湿浊中阻者,又当配伍化湿燥湿之品以醒脾祛湿。脾胃虚弱运化无力者,则应补脾调胃。常用的消食药如图 26-1 示。

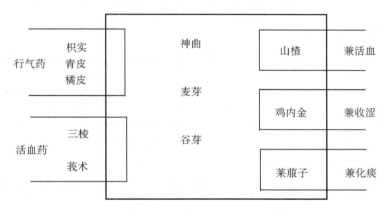

图 26-1　消食药一览

1) 山楂以消肉食积滞为其专长,又能活血化瘀,用于治疗产后瘀阻腹痛,恶露不尽。今人又用生山楂降血脂及防治冠心病。

2) 谷芽、麦芽二药常合用称为二芽,炒用能消米面食滞。谷芽专于消米谷食滞,生用尚可健脾养胃。麦芽专于消麦面食滞,生用尚可回乳。

3) 神曲的复方加工品有六曲及建曲,前者消食化滞兼健脾和胃,后者消食化滞兼发散风寒。

4) 莱菔子除消食化积外,尚能降气化痰,治喘咳之实证。

5) 鸡内金除运脾消食外,尚能固精止遗,治遗精遗尿。

四、方　　剂

消食剂分为消食化滞与健脾消食两类。消食化滞剂,具有消食化积作用,适用于食积内停之证,代表方如保和丸。健脾消食剂,具有健脾消食作用,适用于脾胃虚弱,食积内停之证,代表方如健脾丸。

消食剂中虽主要由消食药组成,亦常配以行气、泻下之药,或健脾补气之药。

(一) 保和丸

本方为消食化滞最常用的一个方剂,功效为消食化滞,理脾和胃,主治食积停滞之脘腹痞满或疼痛,嗳腐吞酸,食欲不振,大便不调等。图 26-2 为本方方解。

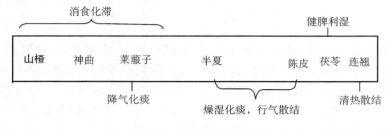

图 26-2　保和丸方解

(二) 枳实导滞丸

本方用于食积兼湿热之下利。功效为消食导滞,清热祛湿,主治食滞挟湿热积于肠胃之证。方解见图 26-3。

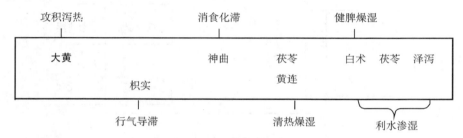

图 26-3　枳实导滞丸方解

(三) 健脾丸

本方功效为健脾和胃,消食止泻,主治脾胃虚弱,饮食内停,生湿化热。图 26-4 为该方方解。

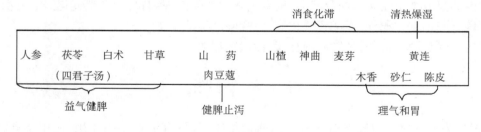

图 26-4　健脾丸方解

第二十七章　气滞证与气逆证

气是构成机体并维持其正常生命活动的最基本物质。气机则是指气在机体内正常状态下的运动,其表现形式为气的升、降、出、入。气为病乃气机失常所致,称为气证,可表现为气虚、气陷、气脱、气滞、气逆、气闭等证。一般而言,气证有虚实之分,前三者为虚,后三者属实。但是,气机失常由于病因病机复杂多样,可以虚中夹实、实中夹虚,因而虚实兼见。气陷,表现为脏器下垂,如子宫脱垂,或脱肛,或胃下垂等,但也可兼有湿热下注;气滞,如脾胃气滞表现为脘腹胀满、疼痛,亦常见纳呆、便溏等脾胃气虚的症候。因此,气证虚实之分是相对的,常虚实互见;辨证时要结合患者的全身情况,仔细分析,分清主次,抓住主要矛盾。

气滞与气逆皆属气的实证。气滞之甚者亦可表现为气逆,气逆实际上也是气滞的另一表现形式。二者相关,无本质差异,故合并讨论。

一、证　　候

(一) 气滞证

气滞证是指人体某部分或某脏腑或某经络的气机障碍、运行不畅所表现的证候。轻者为痞塞,重者为胀满、疼痛。疼痛多表现为撑痛、胀闷痛、走窜痛,时轻时重,嗳气或矢气后减轻。与气滞证相关的脏腑有肝、胆、脾、胃等。根据所及脏腑的不同,常将气滞证分为以下二型:

1) 肝郁气滞:常见胁痛,少腹或会阴等部位胀痛,女性可有乳房胀痛,常伴有情志不舒、喜太息、易怒等。

2) 脾胃气滞:常见脘腹部痞塞胀满、疼痛,进食后胀满加重等症状。

(二) 气逆证

气逆证是指人体气机升降失常,某脏腑之气当降而不降甚或逆而上升所表现的证候。主要表现为胃气上逆和肺气上逆。

1) 胃气上逆:表现为恶心、呕吐、呃逆、嗳气等症状。

2) 肺气上逆:表现为咳嗽、气喘等症状。

二、治　　法

气滞宜疏通,称为行气;气逆宜平降,称为降气;二者合称为理气。

(一) 行气法

行气法即疏通气滞的方法,常分为以下两种:

1) 疏肝解郁法:用于肝郁气滞证。

2）畅中理气法：用于脾胃气滞证。

（二）降气法

降气法即平降气逆的方法，常分为以下两种：
1）降逆止呕法：用于胃气上逆证。
2）降气平喘法：用于肺气上逆证。

理气法，特别是行气法，在临床上应用极为广泛，不仅用于气滞或气逆诸证，而且在施行补益、消导、化痰、泻下、理湿、活血等法时，如配合使用理气法能更好地发挥治疗作用。

三、药　物

凡能疏通气滞、平降气逆的药物，称为理气药；它具有消胀、除满、解郁、止痛、平喘、止呕、散结等作用，但用之不当，亦可耗气、伤阴、动血。因此，如属气虚，或阴亏，或失血病人不宜多用或久用。理气药味多苦辛，性多属温，主要归脾、胃、肝、肺、大肠诸经。

常用理气药见图 27-1。

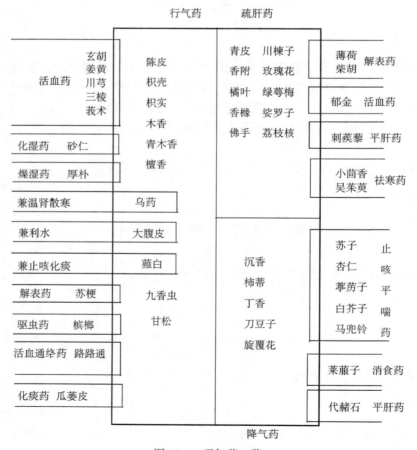

图 27-1　理气药一览

1) 疏肝类药物有青皮、香附、川楝子、玫瑰花、橘叶、香橼、绿萼梅、娑罗子、佛手、荔枝核等。
2) 他类药中兼具疏肝作用者有柴胡、郁金、薄荷、刺蒺藜、小茴香、吴茱萸等。
3) 行气类药物有陈皮、枳壳、枳实、木香、青木香、檀香、乌药、大腹皮、薤白、九香虫、甘松等。
4) 他类药中兼有行气作用者有玄胡、姜黄、川芎、三棱、莪术、砂仁、厚朴、苏梗、槟榔、路路通、瓜蒌皮等。
5) 降气药物有沉香、丁香、柿蒂、刀豆子、旋覆花等。
6) 他类药中兼具降气作用者有莱菔子、代赭石、苏子、葶苈子、白芥子、杏仁、马兜铃等。

四、方　剂

本类方剂可分为行气与降气两类。行气以调畅气机、解郁散结为主;降气以降逆止呕,降气平喘为主。临床上气滞与气逆可同时出现,故行气与降气常结合使用。又由于气滞与气逆,常挟血瘀、痰结、湿阻、食积、火郁,故在理气剂中,常配合活血祛瘀、化痰消结、健脾祛湿、消食导滞、泻火解郁类药物组方。

(一) 越鞠丸

本方功效为行气解郁,主治肝脾气机郁滞,以致气、血、痰、火、食、湿相因而成之郁证。图 27-2 为该方方解。

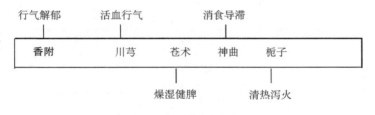

图 27-2　越鞠丸方解

(二) 柴胡疏肝散

本方功效为疏肝解郁,行气止痛;主治肝气郁滞证。方解见图 27-3。

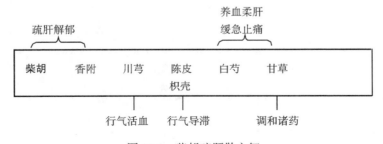

图 27-3　柴胡疏肝散方解

(三)五磨饮子

本方由上述五味药组成,用酒磨服,故名饮子,亦可改为煎服,功效为行气降逆,宽胸散结,主治肠胃气滞,胸腹胀满。方中全为行气破结之品,力猛势峻,仅宜于体壮气实而气结较甚之证(图27-4)。

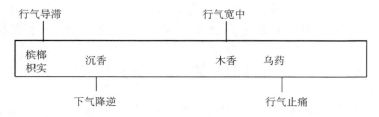

图 27-4　五磨饮子方解

(四)枳实薤白桂枝汤

本方能通阳散结,祛痰下气;主治胸阳不振,痰气互结于胸中而成之胸痹。经方中有三方主治此证,惟此方通阳散结之力较大,并能下气祛寒,消痞除满,适于胸痹痰气郁结较甚者(图27-5)。

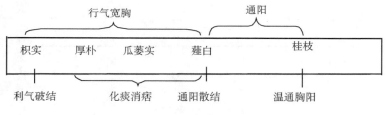

图 27-5　枳实薤白桂枝汤方解

(五)天台乌药散

本方以行气药与散寒药配伍,功效为行气疏肝,散寒止痛;专治寒凝肝脉,气机阻滞所致的小肠疝气。图27-6为本方方解。

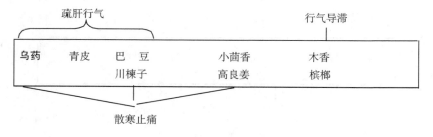

图 27-6　天台乌药散方解

（六）苏子降气汤

本方功效为降气平喘，祛痰止咳；主治上实下虚之喘咳。方解如图 27-7 示。

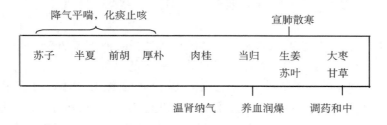

图 27-7　苏子降气汤方解

（七）旋覆代赭汤

本方功效为降逆化痰，益气和胃；主治痰浊内阻，胃气止逆之证。方解如图 27-8 示。

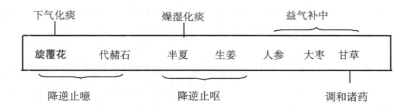

图 27-8　旋覆代赭汤方解

（八）丁香柿蒂汤

本方功效为温中益气，降逆止呃；主治虚寒呃逆。图 27-9 为其方解。

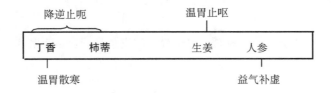

图 27-9　丁香柿蒂汤

第二十八章 血 瘀 证

凡血行受阻,滞留于经脉之内,或离经之血积于组织之间,或蓄于脏腑、四肢之中而未能消散者皆称为瘀血。血瘀证即是由瘀血所产生的各种临床病证的总称。

"气为血帅",气行则血行,气滞则血瘀。如阳气虚衰,行血无力,血的运行可因而迟滞;肝气郁结,血的运行因而阻塞。此外寒入经脉,使血液凝涩不通;热入营血,热血互结,也可使血液蓄积。又如外伤,血液离经,停留于体内某一部位,不能及时消散或排出,也是瘀血形成的常见原因。

一、证 候

血瘀证的证候极为复杂,常随其瘀血阻滞的部位不同而不同。如瘀在心,可见胸闷、心前区绞痛、口唇青紫等;瘀热在心可致发狂;瘀在肠胃可见吐血或黑便;瘀阻于肝可见胁痛、胁下痞块;瘀阻胞宫,可见少腹疼痛,月经不行或淋漓不尽,经色紫暗或有块,或有痛经;瘀阻于四肢则可见肿痛青紫等。血瘀证的证候虽多,但有其共同的表现。

(1) 疼痛

疼痛是瘀血证较为常见的症状之一,"通则不痛",瘀血阻滞了经脉,气血流行不畅或堵塞不通而发生疼痛,其痛多持续而顽固,多为剧痛,或呈刺痛,或呈刀割样痛,痛处拒按、固定不移,夜间多加剧。一般遇冷加重,得温则减;部分患者阴雨、劳累后也加重。常出现于打仆伤痛、心绞痛、痛经、顽固性风湿痛、肋间神经痛,以及部分肝、胆、胃之疾病所致的疼痛等。

(2) 肿块

肿块外伤瘀血,伤处可见青紫色血肿;体内脏腑、四肢发生瘀血,可在患处触扪到肿块,或可看到肿块,位置固定不移,色青紫。临床常见于外伤血肿,痈疽,肝脾肿大,肿瘤等。

(3) 出血

瘀在胃肠则可呕血,黑便;瘀在胞宫则可月经量多,含有紫暗血块。

(4) 色泽紫暗

出血呈紫暗色或夹有血块,面色黧黑,唇甲紫暗,皮肤青紫或有瘀点、瘀斑,舌色紫暗或有瘀斑。

(5) 其他

肌肤甲错,毛发不荣,或皮肤见血缕,或腹部青筋暴露,或月经稀少,或经色暗且含血块,或月经闭塞,或肢体麻木,痿废不用,双脉细涩。如瘀血乘心,还可出现妄言、谵语、发狂等症状。另外血瘀日久,影响新血再生而导致血虚,表现为血虚证候。

因瘀血阻滞经络,经气流通不畅,"不通则痛"故有疼痛;瘀血积于体内,停滞、凝固而不流走,即可在停留处出现肿块。血液瘀滞不流,即可出现暗紫色。在一般情况下,任何疾病中出现上述症状时均可认为有血瘀证的同时存在。由于瘀血可发生于身体任何部位、各个脏腑,影响到各受侵脏腑的功能,故可出现各种各样的相关症状,所以血瘀引起的疾病极为广泛,表现的症状也极为繁多且古怪,故有"怪病多瘀"之说法。

二、治　　法

活血化瘀法是治疗血流瘀滞所引起的种种症状或疾病的主要方法,具有消散瘀血,疏通血脉,恢复血液正常流动的功能。临床用于消瘀肿,止疼痛及调经。

(一) 活血止痛法

该法用于消除血瘀引起的各种痛证,包括打仆伤痛。

(二) 活血消肿法

本法用于消除血瘀引起的各种肿胀,包括疮疡痈肿等疾病。

(三) 破血消癥法

该法就是利用活血化瘀作用较强的药物来攻逐体内的肿块(肿瘤或炎性包块)、痞块(肿大的肝脾)。

(四) 活血调经法

活血调经法用于治疗月经不调,如瘀血性闭经,痛经,经色紫暗有凝块。

气为血帅,气行则血行,故在应用活血祛瘀法的同时常辅以行气法。此外,还应根据辨证,酌配相应的治法,如兼寒者应配以温经散寒法;瘀血化热者应配以荡涤瘀热法;瘀久正虚者应配以补养气血法。如果瘀血在各脏腑,则也得配以各种相应的治法。

三、药　　物

凡以通利血脉,促进血行,消散瘀血为主要作用的药物,称为活血化瘀药,或称活血逐瘀药,简称活血药。其中活血逐瘀作用较烈的,又称破血药。

活血药味多辛、苦,辛味能行,苦味能降。其性不定,寒、温、平皆有。活血药多归肝经,其次为心经,部分药入脾经。

1) 图28-1中所列为常用活血祛瘀药,但他类药中,尚有很多具有活血作用者,择其要者列于表框右侧交叉处,在应用时不要为中药学的分类所局限。

2) 活血化瘀药中,亦有不少兼有其他作用者,川芎、玄胡、郁金、姜黄、降香兼能行气,又称活血行气药;丹参、鸡血藤兼能补血;益母草、泽兰兼能利水;虎杖亦用作清热利湿药;五灵脂能化瘀止血。

3) 桃仁、红花常配伍应用。二药比较:桃仁善治肺痈肠痈,且能润肠通便;红花则长于活血调经,治妇科瘀血。

4) 姜黄、郁金皆能活血及行气。二药比较:姜黄善治风湿肢臂痛及经闭腹痛;郁金长于疏肝解郁治胸胁胀痛及利胆退黄。

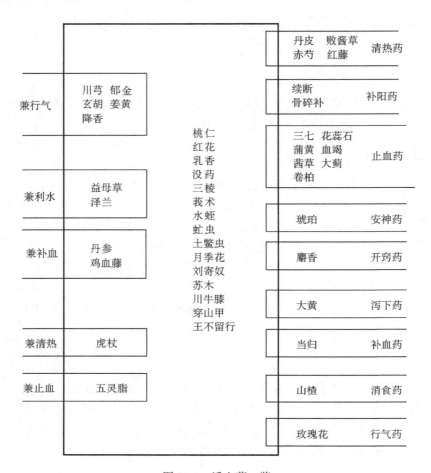

图 28-1 活血药一览

5) 玄胡活血行气而止痛作用强,广泛用于各种痛证。

6) 益母草、茜草皆为妇科常用药。两药比较:益母草用作活血药,尚能利水消肿;茜草用于止血药长于活血止血及凉血止血。

7) 三棱、莪术药性峻烈,既能破血祛瘀,又能行气消积。现代研究,其具有抗癌作用。

8) 乳香、没药均为树脂,皆能活血祛瘀、行气止痛,外用消肿生肌,两药常相须为用。然乳香兼能活血伸筋利痹,没药则以散瘀止痛见长。

9) 水蛭、虻虫药力猛峻,均为破血祛瘀、通经消癥之药。两药比较:水蛭较缓而持久,虻虫则峻急而短暂。

10) 穿山甲、王不留行均能活血通经及通下乳汁。穿山甲能消肿排脓,王不留行兼能利水。

四、方　剂

活血祛瘀剂通常由川芎、红花、赤芍、丹参等活血化瘀药为主组成,亦常配伍他类药物组方。因气行则血行,气滞则血瘀,方中常配伍行气药以行气活血。又因血证的病因病机有寒、热、虚、实的不同,遣药组方又相应有所侧重。有寒者配温经祛寒药以温通血脉;有热者伍以清热凉血药以清化瘀热;瘀久成癥积者配以破积消瘀药以消化肿块;瘀久伤正者应扶正与活血兼顾。

(一)桃红四物汤

本方为活血化瘀的基本方,具有活血调经之功,用于瘀血诸证,尤其是瘀血所致的月经不调及痛经等证。一切活血化瘀方剂大多由本方加减组成。本方为四物汤增加桃仁、红花所组成,四物汤为补血的基本方,当归、川芎、赤芍有活血的作用,加桃仁、红花更增强了活血祛瘀的作用(图28-2)。方中地黄补血,但性滋腻,临床上用于瘀血证时常可删去不用。治瘀血证时方中的芍药改用赤芍。

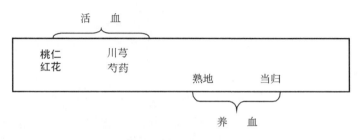

图 28-2 桃红四物汤方解

(二)血府逐瘀汤

本方由桃红四物汤加味组成,能活血祛瘀,行气止痛,主治胸中血瘀证。方中桃仁破血祛瘀,红花活血化瘀,共为君药;当归养血活血,祛瘀而不伤正;川芎活血行气,通达气血;柴胡疏肝解郁,理气散结;桔梗开宣郁气,载药上行;枳壳行气化滞,除胀散痞,使气行则血行,共为臣药;赤芍活血止痛,牛膝导瘀血下行,生地凉血清热共为佐药;甘草调和诸药为使药(图28-3)。全方行血分瘀滞,解气分郁结,活血而不耗血,化瘀而不伤正,祛瘀而生新,行气而止痛,故诸症可愈。

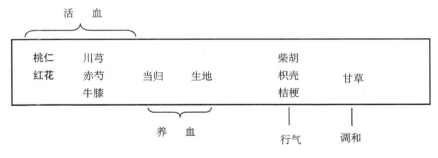

图 28-3 血府逐瘀汤方解

(三)膈下逐瘀汤

本方功效为逐瘀消痞,行气止痛,主治膈下瘀血,形成积块。全方以桃红四物汤为基础,去地黄,加玄胡、五灵脂、丹皮以增加其活血止痛作用,以香附疏肝解郁,再加枳壳、乌药以理气滞(图

28-4)。因使用限于上腹、胁肋等处之疼痛、积块,故方名膈下逐瘀汤。

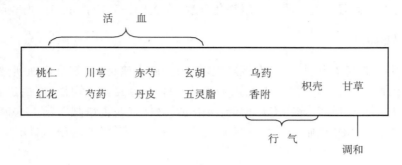

图 28-4　膈下逐瘀汤方解

(四) 少腹逐瘀汤

本方功效为活血祛瘀,温经止痛,主治瘀滞寒凝之少腹积块疼痛及月经不调。全方以四物汤合失笑散(五灵脂,蒲黄)为基本方,去熟地,加小茴、肉桂、干姜以通血脉(图 28-5),适用于寒凝血滞的各种疾病。此方中的小茴、肉桂、干姜等三味温药用量不必过大。

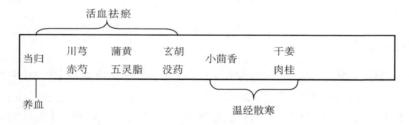

图 28-5　少腹逐瘀汤方解

(五) 补阳还五汤

本方具有补气活血通络之功,主治中风后遗偏瘫,属气虚血瘀者。本方是桃红四物汤去熟地加黄芪、地龙,具有补气活血的作用,为治疗脑血管意外后遗症半身不遂,口眼㖞斜的常用方剂。重用补气药黄芪,配以小量活血药,是本方配伍特点(图 28-6)。

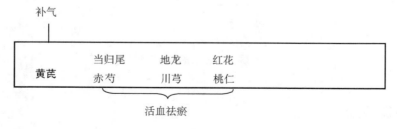

图 28-6　补阳还五汤方解

(六)复原活血汤

本方功效为活血祛瘀,疏肝通络,主治跌打损伤,瘀血留于胁下作痛。方中重用酒制大黄荡涤留瘀败血,引瘀血下行;柴胡疏肝理气,使气行血活,且兼引诸药入肝经,两药合用为君药;当归、桃仁、红花活血祛瘀,穿山甲、天花粉活血消肿;甘草缓急止痛,调和诸药。诸药合用,使气畅血行,瘀去新生(图28-7)。

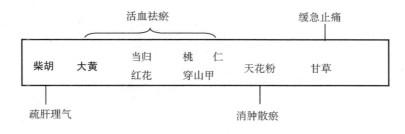

图 28-7　复原活血汤方解

(七)生化汤

本方功效为活血化瘀,温经止痛,主治产后瘀血腹痛,恶露不行,小腹冷痛。为妇女产后常用方,以产后恶露不行,小腹冷痛为适应证,且以宫内有寒者更为合适,方解见图28-8。

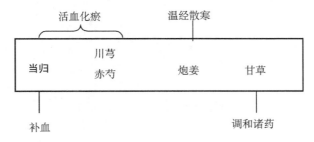

图 28-8　生化汤方解

(八)失笑散

本方功效为活血行瘀,散结止痛,主治瘀血引起的心腹诸痛证以及痛经、产后恶露不尽之少腹痛,不仅长于活血祛瘀止痛,且兼有止血之功。方解如图28-9所示。

(九)丹参饮

本方功效为活血化瘀,行气止痛,主治血瘀气滞之心腹诸痛证,临床常以此治冠心病之心绞痛。图28-10为该方方解。

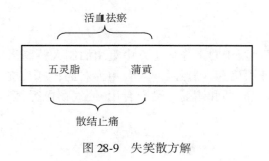

图 28-9　失笑散方解

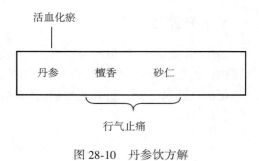

图 28-10　丹参饮方解

第二十九章 出 血 证

血液不循常道,溢出于脉管之外称为出血。医书上通称此为血证或出血证。其实,出血只是一种症状而非证候。

出血按发生的部位可分为:吐血、咳血、咯血、鼻衄、齿衄(牙宣)、便血、尿血、肌衄(紫癜)及崩漏。

一、证 候

除外伤出血外,不论何部位的出血,究其病因病机,不外血热、气虚及血瘀三类,此为出血辨证之大纲。

(1) 血热性出血

火热邪盛,入于血脉,损伤脉络,迫血妄行而产生出血。凡热证伴有出血症状者,即为血热性出血。此种出血有虚实之分。见于急性热性病之出血,为温病血分证,概属实证;见于内伤杂病热证之出血,当辨别虚实,如图29-1。

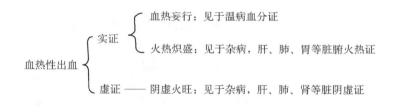

图 29-1 血热性出血分类

(2) 气虚性出血

气能摄血,控摄血液在脉内运行。气虚易导致血不循经运行而溢出于脉外,此称气不摄血。由于脾为气血生化之源,气虚必以脾气虚为基础,故气不摄血又称脾不统血。凡气虚证伴有出血症状者,即为气虚性出血。一些慢性出血性疾病,如痔出血,上消化道出血,功能性子宫出血等多属本型出血。

(3) 血瘀性出血

瘀血阻滞血脉,使血不得流通而溢出脉外,此称血瘀性出血。中医理论认为:"不塞不流,因塞而流,瘀血不去,出血不止"是此种出血的病因病机。凡血瘀证伴有出血症状者,即为血瘀性出血。此种出血可见于宫外孕、不全流产,产后胎盘滞留、外伤性出血等。

(4) 外伤性出血

打扑、刀枪外伤致血管破裂而出血。轻者可见皮肤损伤或血肿,重则可见脏腑出血导致死亡。

二、治　　法

应用止血的药物制止各部位出血的方法,称为止血法。根据出血的原因常用的治法有凉血止血法,益气止血法,活血止血法等。

(一) 凉血止血法

凉血止血法用于血热妄行引起的出血性疾病,多为急性出血。多配清热凉血法同用;对阴虚火旺出血的应配滋阴降火法同用。

(二) 益气止血法

益气止血法用于气虚不能摄血的出血性疾病,如功能性子宫出血,气虚型大便出血。多配健脾益气法同用。

(三) 活血止血法

活血止血法用于血瘀引起的出血,如不全流产,产后恶露不尽,小腹疼痛。多配活血化瘀法同用。

(四) 收敛止血法

收敛止血法可配合以上三种止血法,用于各种类型的出血证。

三、药　　物

止血药味有甘、苦、涩、酸诸种,性多为寒凉,其次为平,少数为温。止血药多归肝经,其次为心、肺、胃、大肠等。

止血药有凉血止血、收敛止血、化瘀止血、温经止血等不同种类。临证时须根据出血的病因、病机和证型,选用相应的止血药,并配伍相关药物。如血热妄行者,用凉血止血药配伍清热凉血药;阴虚出血者,用凉血止血药配伍滋阴降火药;瘀血阻滞而出血不止者,用活血止血药配伍行气活血药;虚寒性出血用补益药配合温经止血药;出血过多而致气随血脱者,则须大补元气以益气固脱。

不论何种出血,初起宜加收敛止血药以治标;久之,宜加活血祛瘀药以防瘀血停留。图29-2为常用止血药。

1) 大蓟、小蓟、地榆、槐花、槐角、白茅根、茜草、侧柏叶、羊蹄,皆为凉血止血药,用于血热性出血。其中大蓟、小蓟尚能解毒消痈、利尿、利胆及降压;地榆、槐花、槐角多用于下部出血,善治便血、痔血;白茅根又善清胃肺热,治热病烦渴、小便不利及肺热咳嗽;茜草兼能活血化瘀;侧柏叶兼能祛痰止咳;羊蹄能杀虫疗癣,缓泻通便。

2) 他类药中兼有凉血止血作用者有:旱莲草、代赭石、栀子、白毛夏枯草等。

3) 仙鹤草、紫珠、白及、棕榈炭、槲木、铁苋菜,皆为收敛止血药。其中仙鹤草兼治泻痢、杀虫;

紫珠善治肺胃出血,兼能解毒疗疮;棕榈炭功专收敛止血;榉木兼能止泻;铁苋菜兼清热解毒而善治泻痢。

4）蒲黄、花蕊石、藕节、血余炭,皆属收敛止血药,但兼能活血化瘀。

5）他类药中兼有收敛止血作用者有：五倍子、赤石脂、禹余粮、乌贼骨、石榴皮、龙骨、孩儿茶、木贼、荆芥炭、马勃等。

6）三七、卷柏、血竭功专化瘀止血。此外,活血类中药的五灵脂、降香亦能化瘀止血。

7）艾叶、炮姜、灶心土为温性止血药。其中艾叶、炮姜温经止血、散寒止痛,妇科常用之;灶心土专入脾胃,温中止血,降逆止呕为其特长。

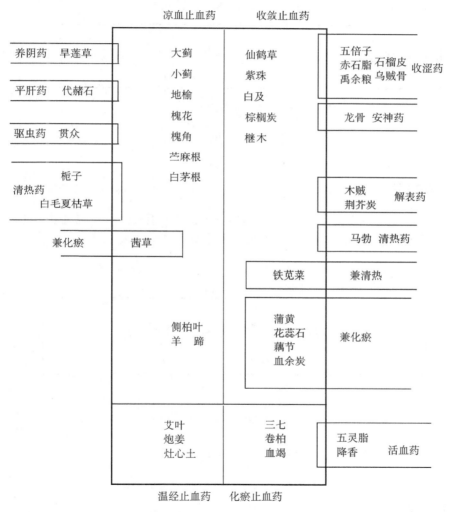

图29-2 止血药一览

四、方　　剂

（一）十灰散

本方功效为凉血止血，主治血热妄行的出血证，如吐血、咯血、衄血等。全方以凉血止血为主，兼有清降祛瘀作用，为一治急性出血的方剂，虚寒性出血不宜用。图29-3为该方方解。

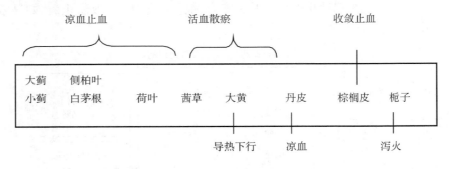

图 29-3　十灰散方解

（二）小蓟饮子

本方功效为凉血止血，利水通淋，是治疗血淋、尿血之属于实热证的常用方，主治下焦瘀热所致的血淋，尿血及小便赤涩热痛等症。方解如图29-4所示。

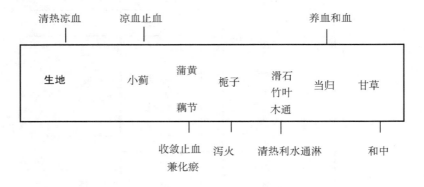

图 29-4　小蓟饮子方解

（三）槐花散

本方功效为清肠止血，疏风行气，主治痔疮出血或其他大便下血属血清者。方中槐花专清肠中湿热，凉血止血而为君药；侧柏叶凉血兼收涩止血，荆芥穗疏风入血而能止血，俱为臣药；枳壳宽肠行气为佐使药。四药合用，既能凉血止血，又能疏风行气。方解如图29-5所示。

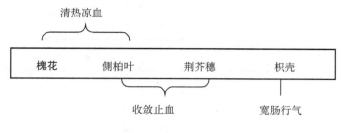

图 29-5 槐花散方解

（四）胶艾汤

本方由四物汤加阿胶、艾叶和甘草组成，以补血为主，兼以调经安胎，为治疗血虚崩漏以及安胎的常用方剂。图 29-6 为该方方解。

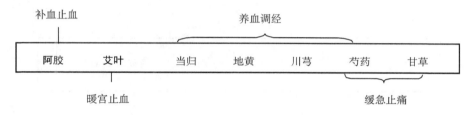

图 29-6 胶艾汤方解

（五）四生丸

本方功效为凉血止血，主治血热妄行之吐血、衄血。因方中凉血之品较多，若多用则应注意瘀血停滞之弊。方解如图 29-7 示。

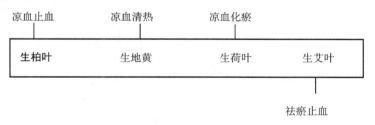

图 29-7 四生丸方解

（六）咳血方

本方功效为清火化痰，敛肺止咳，主治肝火上逆烁肺之咳嗽，痰中带血等症。方解如图 29-8 所示。

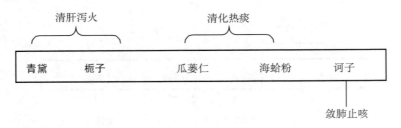

图 29-8　咳血方方解

(七) 黄土汤

本方功效为温阳健脾,益阴止血,主治脾阳不足之大便出血及妇女血崩。临床多用于治疗胃肠道出血及功能性子宫出血属脾阳不足者。图 29-9 为其方解。

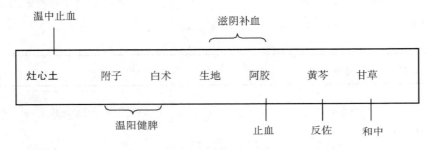

图 29-9　黄土汤方解

第三十章 气 虚 证

一、证 候

气虚乃指脏腑功能减退。诸虚证中,气虚证尤为常见。举凡久病、劳倦过度、年高体弱者皆可出现气虚证。如不论脏腑,则气虚证的一般临床表现可归纳如下:

1) 气虚无力:精神不振,倦怠无力,懒言少动,声弱气微,咳喘无力,心悸气短,动则更甚。
2) 气虚不运:食欲不振,消化不良,脘腹痞胀,便溏腹泻,或有浮肿带下,咳嗽痰多等脾失健运的症状。
3) 气虚不固:卫表不固,虚汗自出,易受外感,或气不摄血引起慢性出血,或肾气不固引起滑精遗尿、久泻不止。
4) 气虚下陷:腹部重坠,内脏下垂,子宫脱垂,便意频数,腹泻脱肛,崩漏带下等脱症。

如以脏腑分论之,五脏中除肝外,其余四脏皆可产生气虚,而其中以脾气虚和肺气虚最为重要,其次是心气虚,至于肾气虚往往表现在肾阳虚或肾阴虚中,较少单独出现。通常所称之"气虚",如不冠以脏名乃指脾气虚或脾肺气虚。

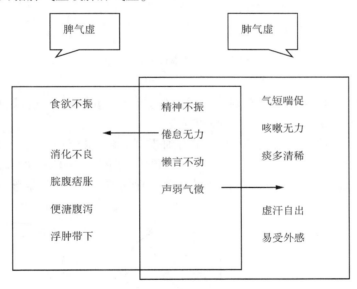

图 30-1 脾气虚和肺气虚的临床表现

如图 30-1 所示,左侧为脾气虚的症状,右侧为肺气虚的症状,交叉部分为两型气虚共有的症状。其中"倦怠无力"在脾气虚时更为突出。"声弱气微"在肺气虚时更为明显。

在气虚诸症状中,以"无力"最为突出,最有概括性,因之"无力"可视为各种气虚证所共有的核心症状和代表症状。气虚辨证以脏为目,分为四型,如图 30-2 所示。

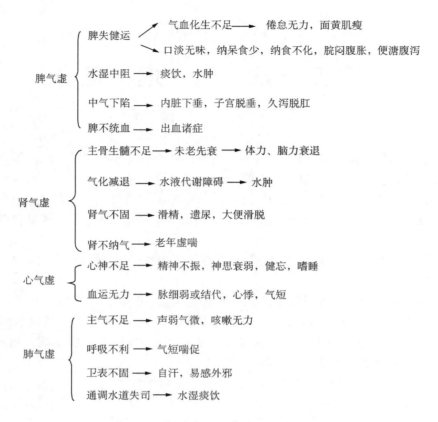

图 30-2　各型气虚证的临床表现

气虚虽按脏分为四型，但并非截然划分，各型之间可交叉或同时出现。其中常以脾气虚及肺气虚为基础，以脾肺气虚最为常见，其次为心肺气虚。

如图 30-3 所示，气虚虽可单独存在，但气虚与血虚、阳虚关系密切。由于气病浅而血病深，气虚不包含血虚，而血虚必兼有气虚症状；又血为气的载体，载体（血）虚，其所载之气必虚。阳虚必以气虚为基础，常由气虚进一步发展而成，故阳虚必含有气虚。此外，气虚与阴虚可同时出现，呈气阴两虚证。

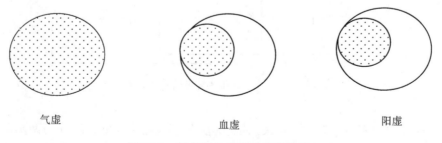

图 30-3　气虚与血虚及阳虚的关系

二、治　　法

气虚证的基本治法是补气。因脾为气血生化之源，补气着重于补脾肺两脏之气。补气的具体治法有五个。

（一）补气健脾

该法用于治疗脾虚失运，纳食不化，腹胀便溏，方如六子君汤，参苓白术散。

（二）益气升陷

该法用于治疗中气下陷，内脏下垂，子宫脱垂，久泻脱肛，方如补中益气汤。

（三）益气固表

该法用于治疗卫气不固，表虚自汗，易感外邪，方如玉屏风散。

（四）补气养血

该法用于治疗脾心气血两虚之证，方如归脾汤。

（五）补气固脱

该法用于治疗气虚欲脱重证，方如独参汤。

补气法除用以治疗气虚证外，尚可配合其他治法而治疗其他证。由于气旺可以生血，故配合补血法以治疗血虚证；由于阳虚是以气虚为基础，故配合祛寒法以治疗中焦虚寒证；由于气能摄血，故配合止血法以治疗出血证；由于气能托里而排脓，故配合清热解毒法以治疗痈疽不溃或久溃不愈。

三、药　　物

补气药性味多属甘平或甘温，因其主要用于治疗脾气虚和肺气虚，故补气药多归脾、肺二经。

图 30-4 中方框内列出主要补气药，与补气有关的滋阴药、渗湿药及收涩药，分别置于方框边缘交叉处。补气药的功效及用法特点简述于下：

1) 人参补气功效最强，能大补元气，强心救脱，兼可生津，专用于气虚重证及脱证。
2) 党参益气健脾，力不及人参。因价格低廉，在一般补气方中，用以代人参。
3) 太子参益气兼能生津，为补气药中的一味清补之品。
4) 黄芪、党参皆为常用补气主药。二药的不同点在于：黄芪补气而兼固表、升陷、利水消肿及托毒生肌之功效，而党参专用补脾之气，故有党参"守而不走"，黄芪"走而不守"之称。
5) 白术甘温偏燥，为健脾燥湿必用之药。
6) 茯苓、薏苡仁健脾而利湿，虽归类于利湿药，但实与健脾补气相关。
7) 芡实、莲肉健脾而止泻，虽归类于收涩药，但实与健脾补气相关。

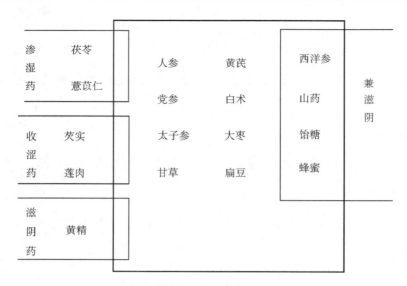

图 30-4 补气药一览

8）西洋参、山药、黄精、饴糖、蜂蜜诸药既补气又滋阴。
9）山药益气养阴,既补脾、肺、肾,且有固涩作用。

四、方　　剂

　　补气的方剂,多以人参（或党参代替）、黄芪、甘草等甘温补气药物为其主要组成部分；加白术、山药、茯苓等健脾药以健脾益气；加升麻、柴胡等升提药以升阳益气；加陈皮、木香等行气药以调中行气,使补而不滞。

　　四君子汤是补气健脾的基础方,用于脾胃气虚之证。异功散、六君子汤及香砂六君子汤皆由本方加味而成,以增行气化湿之功。参苓白术散在益气健脾基础上,尚能渗湿止泻,为治脾虚泄泻之要方。补中益气汤益气而升陷,为治气虚下陷之要方。玉屏风散益气固表而止汗,专治表虚自汗、易感风邪之证。

（一）四君子汤、异功散、六君子汤及香砂六君子汤

　　四君子汤以党参的补气与白术的健脾燥湿配伍,为主要组成部分；茯苓淡渗,辅白术以健脾运湿,甘草辅党参以益气和中。本方及其衍生方剂的组成配方关系如图 30-5 示。

　　异功散由四君子汤加行气药陈皮所组成,使补而不滞。

　　六君子汤由异功散加燥湿化痰药半夏所组成,用于脾胃虚弱而有痰湿之证。

　　香砂六君子汤由六君子汤加行气药木香及化湿药砂仁所组成,因而本方具有健脾祛湿、理气和中的作用,治疗脾胃虚弱、痰湿较重之证。

（二）参苓白术散

　　本方亦由四君子汤加味而成。如图 30-6 所示,在补气健脾基础上,加上祛湿药及止泻药,重在

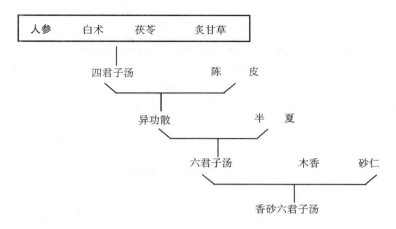

图30-5 四君子汤及其衍生方的组成及配伍关系

健脾祛湿以止泻,治疗脾虚腹泻之证。有书籍记载本方尚配有陈皮。

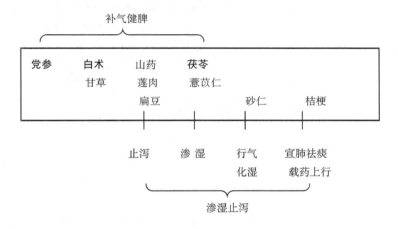

图30-6 参苓白术散方解

(三) 补中益气汤

本方由四君子汤去茯苓,加黄芪、陈皮、升麻、柴胡、当归而成,是升阳益气的代表方,专为中气不足,气虚下陷而设。方解见图30-7。

(四) 玉屏风散

玉屏风散益气固表以止汗,专为卫气不固、表虚自汗、易感风邪者而设。方中黄芪益气固表为主药;白术健脾益气,以加强黄芪的作用;防风走表祛风并御风邪,且黄芪得防风,固表而不留邪,防风得黄芪,祛邪而不伤正,起到相反相成的作用(图30-8)。

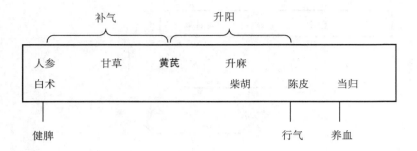

图 30-7　补中益气汤方解

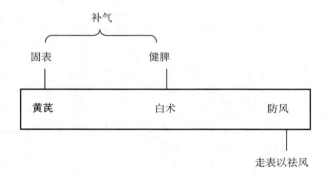

图 30-8　玉屏风散方解

第三十一章 血 虚 证

血虚证是指体内血液亏虚,脏腑、组织、筋脉失养而出现的全身虚弱证候。其产生的原因不外是生成不足和耗血太过两个方面。生血不足多由于先天禀赋不足,或脾胃虚弱而营养不良;耗血太过多由于急、慢性出血,或久病不愈阴血暗耗所致。

一、证 候

由于血属阴,血虚的症状与阴虚有相似之处,但是通常阴虚有"热"象,而血虚无"热"象;阴虚涉及肾、肝、肺、胃诸脏腑,而血虚只联系到心、肝两脏。

由于心主血,肝藏血,脾统血,血虚证应与心、肝、脾三脏相关,但与血虚证直接有关者,仅心、肝两脏,脾虽与出血相关,而与血虚证仅间接有关,故临床辨证未有脾血虚的提法。

由于气血关系密切,故气血两虚常同时出现。因气浅而血深,气病可单独存在,若发展至血病,必兼有气病;又因血为气的载体,血虚气亦必虚,故血虚证可兼有气虚的一些表现,或易形成气血两虚证。

血虚证的主要表现为面色苍白无华,唇爪色淡,头昏眼花,心悸怔忡,失眠多梦,手足麻木,皮肤枯燥,经少色淡,脉细舌淡等。

血液对身体主要起营养及滋润作用,因此血虚证的临床表现,可据其病机归纳如下。

(1) 血虚不荣

血不荣于外则面色苍色无华,口唇、指甲、舌质淡白;血不润于表则皮肤干涩粗糙,毛发枯槁易脱。

(2) 血虚不养

血不养心则心神不安而心悸怔忡,失眠多梦;血不养脑则头昏眼花、恍惚健忘;血不养目则目糊干涩,视物昏花;血不养筋则四肢麻木,爪甲干枯、筋肉挛急,关节屈伸不利。

(3) 血虚不充

血虚不充则血脉不充而脉细数无力;冲任不充则经血量少色淡,或来迟或经闭。

如按证型分论之,心血虚与肝血虚的临床表现,列于图31-1中。左侧为心血虚的症状,右侧为肝血虚的症状,交叉部分为两型血虚共有的症状。心血虚、肝血虚虽可单独出现,但血虚之甚者,往往表现为心肝血虚证。又血虚之甚者往往表现为气血两虚。以心脾两虚证为其代表,其实质是心血虚和脾气虚的综合证候(图31-2)。

二、治 法

血虚证的基本治法是补血,此外尚需兼以补气及滋阴。根据"阳生阴长"、"无阳则阴无以生"、"气能生血"等理论,故补血亦须兼补气。又根据"血属阴"、"血与阴精同源,能互相转化",且一些

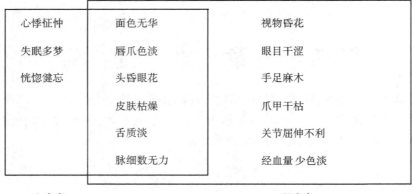

图 31-1　心血虚和肝血虚的临床表现

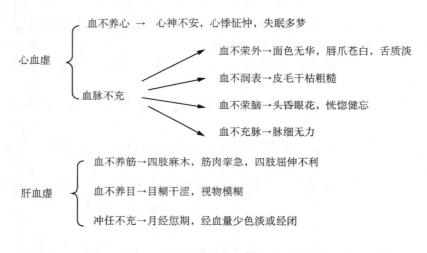

图 31-2　各型血虚证的临床表现

补血药与滋阴药难以截然划分,故补血亦常兼以滋阴。补血的具体治法:

(一) 补血和血

该法通用于一切血虚证,方如四物汤。

(二) 补血调肝

该法用于冲任虚损,肝不藏血之崩漏及血虚,方如胶艾汤。

(三) 补养心脾

该法用于脾、心气血两虚,方如归脾汤。

(四)补气生血

该法用于血脱气散之气血两虚重证,方如当归补血汤。

(五)养心安神

该法用于心血不足之心神不安,方如天王补心丹。

三、药　物

补血药的性味多属甘平或微温,少数为甘寒。补血药多入心、肝、脾、肾经。因血虚与心、肝二脏直接相关;脾为气血生化之源,亦与血虚有关,一些补血药兼有滋补肾阴作用,故亦入肾经。

血虚而兼气虚者,故须同时补气;若血虚而气不虚者,亦可加入补气药,是取补气以生血之义。

补血药性多滋腻,易湿滞中满,食少便溏者慎用,脾胃虚弱者应与健脾胃药同用。

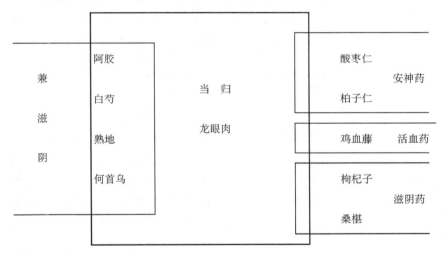

图 31-3　补血药一览

1) 如图 31-3 所示,多数补血药具有滋阴作用;一些他类药亦具有补血作用。
2) 当归补血,兼活血,善止血虚血瘀之痛,为妇科调经要药。
3) 阿胶、白芍、熟地、何首乌皆为补血兼滋阴药。其中阿胶又有止血,用于虚劳咳血及多种出血;白芍善于养血敛阴,以柔肝止痛见长;熟地、首乌善于补精益髓,为滋补肝肾之要药。
4) 龙眼肉补血兼益气,善补心脾血气两虚;又常与酸枣仁、柏子仁配伍,为养心安神之要药。
5) 枸杞子、桑椹主为滋阴药,亦具有一定的补血作用。
6) 鸡血藤主为活血药,兼有补血作用。由其加工制成鸡血藤膏,补血作用较佳。

四、方　剂

补血以当归为主药,以四物汤为基础方,补血方多从此方衍化而来。除四物汤为单纯补血方剂外,其他补血方皆为气血双补,如当归补血汤、归脾汤。

补血方中常佐以活血行气药,如四物汤中用川芎,归脾汤中用木香,使补中有行,气血畅通。补血方中常配以补气药,如党参、黄芪之类,以益气生血,此亦为补血的重要原则。

(一) 四物汤

本方是补血的基本方,也是调经的基础方。主治血虚而又血行不畅的病证。治疗血虚及血瘀方多从此方衍化而来。方中重用熟地补血滋阴为君药。阴柔之地、芍与辛温之归、芎相配,则补血而不滞血,和血而不伤血(图31-4)。血虚者可用之以补血,血瘀者用之以行血。

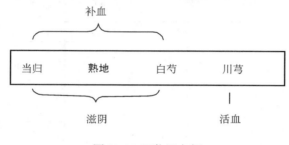

图 31-4　四物汤方解

本方加减:如兼气虚,可加四物汤名八珍汤;如兼瘀血则白芍改赤芍,加桃仁、红花,名桃红四物汤;若血虚有寒加肉桂、炮姜;若血虚有热加黄芩、丹皮;若欲止血则加阿胶,或减川芎。

(二) 胶艾汤

本方功用养血止血,调经安胎。主治妇人冲任虚损之崩漏或胎漏下血。图31-5为其方解。

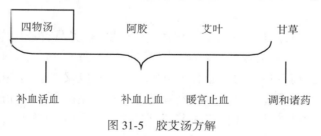

图 31-5　胶艾汤方解

(三) 八珍汤、十全大补汤及人参养荣汤

八珍汤由补气和补血的基础方相合而成,体现了气血双补的治法。十全大补汤由八珍汤加补气的黄芪及鼓舞气血的肉桂而成,则补益气血之功更强。人参养荣汤则是由八珍汤去川芎,加陈

皮、远志、五味子而成,以增养心安神之力。各方关系如图31-6示。

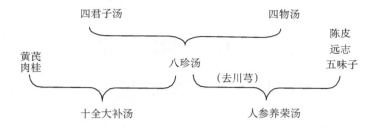

图31-6 四君子、四物汤与八珍汤、十全大补和人参养荣汤的关系

(四) 归脾汤

本方功用为益气补血,健脾养心。主治心脾两虚,气血不足之证。本方虽气血并补,但重用补气,意在生血,方名归脾,意即在此。图31-7为其方解。

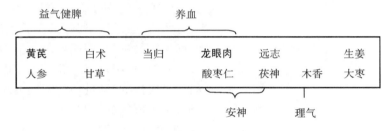

图31-7 归脾汤方解

(五) 当归补血汤

本方为补气生血之剂。方中黄芪的用量为当归的五倍。重用补气之黄芪,以资气血生化之源,助当归之补血(图31-8)。

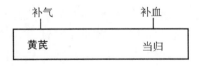

图31-8 当归补血汤方解

第三十二章 阳虚证

阳虚证是指阳气不足,机能衰退所产生的虚寒表现的概称。阳虚证属于八纲辨证的里虚寒证。

一、证候

阳虚证的病机是阳气虚衰,温煦失职,机能减退而出现的全身虚寒表现。

气属于阳,故阳虚证必包括气虚证的表现,在倦怠无力,少气懒言,脏腑机能减退等气虚表现的基础上,若再出现寒象则为阳虚证。

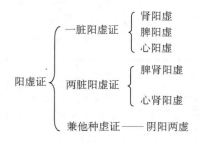

图 32-1 阳虚证的分型

阳虚证与气虚证的鉴别:前者有寒象,而后者通常无;前者的病变多以肾阳虚为基础,如脾肾阳虚、心肾阳虚,总离不开肾,而后者病变多以脾为基础,如脾肺气虚,心脾两虚,总离不开脾。

阳虚与亡阳均有一派寒象。但前者发病缓,病程长,呈慢性的、渐进性的阳气衰减;而后者病情急性危重,为阳气的暴脱。

阳虚证的证型计有以下六种,如图32-1。

现将以上六种阳虚证型表述如图32-2所示。

两脏阳虚及阴阳两虚都必以肾阳虚为基础。

二、治法

阳虚的基本治法是补阳,补阳又称助阳或壮阳。由于肾阳为全身阳气的根本,因此补阳法主要是补肾阳,至于补脾阳、补心阳,只是在补气的基础上加上祛寒药,并无补脾阳或补心阳的专药。

补阳法属补法,治疗虚寒证;祛寒法属温法,治疗实寒证。理论上虽如此,但在临床应用时,并无严格划分。阳虚证在补阳基础上常配以祛寒法,其实某些祛寒药也兼为助阳药。

补阳法与固涩法也有关联,滑脱证多由阳气虚所致,特别是肾阳虚,常导致遗精、遗尿、久泻、自汗等滑脱证,此时补阳法须配合固涩法应用,实际上一些固涩药本身就是补阳药。

补阳法与滋阴法更是不可分离。根据阴阳互根的道理,补阳法常佐以滋阴法,即所谓"善补阳者必于阴中求阳,则阳得阴助而生化无穷"之意。

关于阳虚证的具体治法有:

(一) 温补肾阳

温补肾阳为肾阳虚的基本治法,代表方如肾气丸、右归丸。

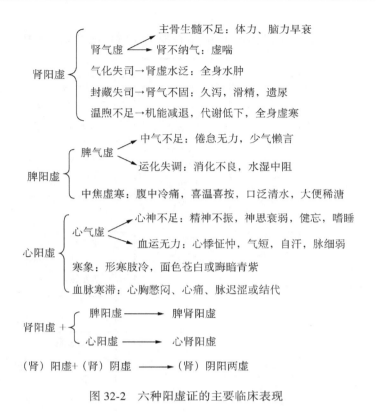

图 32-2 六种阳虚证的主要临床表现

（二）温阳利水

该法用于肾虚水泛，方如真武汤。

（三）补肾固脱

该法用于肾虚不固之诸证，包括补肾涩精、固肾缩尿、涩肠固脱、固崩止带、补肾安胎诸治法。

（四）温补脾肾

温补脾肾又称益火生土，用于脾肾阳虚证。

（五）滋阴补阳

滋阴补阳又称阴阳并补，用于阴阳两虚证。

三、药　物

补阳药皆为温性，多为甘味，或带咸、苦、辛味。补阳药皆入肾经，其次为肝、脾、肺经。由于肾为命火元阳之所，阳虚之因必责之肾，故补阳药必入肾经。又因多数补阳药有强筋壮骨、活血续筋、止漏安胎、益精明目的作用，故入肝经。一些补阳药能温脾止泻，故入脾经。一些补阳药纳气定喘,敛肺止咳,故亦入肺经。

补阳药性多温燥,能伤阴助火,阴虚火旺时不宜使用。常用的补阳药如图32-3示。

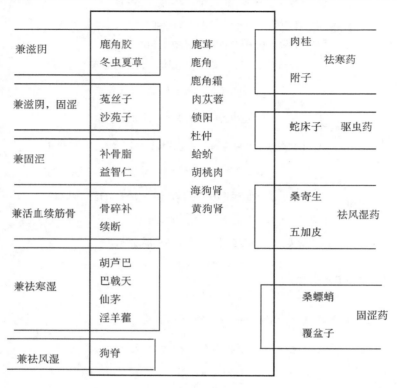

图 32-3　补阳药一览

1) 鹿茸为雄鹿头上尚未骨化的幼角,壮阳力强,且能益精血、强筋骨。鹿角为硬化成骨质之老角,药力较弱。鹿角胶由鹿角煎熬浓缩而成,补阳兼滋阴。鹿角霜为鹿角熬膏后所存残渣,补阳之力弱,尚有收敛作用。

2) 肉桂、附子虽归类于温里祛寒药,同时亦有补火助阳作用,也可视为补阳药。二药比较,附子以祛寒为主,回阳急救方多用之;肉桂以温阳为主,补益方多用之。

3) 鹿角胶、冬虫夏草、菟丝子、沙苑子四药补阳兼能滋阴。

4) 一些补阳药如补骨脂、益智仁、菟丝子、沙苑子,具有固涩作用。一些固涩药如覆盆子、桑螵蛸,具有补阳作用。

5) 骨碎补、续断具有活血、续伤的作用,二者常同用于跌扑损伤。骨碎补常配伍补骨脂温肾脾而止泻。续断常配伍杜仲治肾虚腰痛及胎动漏血。

6) 淫羊藿、仙茅、巴戟天、葫芦巴皆兼有祛寒湿的作用,常配合用于命门火衰之腰膝冷痛。

7) 海狗肾、黄狗肾为治阳痿阴冷要药,前者药源较少,多以后者代之。

8) 蛤蚧善治肾不纳气之虚喘,其尾之功效较强。

四、方　　剂

肾气丸为补肾助阳的代表方,适用于肾阳不足诸证。其衍生方有桂附八味丸、济生肾气丸及十味丸。右归丸是温补肾阳、填精补血之剂,治肾阳不足,命门火衰及火不生土证,该方纯补无泻,温补肾阳作用大于肾气丸。

(一) 肾气丸、桂附八味丸、济生肾气丸、十补丸

这些方剂都是由补肾的基本方六味地黄丸衍化而来(图32-4)。补阳必须以滋阴为基础。无阴则阳无以化,故须于阴中求阳。

肾气丸由六味地黄丸加桂枝、附子而成,后世多以肉桂代桂枝名桂附八味丸。肾气丸加车前子、牛膝名济生肾气丸,功在温阳利水以消肿。桂附八味丸加鹿茸、五味子名十补丸,功在温阳以纳气。

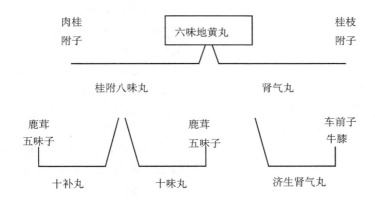

图 32-4　六味地黄丸及其衍生方

(二) 右归丸

本方实为桂附八味丸去三泻药,加益精血之鹿角胶、枸杞子、菟丝子、杜仲、当归组成,为纯补无泻之剂,是温阳益精之峻剂,主治肾阳不足,精血虚冷的多种病证。图32-5为该方方解。

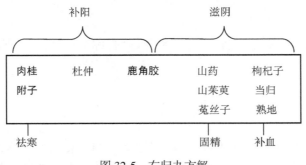

图 32-5　右归丸方解

第三十三章 阴 虚 证

阴包括血、精及津液。阴虚不同于血虚、精亏及津伤。血虚表现为脏腑失养；精亏表现为发育迟缓或不育不孕；津伤表现为内燥；而阴虚则表现为虚热。血、精、津的虚损可进一步发展为阴虚。

一、证 候

阴虚证的病机是阴不制阳而产生的全身虚热证候，属于八纲辩证的里虚热证。

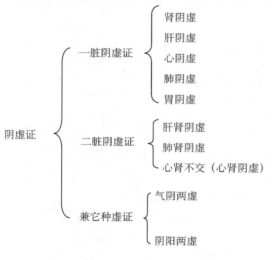

图 33-1 阴虚证的分型

阴虚证即虚热证，须与实热证鉴别：前者是慢性虚热证，而后者是急性实热证。阴虚证须与亡阴证鉴别：前者发病缓、病程长，呈慢性、渐进性的阴减损；而后者病情急而危重，为阴的暴竭。阴虚证须与血虚证鉴别：前者有热象，而后者通常无；前者的病变多以肾阴虚为基础，如肝肾阴虚、肺肾阴虚、心肾不交，而后者病变仅在心、肝二脏。在慢性难治性疾病中所呈现的虚证，以阴虚证最为常见。

阴虚证的表现多样，其证型计有十种，见图33-1。两脏阴虚必以肾阴虚为基础。气阴两虚及阴阳两虚亦常以肾阴虚为基础。

将以上十种阴虚证型表述如图 33-2。

二、治 法

阴虚的基本治法是滋阴，滋阴又称养阴、补阴或益阴。针对不同的脏腑，滋阴的具体治法有：滋阴补肾，用于肾阴虚，方如六味地黄丸。滋补肝肾，用于肝肾阴虚，方如左归丸。滋养肺肾，用于肺肾阴虚，方如百合固金汤。补养心阴，用于心阴虚，方如天王补心丹。滋养胃阴，用于胃阴耗伤，方如益胃汤。

滋阴又常与清热、润燥、补气、补阳等治法联合运用，称滋阴清热、滋阴润燥、滋阴补气及滋阴补阳，如图33-3示。

三、药 物

滋阴药性味多为甘寒，具有滋养阴液、生津润燥的作用。滋阴药多入肾、肝、肺、胃经，少数入心经。其中入肾、肝者多具有滋养阴液的作用，入肺、胃者多具有生津润燥的作用。

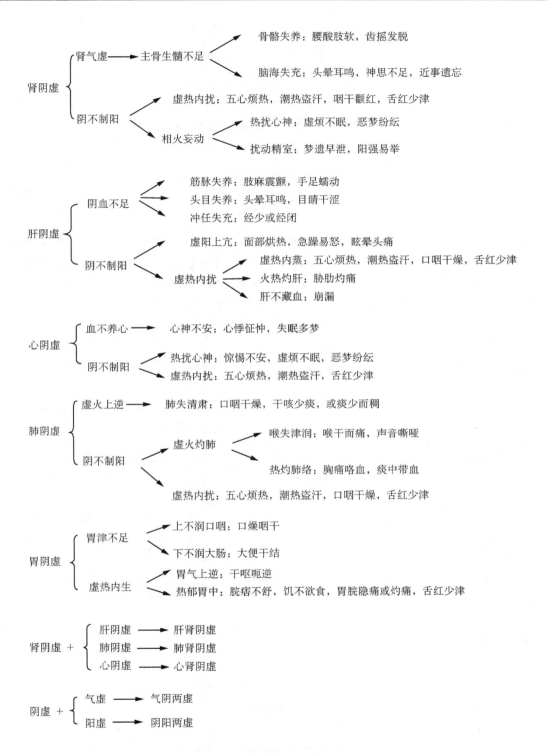

图 33-2　十种阴虚证的病机及临床表现

滋阴清热 { 滋阴降火：用于阴虚火旺，方如知柏地黄丸
          滋阴清肺：用于肺肾阴虚火旺，方如养阴清肺汤

滋阴润燥 { 清燥润肺：用于温燥伤肺，方如清燥救肺汤
          清养肺胃：用于燥伤肺胃，方如沙参麦冬汤
          养阴润肠：用于肠燥便秘，方如增液汤

滋阴补气：用于气阴两虚，方如玉液汤

滋阴补阳：用于阴阳两虚，方如地黄饮子

图 33-3　滋阴法与其他治法的联用

由于阴虚的兼症较多，滋阴药的配伍应用较为广泛：热病伤阴而热邪未尽者，当与清热药同用；阴虚而内热较盛者，当与清虚热药同用；阴虚阳亢者，当与平肝潜阳药同用；阴虚兼血虚者，当与补血药同用；阴虚兼气虚者，当与补气药同用；阴虚兼阳虚者，当与补阳药同用。滋阴药性质滋腻，凡脾胃虚弱、痰湿内阻、腹胀便溏者均不宜用。常用的滋阴药如图 33-4 所示。

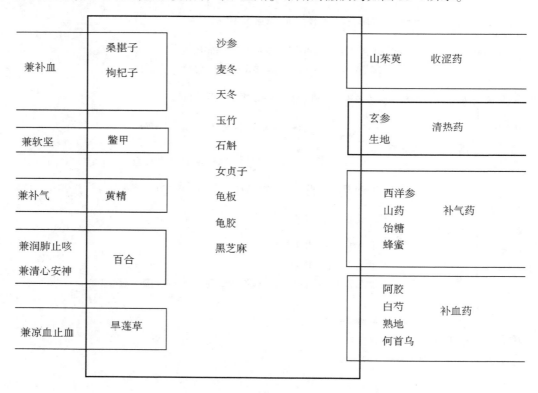

图 33-4　滋阴药一览

1）滋阴药约可分为两大类：女贞子、桑椹子、枸杞子、旱莲草、龟板、鳖甲等属滋补肝肾药，主要用于肝肾阴虚证；沙参、天冬、麦冬、玉竹、石斛等属生津润燥药，主要用于肺、胃阴虚证。

2）滋阴药与补血药关系密切,有些药兼有滋阴补血双重作用,应用时未作严格划分,如阿胶、白芍、熟地、何首乌、桑椹子、枸杞子等皆属此例。

3）山茱萸虽归属于收涩药,实为滋补肝肾的常用良药。

4）黄精、山药皆有滋阴补气双重作用,但黄精以养阴为主;山药以补气为主,兼能收涩。

5）西洋参虽归属补气药,实具良好的养阴生津作用。

6）龟板、鳖甲均能滋阴潜阳,但龟板滋阴力强,兼能养血壮骨;鳖甲兼能清虚热及软坚散结。

7）沙参有南、北两种,功用相似。但南沙参偏于润肺止咳,北沙参偏于养胃生津。

8）天冬、麦冬功用相似,皆能滋阴润燥,常配合应用。但天冬药性大寒,善于清肺降火;麦冬药性微寒,长于润肺、养胃、清心。

9）玉竹、石斛皆能养阴润燥、清热生津。但玉竹性较滋润,养阴润燥之力较强;石斛药性微寒,清热生津之力较胜。

四、方　　剂

滋阴补肾的基础方是六味地黄丸,补肾诸方多从此方衍化而来。左归丸纯为壮水之剂,有补无泻,其滋补之力大于六味地黄丸。大补阴丸滋阴降火,育阴潜阳,用于阴亏火旺之证。一贯煎滋阴疏肝,用于肝肾阴虚、肝气不舒之证。百合固金汤滋肾保肺,止咳化痰,用于肺肾阴虚。益胃汤专于养阴益胃,用于胃阴虚损。

（一）六味地黄丸

本方为滋阴补肾的基本方。方中重用熟地滋阴补肾,填精益髓,为君药,山茱萸、山药滋阴兼能涩精共为臣药,三药相配,滋阴补肾,称为三补;丹皮清泄相火,茯苓、泽泻、渗利湿浊,称为三泻（图33-5）。

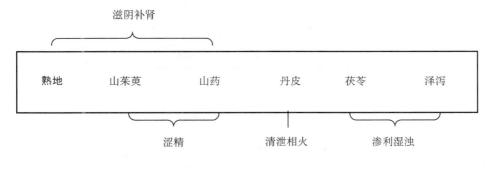

图 33-5　六味地黄丸方解

（二）知柏地黄丸、杞菊地黄丸

六味地黄丸加知母、黄柏名知柏地黄丸,滋阴而降火,主治阴虚火旺证。六味地黄丸加枸杞子、菊花名杞菊地黄丸,滋阴而明目,主治肝肾阴虚之目干眼花。各方方间关系如图33-6示。

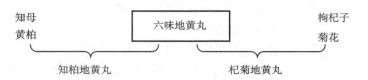

图 33-6 知柏地黄、杞菊地黄与六味地黄丸的关系

(三) 左归丸

本方为六味地黄丸去"三泻",加枸杞子、龟胶、鹿胶、菟丝子、牛膝而成。功专滋阴补肾,且加血肉有情之品以填精益髓,又配用补阳药意在"阳中求阴"(图 33-7)。

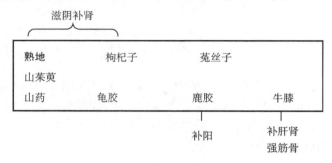

图 33-7 左归丸方解

(四) 大补阴丸

本方以滋阴降火之代表方,滋阴为主,佐以降火,适用于阴虚火旺之证。方解如图 33-8。

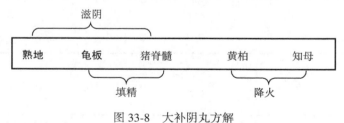

图 33-8 大补阴丸方解

(五) 一贯煎

本方功用养阴疏肝,是治疗阴虚胁痛的要方。图 33-9 为该方方解。

(六) 百合固金汤

本方功用滋肾润肺,止咳化痰,主治肺肾阴虚之虚劳咳嗽。其方解如图 33-10 示。

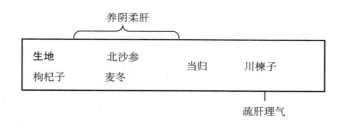

图 33-9　一贯煎方解

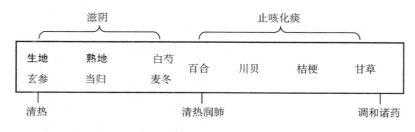

图 33-10　百合固金汤方解

（七）益胃汤

本方为滋胃阴的代表方，主治胃阴虚损。图 33-11 为本方方解。

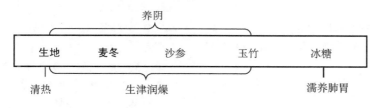

图 33-11　益胃汤方解

附　　录

附录一　中药备查

词条的编排按药名首字的笔画(由少至多)及笔形(一丨丿丶)顺序排列。词条的内容，按以下格式排列：

药名
- ●药用部位　●性味　●归经　●常用量
- ●功效——主治

二　画

二丑(见牵牛子)

丁香(即公丁香，成熟果实名母丁香，效同公丁香而力较弱)
- ●花蕾　●辛，温　●脾、胃、肾　●2~5g
- 1. 降气止呃——呃逆，呕吐。
- 2. 温中止痛——脘腹冷痛。
- 3. 温肾助阳——阳痿，腰膝酸冷。

八月札
- ●果实　●苦，平　●肝、胃　●6~12g
- 1. 疏肝理气——肝郁气滞所致的胁痛，肝胃气痛及疝气痛。
- 2. 散结——瘰疬。近用治乳腺癌及消化道癌肿。

八角茴香
- ●果实　●辛甘，温　●肝、肾、脾　●3~8g
- 1. 散寒，暖肝，温肾，止痛——寒疝腹痛，睾丸偏坠，肾虚腰痛。
- 2. 理气开胃——脘腹冷痛，呕吐食少。

人参
- ●根　●甘、微苦，微温　●脾、肺　●5~10g，宜文火另煎
- 1. 大补元气——气虚欲脱。
- 2. 补脾益肺——脾肺气虚。
- 3. 益气生津——热病气津两伤。
- 4. 安神益智——气虚血亏所致之心神不安。

儿茶(见孩儿茶)

九节茶(见肿节风)

九香虫
- ●全虫　●咸，温　●脾、肝、肾　●3~5g
- 1. 行气止痛——肝胃气痛，脘腹冷痛。
- 2. 温肾助阳——肾阳虚。

刀豆
- ●种子　●甘，温　●胃、肾　●10~15g
- ●降气止呃——虚寒呃逆及呕吐。

三　画

三七
- ●根　●甘、微苦，温　●肝、胃　●研粉服1~1.5g/次，3~6g/日
- 1. 化瘀止血——各部位出血。
- 2. 活血止痛——跌打损伤，瘀血性疼痛。

三棱
- ●块茎　●苦，平　●肝、脾　●3~10g
- 1. 破血祛瘀——经闭腹痛。
- 2. 行气止痛——癥瘕结块。

干姜
- ●根茎　●辛，温　●脾、胃、心、肺　●3~10g
- 1. 温中散寒——脾胃寒证。
- 2. 温肺化饮——寒饮咳喘。
- 3. 助附子回阳。

土茯苓
- ●块茎　●甘、淡，平　●肝、胃　●15~60g

●1. 清热解毒——热毒痢疾。
2. 清热祛湿——湿疹,热淋。

土鳖虫(见䗪虫)

大枣
●果实 ●甘,温 ●脾胃 ●3~12g,或 10~30g
●1. 补中益气——中气不足。
2. 养血安神——血虚萎黄,妇女脏躁。
3. 缓和药性——与峻烈药同用以缓和药性。

大黄
●根和根茎 ●苦,寒 ●脾、胃、大肠、肝、心
●3~12g
●1. 泻下攻积——肠道积滞,大便秘结。
2. 清热泻火——火邪上攻所致的目赤,咽痛,牙龈肿痛,吐血,衄血。
3. 清热解毒——热毒疮疡,烧伤。
4. 活血化瘀——积聚,瘀血经闭,跌打损伤。
5. 清泄湿热——黄疸,痢疾,热淋。

大戟
●根 ●苦、辛,寒 ●脾、肾、大肠 ●1.5~3g;散剂 1g/次
●1. 泻下逐水——水肿,腹水,胸水。
2. 清热散结——痈肿疮毒,瘰疬痰核。

大蒜
●鳞茎 ●辛,温 ●脾、胃、肺、大肠 ●内服 3~5 枚
●1. 解毒——痈疖疮肿(外用)。
2. 止痢——腹泻,痢疾。
3. 杀虫——钩虫病,蛲虫病。

大蓟
●地上部分及根 ●甘、苦,凉 ●心、肝 ●10~15g
●1. 凉血止血——血热妄行所致之出血。
2. 散瘀消痈——疮疡肿痛。

大青叶
●叶 ●苦,大寒 ●心、肺、胃 ●10~15g
●1. 清热解毒——疮疡肿痛,丹毒,咽喉肿痛,口舌生疮。
2. 凉血消斑——温热病热入血分。

大茴香(见八角茴香)

大腹皮
●槟榔的果皮 ●辛,微温 ●脾、胃、大肠、小肠
●3~10g
●1. 下气宽中——腹胀。
2. 利水消肿——水肿。

山药
●块根 ●甘,平 ●脾、肺、肾 ●10~30g
●1. 补益脾肺,益气养阴——脾虚泄泻,肺虚久咳。
2. 补肾固涩——肾虚之遗精,尿频、带下。

山楂
●果实 ●酸、甘,微温 ●脾、胃、肝 ●10~30g
●1. 消食化积——食滞不化,脘腹胀痛或泄泻。
2. 活血散瘀——产后瘀阻腹痛或恶露不尽,疝气。

山豆根
●根及根茎 ●苦,寒 ●心、肺、大肠 ●6~10g
●清热解毒利咽——咽喉肿痛,痈肿,癌肿。

山茱萸(枣皮)
●果实 ●酸,微温 ●肝、肾 ●5~10g
●1. 补益肝肾(既补阴,又助阳)——头目眩晕,腰膝酸软,阳痿。
2. 收敛固涩——滑精,遗尿,虚汗,崩漏。

山慈姑
●假球茎 ●辛,寒,小毒 ●肝、胃 ●内服 3~6g,外用适量
●清热解毒,消痈散结——痈疽发背,疔肿恶疮,瘰疬结核。

山羊角
●角 ●咸,寒 ●肝 ●10~15g,煎服
●平降肝阳,清热镇惊——肝阳上亢,惊风抽搐。

千年健
●根茎 ●苦、辛,温 ●肝、肾 ●5~10g
●祛风湿,健筋骨——风湿痹痛,腰膝冷痛,拘挛麻木。

千金子(续随子)
●种子 ●辛,温,有毒 ●肝、肾、大肠 ●1~2g,制霜入丸散用
●1. 泻下逐水——腹水、水肿。
2. 破血消癥——积聚,瘀滞经闭。
3. 杀虫,攻毒——顽癣,毒蛇咬伤,痈肿。

千里光
●地上部分 ●苦,寒,小毒 ●肺、大肠 ●10~30g
●1. 清肝明目——目赤肿痛。

2. 清热解毒——疮疡肿痛,湿疹,泻痢,肠痈。

川贝母
- 地下鳞茎 ●苦、甘,微寒 ●肺、心 ●煎服3～10g;研末服1～1.5g/次
- 1. 清泄肺热,润养肺燥——燥热痰嗽,肺虚久咳。
- 2. 清热散结,力逊于浙贝母。

川乌(见乌头)

川芎
- 根茎 ●辛,温 ●肝、胆、心包 ●3～10g
- 1. 活血行气——经闭、痛经、产后瘀阻腹痛,胸胁痛,跌打损伤。
- 2. 祛风止痛——头痛,风湿痹痛。

川楝子
- 果实 ●苦,寒,小毒 ●肝、胃、小肠、膀胱 ●3～10g
- 1. 行气止痛——肝气郁结或肝胃不和证,疝气疼痛。
- 2. 杀虫疗癣——虫积腹痛,头癣(外用)。

女贞子
- 果实 ●甘、苦,凉 ●肝、肾 ●10～15g
- 1. 补益肝肾——肝肾阴虚。
- 2. 清肝明目——阴虚所致之视力减退。

小麦
- 种子 ●甘,凉 ●心 ●30～60g
- 养心除烦——妇女脏躁。

小蓟
- 全草及地下茎 ●甘,凉 ●心、肝 ●10～15g,鲜品可用30～60g
- 1. 凉血止血——血热妄行所致之出血。
- 2. 解毒消痈——热毒疮痈。

小茴香
- 果实 ●辛,温 ●肝、肾、脾、胃 ●3～8g
- 1. 祛寒止痛,暖肝温肾——寒疝腹痛,睾丸偏坠,肾虚腰痛。
- 2. 理气和胃——脘腹胀痛,胃寒呕吐食少。

马勃
- 子实体 ●辛,平 ●肺 ●3～6g包煎;外用适量
- 1. 清热解毒,利咽——咽喉肿痛,咳嗽失音。
- 2. 收敛止血——外伤出血(外用),血热吐血及衄血。

马齿苋
- 全草 ●酸,寒 ●大肠、肝 ●30～60g,鲜品加倍
- 1. 清热解毒凉血——湿热泻痢,热毒痈疖,赤白带下。
- 2. 止血通淋——崩漏,血淋,热淋。

马前子(番木鳖)
- 种子 ●苦,寒,大毒 ●肝、脾 ●0.3～1g,作丸散服
- 1. 消肿止痛——疮疡肿痛,跌扑伤痛。
- 2. 通络散结——风湿痹痛,拘挛麻木。

马兜铃
- 果实 ●苦、微辛、寒 ●肺、大肠 ●3～10g
- 1. 清肺化痰,止咳平喘——热咳痰多,肺虚久咳。
- 2. 清泄大肠——痔疮肿痛或出血。

马鞭草
- 地上部分 ●苦,微寒 ●肝、脾 ●15～30g
- 1. 活血祛瘀——血瘀经闭,痛经,积聚,风湿痹痛,跌扑伤痛。
- 2. 清热解毒——热毒疮痈,牙龈肿痛,咽喉肿痛,湿热下痢。
- 3. 利水消肿——热淋,水肿,腹水。

四画

王不留行
- 种子 ●苦,平 ●肝、胃 ●6～10g
- 1. 活血通经——痛经,经闭。
- 2. 下乳——乳汁不通,乳痈。

天冬(天门冬)
- 块根 ●甘、苦,大寒 ●肺、肾 ●6～15g
- 1. 清肺降火——燥热咳嗽,虚劳咳嗽,咽喉肿痛。
- 2. 滋阴润燥——热病伤阴,内热消渴,肠燥便秘。

天葵子(见紫背天葵子)

天花粉
- 根 ●苦、微甘、寒 ●肺、胃 ●10～15g
- 1. 清热生津——热邪伤津,肺热燥咳。
- 2. 消肿排脓——痈肿疮疡。

天竹黄
- ●竹竿内块状物 ●甘,寒 ●心、肝、胆 ●煎服 3~6g;研末吞服 0.6~1g/次
- ●清热化痰,清心定惊——痰热惊搐,中风痰壅,小儿急惊风等。

天南星
- ●块茎 ●苦、辛,温,有毒 ●肺、肝、脾 ●制南星 5~10g;生南星多入丸散用,0.3~1g/次
- ●1. 燥湿化痰——湿痰壅滞或痰热咳嗽。
  2. 祛风止痉——风痰眩晕,中风痰壅,破伤风,癫痫。
  3. 散结止痛——痈疽痰核。

天麻
- ●块茎 ●甘,平 ●肝 ●煎服 3~10g;研末吞服 1~1.5g/次
- ●1. 平肝潜阳——肝阳上亢所致之眩晕头痛。
  2. 熄风止痉——肝风内动,惊痫抽搐。

木瓜
- ●果实 ●酸,温 ●肝、脾 ●6~12g
- ●1. 舒筋活络——风湿痹病,筋脉拘挛,脚气肿痛。
  2. 化湿和胃——吐泻转筋。

木香
- ●根 ●辛、苦,温 ●脾、胃、大肠、胆 ●3~10g
- ●行气止痛——肠胃气滞,积滞,泻痢。

木贼
- ●地上部分 ●甘、苦,平 ●肺、肝、胆 ●3~10g
- ●1. 疏散风热,明目退翳——外感风热所致之目赤多泪。
  2. 止血——便血,痔疮出血。

木通
- ●藤茎 ●苦,寒 ●心、小肠、膀胱 ●3~6g
- ●1. 清热利水通淋——小便短赤,淋漓涩痛。
  2. 清泻心火——心火上炎。
  3. 通乳——乳汁稀少。
  4. 利痹——湿热痹痛。

(有关木通与川木通之分;现代研究表明关木通有致肾衰和肾肿瘤的毒性作用)

五加皮
- ●根皮 ●辛、苦,温 ●肝、肾 ●5~10g
- ●1. 祛风湿,强筋骨——风湿痹痛,腰膝软弱。
  2. 利水——水肿,小便不利。

五灵脂
- ●鼯鼠的粪便 ●苦、甘,温 ●肝 ●3~10g,包煎
- ●1. 活血止痛——痛经、经闭,产后瘀痛,胸腹痛。
  2. 化瘀止血——瘀滞出血。

五味子
- ●果实 ●酸,温 ●肺、肾、心 ●煎服 2~6g;研末服 1~3g/次
- ●1. 敛肺滋肾——虚喘久咳。
  2. 生津敛汗——津伤口渴,自汗盗汗。
  3. 涩精止泻——遗精滑精,久泻不止。
  4. 宁心安神——心悸,失眠多梦。

五倍子
- ●虫瘿 ●酸、涩,寒 ●肺、大肠、肾 ●入丸散剂用 1.5~6g
- ●1. 敛肺降火——肺虚久咳。
  2. 涩肠——久泻久痢,脱肛。
  3. 固精——遗精滑精。
  4. 敛汗——自汗盗汗。
  5. 止血——崩漏下血。

太子参
- ●块根 ●甘、微苦,平 ●脾、肺 ●10~30g
- ●补气生津——气阴不足,肺虚咳嗽。

瓦楞子
- ●贝壳 ●咸,平 ●肺、胃、肝 ●10~30g,久煎
- ●1. 消痰化瘀,软坚散结——瘰疬,瘿瘤,脓积痞块,顽痰久咳。
  2. 煅用制酸止痛——胃痛吐酸。

车前子
- ●种子 ●甘,寒 ●肾、肝、肺 ●5~10g,包煎
- ●1. 利水,清湿热——水肿,淋病。
  2. 渗湿止泻——湿胜泄泻。
  3. 清肝明目——目赤肿痛。
  4. 清肺化痰——肺热咳嗽。

车前草
- ●全草 ●甘,寒 ●肾、肝、肺 ●10~15g,鲜品加倍
- ●1. 同车前子。
  2. 清热解毒——疮疡肿痛。

贝母(见川贝母、浙贝母)

牛黄
- ●胆囊结石 ●苦,凉 ●肝、心 ●入丸散用

0.2~0.5g

●1. 清热解毒——咽喉肿痛,口舌生疮,痈疽疔毒。

2. 熄风止痉——温病热入心包,小儿惊风。

3. 豁痰开窍——中风昏迷。

牛膝

●根　●苦、酸,平　●肝、肾　●6~15g

●1. 活血祛瘀——痛经,经闭,产后腹痛,跌打损伤。

2. 补肝肾强筋骨——腰膝酸痛无力。

3. 利水通淋——小便淋痛,尿血。

4. 导热下降,引血下行——上部火热证及出血证。

(补肝肾强筋骨,多用怀牛膝;活血祛瘀,利尿通淋,引血下行,多用川牛膝。)

牛蒡子

●种子　●辛、苦,寒　●肺、胃　●3~10g

●1. 疏风清热——外感风热,咽喉肿痛。

2. 解毒透疹——麻疹初期,风热痒疹。

3. 利咽散肿——热毒疮肿,痄腮。

毛茛

●全草及根,鲜用　●辛,温,有毒　●仅外用发泡,不能内服

●治黄疸,哮喘,偏头痛,牙痛,风湿痹痛等。

升麻

●根茎　●辛、甘,微寒　●肺、脾、大肠、胃　●3~10g

●1. 发表透疹——外感风热所致头痛,麻疹透发不畅。

2. 清热解毒——咽喉肿痛,牙龈肿痛,热毒疮疡等。

3. 升阳举陷——气虚下陷。

化橘红

●果皮　●苦、辛,温　●脾、肺　●3~10g

●1. 理气宽中——脘腹胀满,食积。

2. 燥湿化痰——咳嗽痰多。

公丁香(见丁香)

月季花

●花蕾或初开的花　●甘,温　●肝　●3~6g

●1. 活血调经——肝郁所致之经行不畅,痛经,闭经。

2. 消肿散结——瘰疬。

丹参

●根及根茎　●苦,微寒　●心、心包、肝　●5~15g

●1. 活血祛瘀——血瘀经闭,心腹疼痛,脓瘕积聚,跌打损伤。

2. 凉血散瘀——疮痈肿痛。

3. 养血安神——心悸,失眠。

丹皮(牡丹皮)

●根皮　●苦、辛,微寒　●心、肝、肾　●6~12g

●1. 清热凉血——血热发斑,吐衄。

2. 活血散瘀——血瘀经闭,痛经,积块,跌扑损伤。

3. 兼能清退虚热及消痈肿。

乌头

●块根　●辛、苦,热,大毒　●心、肝、脾　●1.5~4.5g

●1. 散寒止痛,祛风湿——寒湿痹痛,心腹冷痛,头风痛,跌打损伤痛。

2. 消肿溃坚,祛腐——阴疽(外用)。

(乌头分川乌与草乌两种,效用相同,惟草乌毒性更强。)

乌药

●根　●辛,温　●肺、脾、肾、膀胱　●3~10g

●1. 行气止痛——寒凝气滞。

2. 温肾散寒——肾阳虚所致之小便频数及遗尿。

乌梅

●果实　●酸,平　●肝、脾、肺、大肠　●3~10g,可大至30g

●1. 敛肺——肺虚久咳。

2. 涩肠——久泻久痢。

3. 生津——虚热口渴。

4. 安蛔——蛔厥腹痛。

乌贼骨(海螵蛸)

●内贝壳　●咸、涩,微温　●肝、肾　●6~12g;研末服1.5~3g/次

●1. 收敛止血——肺胃出血,崩漏等。

2. 固精止带——遗精,带下。

3. 制酸止痛——胃痛吐酸。

4. 收湿敛疮——湿疹湿疮,溃疡多脓。

乌梢蛇

●去内脏的蛇体　●甘,平,无毒　●肝　●煎服5~10g;研末服2~3g/次

●1. 祛风通络——风湿痹痛,麻木不遂,皮肤瘙痒。

2. 定惊止痉——破伤风,惊风抽搐。

(功效与白花蛇相近,而药力较弱。)

火麻仁
- ●种仁 ●甘,平 ●脾、大肠 ●10~30g
- ●润肠通便——肠燥便秘。

巴豆
- ●种子 ●辛,热,大毒 ●胃、大肠、肺 ●多制成巴豆霜入丸散用,0.1g/次
  1. 泻下寒积——寒邪食积阻结肠道。
  2. 逐水退肿——大腹水肿。
  3. 祛痰利咽——痰涎壅塞气道。

巴戟天
- ●根 ●辛、甘,微温 ●肾 ●10~15g
  1. 补肾助阳——阳痿,宫冷不孕。
  2. 祛风除湿——风寒湿痹。

水蛭
- ●虫体 ●咸、苦,平,小毒 ●肝 ●3~6g;焙干研末服 0.3~0.5g/次
- ●破血逐瘀——经闭,积块,跌打损伤。

水牛角
- ●角 ●咸,寒 ●肝 ●煎服30~60g;锉末服1~3g
- ●清热凉血、解毒——壮热神昏,血热出血,斑疹。

五画

玉竹
- ●根茎 ●甘,平 ●肺、胃 ●10~15g
  1. 滋阴润肺——燥咳,劳嗽。
  2. 生津养胃——胃阴虚,消渴。

艾叶
- ●叶 ●苦、辛,温 ●肝、脾、肾 ●3~10g
  1. 温经止血——虚寒性出血,尤其崩漏。
  2. 散寒止痛——下焦虚寒,腹中冷痛,宫冷不孕。
  3. 除湿止痒(外用)——皮肤湿疹瘙痒。

甘松
- ●根茎及根 ●辛、甘,温 ●脾、胃 ●3~6g
- ●行气止痛,开郁醒脾——胸腹闷胀,纳呆。

甘草
- ●根及根茎 ●甘,平 ●心、肺、脾、胃 ●3~10g
  1. 补脾益气——脾胃虚弱。
  2. 润肺止咳——诸咳喘证。
  3. 缓急止痛——脘腹或四肢挛急作痛。
  4. 清热解毒——疮疡肿痛,咽喉肿痛,药物中毒。

(补中缓急宜炙用,清热解毒宜生用。)

甘遂
- ●块根 ●苦、甘,寒,有毒 ●肺、肾、大肠 ●有效成分不溶于水,宜入丸散,每次 0.5~1g
  1. 泻下逐水——水肿,腹水,胸水。
  2. 逐痰——风痰,癫痫。

石胡荽(鹅不食草)
- ●全草 ●辛,温 ●肺、肝 ●3~10g
  1. 祛风通鼻窍——风寒表证,鼻塞流涕。
  2. 祛痰止咳——咳嗽痰多,百日咳。
  3. 解毒消肿——疮疡肿痛,跌打损伤,蛇咬伤。

石韦
- ●叶 ●苦、甘,微寒 ●肺、膀胱 ●5~10g
  1. 利水通淋——淋病、水肿。
  2. 化痰止咳——肺热咳嗽。
  3. 止血——崩漏,吐血,衄血。

石见穿(紫参)
- ●全草 ●苦、辛,平 ●肝 ●10~15g,可大至30g
- ●活血止痛——筋骨痛,痈肿,癌症。

石榴皮
- ●果皮 ●酸、涩,温 ●胃、大肠 ●3~10g
  1. 涩肠止泻——久泻久痢,脱肛。
  2. 杀虫——蛔虫病,绦虫病。

石菖蒲
- ●根茎 ●辛,温 ●心、胃 ●5~10g,鲜品加倍
  1. 化痰浊,开窍——痰浊蒙蔽之神志昏乱。
  2. 化湿和胃——湿阻痞满。

石斛
- ●茎 ●甘,微寒 ●胃、肾 ●6~15g,鲜用15~30g,入汤剂宜先煎
  1. 养胃生津——热病伤津,胃阴虚证。
  2. 滋阴除热——阴虚发热。
  3. 滋肾明目——肝肾亏虚之视物昏花。

石膏
- ●矿石 ●辛、甘,大寒 ●肺、胃 ●15~60g,生用,先煎
  1. 清热泻火——温病邪在气分。

2. 清泄肺热——肺热咳喘。
3. 收敛生肌(煅,外用)——疮疡溃而不敛,湿疹,烫伤。

石决明
● 贝壳 ● 咸,寒 ● 肝 ● 15~30g,先煎
● 1. 平肝潜阳——肝阳上亢,头目眩晕。
2. 清肝明目——肝火上炎,风热目疾。

龙齿
● 化石 ● 甘、涩,凉 ● 心、肝 ● 15~30g,先煎
● 镇惊安神——惊痫,心悸,失眠。

龙骨
● 化石 ● 甘、涩,微寒 ● 心、肝 ● 15~30g,先煎
● 1. 平肝潜阳——肝阳上亢。
2. 镇惊安神——心悸失眠,烦躁不安。
3. 收敛固涩——遗精,带下,虚汗,崩漏。

龙胆草
● 根 ● 苦,寒 ● 肝、胆、胃 ● 3~6g
● 1. 清热燥湿——湿热黄疸,阴肿阴痒,带下,湿疹。
2. 泻肝定惊——肝火上炎,热极生风。

龙眼肉
● 果肉 ● 甘,温 ● 心、脾 ● 15~15g,可大至30g。
● 1. 补心脾——心脾虚损所致之失眠健忘,心悸怔忡。
2. 益气血——心血不足。

平地木(见矮地茶)

田基黄(见地耳草)

四季青(冬青叶)
● 叶 ● 苦、涩,寒 ● 肺、心 ● 15~30g;外用适量
● 清热解毒,凉血止血,敛疮——烧烫伤,下肢溃疡,热毒疮疡,湿疹,外伤出血。

生姜
● 根茎 ● 辛,微温 ● 肺、脾 ● 3~10g,煎服或捣汁吞服
● 1. 发汗解表——外感风寒表证。
2. 温中止呕——胃寒呕吐。
3. 温肺止咳——风寒咳嗽痰多。
(生姜皮有利水作用,主要用于水肿。)

生地(生地黄)
● 根 ● 甘、苦,寒 ● 心、肝、肾 ● 10~30g

● 1. 清热凉血——温热病热入营血,血热妄行。
2. 养阴生津——热病伤津,消渴,肠燥便秘。

代赭石
● 矿石 ● 苦,寒 ● 肝、心 ● 10~30g,打碎先煎
● 1. 平肝潜阳——肝阳上亢所致之头痛、眩晕。
2. 降逆止呕定喘——嗳气,呃逆,呕吐,气喘。
3. 凉血止血——血热妄行所致之出血。

玳玳花
● 花蕾 ● 甘、微苦,平 ● 脾、胃、胆 ● 1~3g
● 理气宽胸,开胃止呕——胸闷不舒,不思饮食,呕恶。

仙茅
● 根茎 ● 辛,热,小毒 ● 肾 ● 3~10g
● 1. 温肾壮阳——阳痿遗精,小便频数。
2. 祛寒除湿——腰膝寒湿痹痛。

仙灵脾(见淫羊藿)

仙鹤草
● 全草 ● 苦、涩,平 ● 肺、肝、脾 ● 10~15g,可大至50g
● 1. 收敛止血——多种出血病证。
2. 止痢——腹泻。
3. 补虚——脱力劳伤。
4. 杀灭滴虫——滴虫性阴道炎。

白矾(见明矾)

白及
● 地下块茎 ● 苦、甘、涩,微寒 ● 肺、肝、胃
● 煎服3~10g;研末服1.5~3g/次
● 1. 收敛止血——肺胃出血。
2. 消肿生肌——疮疡已溃,久不收口(外用)。

白术
● 根茎 ● 苦、甘,温 ● 脾、胃 ● 5~15g
● 1. 补气健脾——脾气虚证。
2. 燥湿利水——脾虚所致之水肿、痰饮。
3. 固表止汗——表虚自汗。
4. 安胎——脾虚气弱所致之胎动不安。

白芍
● 根 ● 苦、酸,微寒 ● 肝、脾 ● 5~15g,大剂量15~30g
● 1. 养血敛阴——肝血虚,月经不调。
2. 柔肝止痛——胁肋脘腹痛,下肢拘挛痛。
3. 平抑肝阳——肝阳上亢。

白芷
- ●根 ●辛,温 ●肺、胃 ●3~10g
- ●1. 散风寒,止头痛,通鼻窍——外感风寒,头痛,鼻塞。
  2. 祛风燥湿——风湿痹痛。
  3. 消肿排脓——疮疡肿痛。
  4. 燥湿止带——寒湿带下。

白英(蜀羊泉)
- ●全草 ●苦,微寒 ●肝、胆 ●10~25g
- ●1. 清热解毒——痈肿疮疡,癌症。
  2. 祛风利湿——风湿痹痛,湿热黄疸,湿热带下。

白果(银杏)
- ●种子 ●甘、苦、涩,平,小毒 ●肺 ●6~10g
- ●1. 敛肺平喘——喘咳气逆。
  2. 除湿收敛——带下,白浊。

白前
- ●根茎及根 ●辛、甘,平 ●肺 ●3~10g
- ●止咳祛痰降气——痰多咳喘。

白蔹
- ●块根 ●苦、辛,微寒 ●心、胃、肝 ●5~10g
- ●1. 清热解毒——疮痈肿毒。
  2. 敛疮生肌——烧烫伤(外用)。

白薇
- ●块根 ●苦、辛,微寒 ●心、胃、肝 ●5~10g
- ●1. 退虚热——阴虚发热,温病后期余热不退。
  2. 清实热——肺热咳嗽。
  3. 利尿通淋——热淋,血淋。

白头翁
- ●根 ●苦,寒 ●大肠 ●6~15g
- ●清热解毒,治痢——热毒痢疾,湿热痢疾。

白豆蔻(去壳又名白蔻仁)
- ●果实 ●辛,温 ●肺、脾、胃 ●3~6g,入汤剂宜后下
- ●1. 化湿行气——湿阻脾胃。
  2. 温中止呕——恶心呕吐。

白花蛇
- ●蛇体 ●甘、咸,温,有毒 ●肝 ●煎服3~10g;研末吞1~2g
- ●1. 祛风通络——风湿痹痛,筋腿拘急,半身不遂。
  2. 定惊止痉——惊风抽搐,破伤风。

白花蛇舌草
- ●全草 ●微苦、甘,寒 ●胃、大肠、小肠 ●10~60g
- ●1. 清热解毒,消痈抗癌——痈肿疮毒,肠痈,咽喉肿痛,毒蛇咬伤,癌症。
  2. 清热利湿——湿热淋病。

白芥子
- ●种子 ●辛,温 ●肺 ●3~10g
- ●1. 温肺祛痰,止咳平喘——寒痰壅肺,痰饮气逆。
  2. 利气散结,通络止痛——痰湿阻滞经络,阴疽流注,瘰疬痰核。

白附子
- ●块茎 ●辛、甘,温,有毒 ●脾、胃 ●3~5g
- ●1. 燥湿化痰——风痰壅盛。
  2. 祛风止痉——破伤风,偏头痛。
  3. 解毒散结——瘰疬痰核,毒蛇咬伤(外用)。

白茅根
- ●根茎 ●甘,寒 ●肺、胃、膀胱 ●15~30g,鲜品加倍
- ●1. 凉血止血——血热妄行之出血。
  2. 清热利尿——热淋,水肿,湿热黄疸。
  3. 清肺胃热——热病烦渴,胃热呕哕,肺热咳嗽。

白蒺藜(见刺蒺藜)

白鲜皮
- ●根茎 ●苦,寒 ●脾、胃 ●6~10g
- ●1. 除湿止痒——湿热疮疹,皮肤瘙痒。
  2. 清热解毒——湿热黄疸,湿热痹症。

白僵蚕
- ●僵化虫体 ●咸、辛,平 ●肝、肺 ●煎服3~10g;散剂1~1.5g/次
- ●1. 熄风止痉——痰热惊风,惊痫抽搐,中风面瘫。
  2. 疏散风热——风热头痛,目赤。
  3. 解毒利咽——咽喉肿痛。
  4. 祛风止痒——风疹瘙痒。
  5. 化痰散结——瘰疬痰核。

白毛夏枯草
- ●全株 ●苦,寒 ●肺、肝、心 ●10~30g
- ●1. 清热解毒——咽喉肿痛,痈疮疮疖,肺痈,肠痈。
  2. 祛痰止咳——肺热咳嗽。
  3. 凉血止血——血热咳血及衄血,外伤出血。

瓜蒂
- ●甜瓜的果蒂 ●苦,寒,有毒 ●胃 ●煎服2.5~5g;入丸散0.3~1g

●内服涌吐热痰宿食;外用研末吹鼻,治湿热黄疸。

瓜蒌
●果实 ●甘,寒 ●肺、胃、大肠 ●全瓜蒌10~20g;瓜蒌皮6~12g;瓜蒌仁10~15g
●1. 瓜蒌皮:清肺化痰,利气宽胸——肺热咳嗽,胸痹,结胸。
2. 瓜蒌仁:清肺化痰,润肠通便——肺热咳嗽,痰稠难出,肠燥便秘。
3. 全瓜蒌:兼具以上功效——兼治以上各证。

冬瓜皮
●果皮 ●甘,微寒 ●肺、小肠 ●15~30g
●利水消肿,兼能清热——湿热水肿。

冬瓜子
●种子 ●甘,寒 ●肺、大肠 ●10~15g
●清肺化痰,排脓——肺热咳嗽,肺痈,肠痈。

冬葵子
●种子 ●甘,寒 ●大肠、小肠、膀胱 ●10~15g
●1. 利水通淋——淋病,水肿。
2. 下乳——乳汁不行,乳房胀痛。
3. 润肠通便——大便燥结。

冬虫夏草
●幼虫尸体及子座 ●甘,温 ●肾、肺 ●5~10g
●1. 补肾阳——阳痿遗精,腰膝酸痛。
2. 益肺阴——肺阴虚之久咳虚喘及劳嗽痰血。

玄参
●根 ●苦、甘、咸,寒 ●肺、胃、肾 ●10~15g
●1. 清热养阴——热入营血,邪热伤阴。
2. 解毒散结——咽喉肿痛,痈肿疮毒,热病发斑。

玄明粉(见芒硝)
●为芒硝经风化,失去结晶水后形成的白色粉末,功效与芒硝相似。

玄胡(见延胡索)

半夏
●块茎 ●辛,温,有毒 ●脾、胃、肺 ●5~10g
●1. 燥湿化痰——湿痰,寒痰,痰浊胸痹。
2. 降逆止呕——多种病所致之呕吐。
3. 消痞散结——结胸证,梅核气,瘿瘤痰核,痈疽肿毒。

半边莲
●全草 ●辛,寒 ●心、小肠、肺 ●10~15g,鲜品30~60g
●1. 清热解毒——毒蛇咬伤,蜂蝎刺螫,痈肿疔毒。
2. 利水消肿——大腹水肿,面足浮肿。

半枝莲
●全草 ●辛、微苦,苦 ●肝、肺、胃 ●10~30g,鲜品加倍
●1. 清热解毒——癌肿,痈肿疮毒,肺痈,毒蛇咬伤。
2. 利尿消肿——水肿,小便不利。

丝瓜络
●成熟果实中的维管束 ●甘,平 ●肝、肺 ●1~15g
●1. 通络去风——风湿痹痛,筋脉拘挛,胸胁疼痛,乳汁不通。
2. 化痰止嗽——痰多咳嗽。
3. 解毒消肿——痈疽疮肿。

六画

地龙(蚯蚓)
●干燥虫体 ●咸,寒 ●肝、脾、膀胱 ●5~15g,鲜品10~20g
●1. 清热熄风——惊痫抽搐,壮热狂躁。
2. 平喘——肺热喘咳,哮喘,百日咳。
3. 通络——风湿热痹,风寒湿痹,中风半身不遂,骨折肿痛。
4. 利尿——热结膀胱,砂石淋证。

地耳草(田基黄)
●全草 ●甘、苦,凉 ●肝、胆 ●15~30g,鲜品加倍
●1. 清热解毒——疮疡痈肿,毒蛇咬伤。
2. 利湿退黄——湿热黄疸。
3. 活血消肿——跌打损伤。

地肤子
●果实 ●苦,寒 ●膀胱 ●10~15g
●1. 清利湿热——湿热淋病。
2. 利湿止痒——湿疮瘙痒。

地骨皮
●根皮 ●甘、淡,寒 ●肺、肾 ●6~15g
●1. 凉血退蒸——阴虚发热。
2. 清泄肺热——肺热咳嗽。

3. 凉血止血——血热出血。

地锦草
- ●全草 ●苦、辛、平 ●肝、胃、大肠 ●15~30g
- ●1. 清热解毒——热毒泻痢,痈肿,毒蛇咬伤。
  2. 止血,化瘀——便血,尿血,崩漏,外伤出血。
  3. 利湿退黄——湿热黄疸,湿热淋病。

地榆
- ●根 ●苦、酸、微寒 ●肝、胃、大肠 ●10~15g
- ●1. 凉血止血——诸种出血,尤宜于便血,痔血,血痢,崩漏。
  2. 解毒敛疮——烫伤,湿疹,皮肤溃烂。

地鳖虫(见䗪虫)

老鹳草
- ●地上部分 ●辛、苦、平 ●肝、大肠 ●10~20g,可大至30g
- ●1. 祛风除湿——风湿痹痛。
  2. 止泻——湿热泻痢,慢性腹泻。

西瓜
- ●果瓤 ●甘、寒 ●心、胃、膀胱 ●100~200g
- ●清热解暑,止渴利尿——暑热烦渴,热病伤津,小便不利。

西瓜皮
- ●果皮 ●甘、淡、寒 ●心、胃、膀胱 ●10~30g
- ●清暑止渴之力弱于西瓜,而利尿之力略强于西瓜。

西瓜翠衣
- ●西瓜皮之最外层 ●甘、淡、寒 ●心、胃
- ●10~15g
- ●功专清热解暑。

西河柳(见柽柳)

西洋参
- ●根 ●苦、微甘、寒 ●心、肺、肾 ●3~6g,另煎
- ●1. 补气养阴——气阴两虚,肺肾阴虚。
  2. 清火生津——肺虚咳嗽,热病伤津。

芒硝
- ●结晶体 ●咸、苦、寒 ●胃、大肠 ●10~15g,冲服
- ●1. 泻热通便,润燥软坚——实热积滞,大便燥结。
  2. 外用清热,消肿止痛——乳痈,咽痛,口疮。

百合
- ●肉质鳞茎 ●甘、微寒 ●肺、心 ●10~30g
- ●1. 清肺润燥——肺虚有热,干咳少痰或咯血。

2. 清心安神——虚烦惊悸,失眠多梦。

百部
- ●块根 ●甘、苦、平 ●肺 ●5~10g
- ●1. 润肺止咳——伤风咳嗽,百日咳,肺痨咳嗽。
  2. 灭虱杀虫——头虱,体虱(外用),蛲虫病(保留灌肠)。

过路黄(习称大金钱草,药材用作金钱草,见金钱草。)

当归
- ●根 ●甘、辛、温 ●肝、心、脾 ●5~15g
- ●1. 补血——心、肝血虚。
  2. 活血止痛——月经不调,痛经,经闭,跌打损伤,痹痛麻木。
  3. 润肠通便——肠燥便秘。

(补血用当归身,破血用当归尾,和血即补血活血用全当归。)

肉桂
- ●树皮 ●辛、甘、热 ●肾、心肝 ●煎服2~5g;研末服1~1.5g/次
- ●1. 温肾助阳——肾阳虚衰。
  2. 温里散寒——脾胃虚寒之脘腹冷痛。
  3. 温通经脉——寒凝痛经,经闭,寒凝血瘀诸证。
  4. 温煦气血——阴疽,痈疡脓成不溃,或溃久不敛。

肉豆蔻
- ●种仁 ●辛、温 ●脾、胃、大肠 ●3~10g;散剂1.5~3g
- ●1. 温中行气——脘腹冷痛胀满。
  2. 涩肠止泻——久泻不止。

肉苁蓉
- ●带鳞叶的肉质茎 ●甘、咸、温 ●肾、大肠 ●10~20g
- ●1. 补肾助阳——阳痿,不孕,腰膝冷痛。
  2. 润肠通便——肠燥便秘。

竹叶
- ●叶 ●甘、淡、寒 ●心、肺、胃 ●6~15g
- ●清热除烦利尿——热病烦热口渴,口舌生疮,小便短赤。

竹沥
- ●竹加工沥出的汁 ●甘、寒 ●心、肺、胃
- ●30~50g,冲服

● 清热化痰——肺热痰壅,痰热惊痫,中风痰迷。

竹茹
● 茎的中间层 ● 甘,微寒 ● 肺、胃、胆 ● 6~10g
● 1. 清化热痰——肺热咳嗽,痰火内扰。
2. 除烦止呕——胃热呕吐,妊娠呕吐。

朱砂
● 矿石 ● 甘,微涩,小毒 ● 心 ● 0.3~1g 研末冲服,多入丸散剂,或拌染他药同煎
● 1. 镇心安神——心火亢盛所致之心神不安及惊悸,癫痫。
2. 清热解毒——疮疡肿毒,咽喉肿痛,口舌生疮。

伏龙肝(见灶心土)

延胡索(玄胡)
● 块茎 ● 辛、苦,温 ● 心、肝、脾 ● 煎服 5~10g;研末服 1.5~3g/次
● 活血行气止痛——气血凝滞所致之心腹及肢体疼痛。

自然铜
● 矿石 ● 辛,平 ● 肝 ● 煎服 10~15g;煅研末入散剂 0.3g/次
● 散瘀止痛,接骨疗伤——跌打损伤之瘀阻肿痛。

血竭
● 树脂 ● 甘、咸,平 ● 心、肝 ● 外用适量研末敷;内服 1~1.5g/次,入丸散
● 1. 止血生肌敛疮(外用)——外伤出血,溃疡不敛,痔瘘肿痛。
2. 活血化瘀止痛(内服)——瘀血肿痛,经闭,痛经。

血余炭
● 人发的煅制品 ● 苦,平 ● 肝、胃 ● 6~10g;研末服 1.5~3g/次
● 收敛止血,兼可散瘀——各种出血。

全虫(见全蝎)

全蝎
● 虫体 ● 辛,平,有毒 ● 肝 ● 研末吞服,每次 0.6~1g,每日 1~3g
● 1. 熄风止痉——急、慢惊风,破伤风。
2. 解毒散结——疮疡肿毒,瘰疬溃烂。
3. 通络止痛——头痛,风湿痹痛。

合欢皮
● 树皮 ● 甘,平 ● 心、肝 ● 10~15g

● 1. 安神解郁——忧郁失眠。
2. 活血消肿——跌打损伤。

合欢花
● 花 ● 甘,平 ● 心、胃 ● 5~10g
● 1. 安神解郁——忧郁失眠。
2. 理气和胃——郁闷纳差。

刘寄奴
● 地上部分 ● 苦,温 ● 心、脾 ● 3~10g
● 1. 破血通经——血瘀经闭,产后瘀阻腹痛。
2. 散瘀止痛——跌打损伤,创伤出血。
3. 消食化积——食积停滞。

灯心草
● 茎髓 ● 甘、淡,微寒 ● 心、肺、小肠 ● 10~15g
● 1. 利水通淋——热淋,水肿。
2. 清心除烦——心热烦躁。

决明子
● 种子 ● 甘、苦,微寒 ● 肝、大肠 ● 10~15g
● 1. 清肝明目——肝火或风热所致之目赤肿痛。
2. 平抑肝阳——肝阳上亢所致之头目眩晕。
3. 润肠通便——肠燥便秘。

冰片
● 树脂或化学合成 ● 辛、苦,微寒 ● 心、脾、肺 ● 0.03~0.1g,入丸散,不宜入煎剂
● 1. 开窍醒神——神志昏迷。
2. 清热消肿止痛——咽喉肿痛,口疮,目赤肿痛,疮疡肿毒。

守宫(壁虎)
● 全体 ● 咸、寒,小毒 ● 肝 ● 煎汤 2~5g;研末服 1~1.5g/次
● 1. 攻毒散结——瘰疬,疮疡,癌肿。
2. 熄风定惊——惊痫抽搐,破伤风。
3. 祛风止痛——风湿痹痛。

羊蹄(羊蹄根,土大黄)
● 根 ● 苦、涩,寒 ● 心、肝、大肠 ● 10~15g
● 1. 凉血止血——各部位出血。
2. 杀虫疗癣——疥疮,顽癣。
3. 缓泻通便——大便秘结。

寻骨风
● 根茎或全草 ● 辛、苦,平 ● 肝 ● 10~15g
● 祛风湿,通络,止痛——风湿痹痛,跌打损伤。

防己
- ●根 ●苦、辛,寒 ●膀胱、肾、脾 ●5~10g
- ●1. 祛风除湿——风湿痹痛。
- 　2. 利水消肿——水肿,腹水。
- (药材分汉防己、木防己两种:汉防己利水消肿作用较强,木防己祛风止痛作用较好。)

防风
- ●根 ●辛、甘,微温 ●膀胱、肝、脾 ●5~10g
- ●1. 祛风解表——风寒表证或风热表证。
- 　2. 祛风除湿——风湿痹痛。

七画

麦冬(麦门冬)
- ●须根上的小块根 ●甘、微苦,微寒 ●肺、心、胃 ●10~15g
- ●1. 润肺养阴——燥邪伤肺,阴虚劳嗽。
- 　2. 益胃生津——胃阴不足。
- 　3. 清心除烦——心烦失眠。
- 　4. 兼能润肠——肠燥便秘。

麦芽
- ●大麦发芽的干燥品 ●甘,平 ●脾、胃、肝 ●10~15g,大剂量30~120g
- ●1. 消食化积——消化不良,食积停滞。
- 　2. 回乳——断乳,乳汁郁积。

远志
- ●根 ●辛、苦,微温 ●肺、心 ●3~10g
- ●1. 宁心安神——失眠,惊悸。
- 　2. 祛痰开窍——咳嗽痰多咯出不爽,痰迷神昏。
- 　3. 消散痈肿——痈肿初起,乳房胀痛(内服加外敷)。

杜仲
- ●树皮 ●甘,温 ●肝、肾 ●10~15g
- ●1. 补肝肾,强筋骨——肝肾不足所致腰膝酸痛或痿软无力。
- 　2. 安胎——胎动不安,胎漏,胎坠。

芫荽(见胡荽)

芫花
- ●花蕾 ●辛、苦,温,有毒 ●肺、肾、大肠 ●煎服1.5~3g;散剂0.6g/次
- ●1. 泻下逐水——水肿,腹水,胸水。
- 　2. 祛痰止咳——寒痰咳喘。
- 　3. 外用杀虫疗疮——头疮,顽癣。

红花
- ●花 ●辛,温 ●心、肝 ●3~10g
- ●活血祛瘀,通经——肿块,跌打损伤,痛经,闭经,产后瘀痛,以及各种瘀血病证。

红藤
- ●藤茎 ●苦,平 ●大肠、肝 ●15~30g
- ●1. 清热解毒,消痈——肠痈。
- 　2. 活血通络——风湿痹痛,痛经,闭经,跌扑损伤。

芜荑
- ●果实的加工品 ●辛、苦,温 ●脾、胃 ●3~10g
- ●杀虫消积——虫积腹痛,小儿疳积泄泻。

花椒(川椒)
- ●果皮 ●辛,热,小毒 ●脾、胃、肾 ●2~5g
- ●1. 温中散寒——脘腹冷痛,寒湿泄泻。
- 　2. 驱蛔——蛔虫腹痛。

花蕊石
- ●岩石 ●酸、涩,平 ●肝 ●煎服10~15g;研末服1~1.5g/次
- ●涩敛止血,兼能化瘀——各种出血。

苍术
- ●根茎 ●辛、苦,温 ●肺、胃 ●5~10g
- ●1. 燥湿健脾——湿阻中焦。
- 　2. 祛风除湿——风湿痹痛。

苍耳子
- ●果实 ●辛、苦,温,小毒 ●肺 ●3~10g
- ●1. 通鼻窍——外感病鼻塞,鼻渊。
- 　2. 祛风湿——风寒头痛,风湿痹痛。

芡实
- ●种仁 ●甘、涩,平 ●脾、肾 ●10~15g
- ●1. 健脾止泻止带——脾虚久泻,带下。
- 　2. 补肾固精缩尿——滑精,遗尿,尿频。

苎麻根
- ●根 ●甘,寒 ●心、肺 ●10~30g
- ●1. 凉血止血——血热所致之各部位出血。
- 　2. 清热安胎——妊娠蕴热所致之胎动不安及胎漏

下血。
		3. 清热利尿——湿热下注所致之小便淋漓不爽。

芦荟
● 叶汁干燥品　● 苦,寒　● 肝、大肠　● 1~2g,宜入丸剂,不入汤剂
● 1. 清热通便——热结便秘。
　2. 清泄肝火——肝经实火证。
　3. 驱杀蛔虫——虫积腹痛。

芦根
● 地下茎　● 甘,寒　● 肺、胃　● 15~30g,鲜品加倍或更高量
● 1. 清热生津——热病伤津。
　2. 清胃止呕——胃热呕逆。
　3. 清泄肺热——肺热咳嗽。
　4. 清热利尿——小便短赤。

苏木
● 木材　● 甘、微辛,平　● 心、肝、脾　● 3~10g
● 活血通经,祛瘀止痛——血瘀经闭,产后瘀阻腹痛,跌打损伤。

苏子
● 果实　● 辛,温　● 肺、大肠　● 5~10g
● 1. 止咳平喘——痰壅气逆,咳嗽气喘。
　2. 润肠通便——肠燥便秘。

苏梗
● 茎　● 辛、甘,微温　● 肺、脾、胃　● 10~15g,不宜久煎
● 1. 行气宽中——脾胃气滞所致之痞闷呕恶。
　2. 安胎——胎动不安。

苏叶(见紫苏)

苏合香
● 树脂精制品　● 辛,温　● 心、脾　● 内服每次0.3~1g,宜作丸剂,不入煎剂
● 1. 开窍醒神——神志昏迷。
　2. 开郁止痛——胸痹疼痛。

赤芍
● 根　● 苦,微寒　● 肝　● 3~15g
● 1. 清热凉血——血热发斑疹及吐衄,热淋,血淋。
　2. 活血化瘀——血瘀经闭,痛经,跌打损伤。

赤小豆
● 种子　● 甘、酸,平　● 心、小肠　● 10~30g
● 1. 利水消肿——水肿胀满,脚气浮肿。
　2. 解毒排脓(外用)——痄腮,乳痈,丹毒,烂疮。

赤石脂
● 矿石　● 甘、酸、涩,温　● 大肠、胃　● 10~20g
● 1. 涩肠止泻——久泻久痢。
　2. 收敛止血——妇女崩漏,带下赤白。
　3. 收湿,生肌,敛疮(外用)——溃疡不敛。

杏仁
● 种子　● 苦,微温,小毒　● 肺、大肠　● 3~10g,宜后下
● 1. 止咳平喘——多种咳喘证。
　2. 润肠通便——肠燥便秘。

连翘
● 果实　● 苦,微寒,小毒　● 肺、心、胆　● 6~15g
● 1. 清热解毒——外感风热或温病初起。
　2. 消痈散结——外痈内痈,瘰疬结核。

连钱草(药材用作金钱草,见金钱草)

吴茱萸
● 果实　● 辛、苦,热,小毒　● 肝、脾、胃　● 1.5~5g
● 1. 温中散寒——脘腹冷痛。
　2. 降逆止呕——呕逆吞酸。
　3. 疏肝止痛——厥阴头痛,胁痛,疝痛,经行腹痛。

旱莲草
● 全草　● 甘、酸,寒　● 肝、肾　● 10~15g,鲜品加倍
● 1. 滋阴补肾——肝肾阴虚证。
　2. 凉血止血——血热所致之出血。

牡蛎
● 贝壳　● 咸,微寒　● 肝、肾　● 10~30g,先煎
● 1. 平肝潜阳——肝阳上亢,虚风内动。
　2. 重镇安神——心悸失眠,烦躁不安。
　3. 软坚散结——瘰疬,瘿瘤,痰核肿块,肝脾肿大。
　4. 收敛固涩(煅用)——虚汗,遗精,带下,崩漏等滑脱症。

牡丹皮(见丹皮)

何首乌
● 块根　● 苦、甘、涩,微温　● 肝、肾　● 10~30g
● 1. 补肺肾,益精血(制用)——精血亏虚诸证。
　2. 润肠通便(生用)——肠燥便秘。

佛手
● 果实　● 辛、苦,温　● 肝、脾、胃、肺　● 3~10g

- 1. 舒肝理气——肝气郁结,肝气乘脾犯胃诸证。
- 2. 化痰宽胸——痰湿壅滞及咳嗽痰多。

佛手花
- ●花朵及花蕾 ●性味功用与佛手相近,药力较佛手为缓和 ●3~6g

伸筋草
- ●全草 ●苦、辛,温 ●肝 ●6~15g
- ●祛风除湿,舒筋活络——风湿痹痛,筋脉拘急。

皂矾
- ●矿石 ●酸,凉 ●肝、脾 ●0.3~0.5g/次,煅用,入丸散
- 1. 补血——缺铁性贫血。
- 2. 收湿止痒(外用)——湿疹,疥癣。

皂荚
- ●果实 ●辛,温,小毒 ●肺、心、大肠 ●煎服3~5g,焙焦研末服0.6~1.5g/次
- 1. 祛痰——胸中痰盛,咳喘上气。
- 2. 开窍——猝然昏厥,癫痫痰盛。

皂角刺
- ●棘刺 ●辛,温 ●肝、胃 ●3~10g
- ●托毒排脓,活血消肿——痈疽疮毒初起或脓成不溃,可内服亦可外用。

谷芽
- ●谷发芽的干燥品 ●甘,平 ●脾、胃 ●10~15g,可大至30g
- 1. 消食和中——食积停滞。
- 2. 健脾开胃——脾虚食少。

谷精草
- ●带花茎的头状花序 ●甘,平 ●肝、胃 ●6~15g
- ●疏散内热,明目通翳——目赤肿痛,目生翳膜。

龟板
- ●腹甲 ●甘、咸,寒 ●肝、肾、心 ●10~30g,先煎
- 1. 滋阴潜阳——阴虚阳亢,虚风内动,阴虚发热。
- 2. 益肾健骨——肾虚骨软。
- 3. 养血补心——心虚惊悸,失眠健忘。
- 4. 养血止血——血热崩漏。

辛夷
- ●花蕾 ●辛,温 ●肺、胃 ●3~10g
- 1. 散风寒——风寒表证。
- 2. 通鼻窍——鼻塞,鼻渊。

灶心土(伏龙肝)
- ●灶内焦黄土 ●辛,微温 ●脾、胃 ●15~30g,布袋包先煎,或60~120g煎汤代水
- 1. 温中止血——脾虚不能统血之出血。
- 2. 止呕——中焦虚寒之呕吐。
- 3. 止泻——脾虚久泻。

沙参
- ●根 ●甘,微温 ●肺、胃 ●10~15g,鲜品15~30g
- 1. 清肺养阴——阴虚燥咳或劳嗽咯血。
- 2. 益胃生津——热病伤津或胃阴虚。

(沙参分南北两种,南沙参偏于清肺养阴,北沙参偏于养胃生津。)

沙苑子(沙苑蒺藜)
- ●种子 ●甘,温 ●肝、肾 ●10~20g
- 1. 补肾固精——肾虚腰痛,阳痿遗精,遗尿尿频,白带过多。
- 2. 养肝明目——肝肾不足所致之眼目昏花。

没药
- ●树脂 ●苦,平 ●心、肝、脾 ●3~10g
- 1. 活血止痛——各种瘀血阻滞作痛。
- 2. 消肿生肌(外用)——疮疡肿痛,或溃不收口。

沉香
- ●含有树脂的本材 ●辛、苦,温 ●脾、肾、胃 ●研末冲服,1~1.5g
- 1. 行气止痛——寒凝气滞所致之胸腹胀痛。
- 2. 降气止呕——脾胃虚寒所致之呕吐呃逆。
- 3. 温肾纳气——肾不纳气之虚喘。

羌活
- ●根茎及根 ●辛、苦,温 ●膀胱、肾 ●3~10g
- 1. 解表散寒——外感风寒或挟湿之头痛身痛。
- 2. 祛风胜湿,止痛——风寒湿痹痛。

诃子
- ●果实 ●苦、酸、涩,平 ●肺、大肠 ●3~10g
- 1. 敛肺止咳(生用)——肺虚咳喘。
- 2. 开音利咽(生用)——久嗽失音。
- 3. 涩肠止泻(煅用)——久泻久痢。

补骨脂(破故纸)
- ●果实 ●苦、辛,大温 ●肾、脾 ●5~10g
- 1. 补肾壮阳,固精缩尿——肾阳虚所致之阳痿、遗

精,尿频,遗尿。
　　2. 温脾止泻——脾虚泄泻。

灵芝
● 全株　● 甘,平　● 心、肝、肺　● 研末服,1.5~3g/次
● 1. 养心安神——心神不安。
　　2. 止咳平喘——咳嗽哮喘。
　　3. 补气养血——气血不足。

阿胶
● 驴皮熬制胶块　● 甘,平　● 肺、肝、肾　● 5~10g,烊化冲服
● 1. 补血,止血——血虚,各部位出血。
　　2. 滋阴润肺——阴虚燥咳,虚劳喘咳。

陈皮(橘皮)
● 果皮　● 辛、苦,温　● 脾、肺　● 3~10g
● 1. 理气调中——脾胃气滞所致之脘腹胀满。
　　2. 燥湿化痰——湿浊中阻所致之纳呆便溏,咳嗽痰多。

附子
● 子根的加工品　● 辛,热,有毒　● 心、肾、脾
● 3~15g 入汤剂,应先煎 30~60 分钟以减弱其毒性
● 1. 回阳救逆——亡阳证。
　　2. 补火助阳——阳虚证。
　　3. 温经散寒——寒痹。
　　4. 散寒通络——阴疽。

忍冬藤(银花藤)
● 茎叶　● 甘,寒　● 肺、胃、肝、大肠　● 15~30g
● 1. 清热解毒——热毒疮疡。
　　2. 通络除痹——风湿热痹。

鸡内金
● 鸡的砂囊内膜　● 甘,平　● 脾、胃、小肠、膀胱　● 研末服,1.5~3g
● 1. 运脾消食——消化不良,食积不化。
　　2. 固精止遗——遗尿,遗精。

鸡骨草
● 带根全草　● 甘,凉　● 肝、胆　● 6~15g
● 1. 清热解毒——湿热黄疸。
　　2. 活血散瘀——跌打损伤,风湿痹痛。

鸡血藤
● 藤茎　● 苦、微甘,温　● 肝　● 10~15g,可大至30g
● 1. 既活血,又补血——月经不调,痛经,经闭。
　　2. 舒筋活络——风湿痹痛,肢体麻木。

八画

玫瑰花
● 花蕾　● 甘、微苦,温　● 肝、脾　● 3~6g
● 1. 疏肝理气——肝气郁结,肝胃不和。
　　2. 和血散瘀——月经不调,经前乳房胀痛,损伤瘀痛。

青蒿
● 全草　● 苦、辛,寒　● 肝、胆、肾　● 3~10g
● 1. 退虚热——阴虚发热。
　　2. 清暑热——暑季发热。
　　3. 清胆截疟——疟疾寒热。

青果(见橄榄)

青皮
● 果皮　● 苦、辛,温　● 肝、胆、胃　● 3~10g
● 1. 疏肝破气——肝气郁结。
　　2. 散结消滞——食积气滞。

青黛
● 大青叶的加工制品　● 咸,寒　● 肝、肺、胃
● 作散剂冲服 1.5~3g
● 1. 清泄肝火——肝火犯肺之咳嗽咯血,小儿发热惊风。
　　2. 解毒消肿——痄腮肿痛,热毒痈疮(内服或外用)。

青木香
● 根　● 辛、苦,微寒　● 肝、胃　● 3~10g;散剂 1.5~2g;外用适量
● 1. 行气止痛——肝胃气滞所致之胸胁胀痛。
　　2. 解毒消肿——痧胀腹痛,毒蛇咬伤。

青葙子
● 种子　● 苦,微寒　● 肝　● 3~15g
● 1. 清肝泻火——肝火上炎。
　　2. 明目退翳——目赤肿痛,目生翳膜。

青叶胆
● 全草　● 苦,寒　● 肝、胆　● 9~15g
● 1. 利湿退黄——湿热黄疸。

2. 清热解毒——痢疾,热淋。

青风藤
- ●藤茎 ●苦,平 ●肝 ●6~12g
- ●祛风通络止痛——风湿痹痛,拘挛疼痛。

枣皮(见山茱萸)

枇杷叶
- ●叶 ●苦,平 ●肺、胃 ●10~15g
- ●1. 化痰止咳——肺热咳嗽,燥热咳喘。
- 2. 和胃降逆——胃热呕哕。

板蓝根
- ●根 ●苦,寒 ●心、胃 ●10~15g
- ●1. 清热解毒——痈肿疮疡,咽喉肿痛,痄腮。
- 2. 清热凉血——温热病气血两燔,热毒斑疹。

松节
- ●枝干的结节 ●苦,温 ●肝 ●10~15g
- ●祛风燥湿,止痛——风湿痹痛,跌打损伤。

刺猬皮
- ●皮 ●苦,平 ●胃、大肠、肾 ●煎服3~10g;研末服1.5~3g/次
- ●1. 收敛止血——便血,痔血。
- 2. 固精缩尿——遗精,遗尿。

刺蒺藜(白蒺藜)
- ●果实 ●苦,辛,平 ●肝 ●6~10g
- ●1. 平肝潜阳——肝阳上亢。
- 2. 疏肝解郁——肝气郁结。
- 3. 祛风明目——风热目赤多泪。
- 4. 祛风止痒——风疹,湿疹。

苦参
- ●根 ●苦,寒 ●心、肝、胃、大肠、膀胱 ●3~10g
- ●1. 清热燥湿——黄疸,泻痢,带下,阴痒。
- 2. 祛风杀虫——皮肤瘙痒,脓疱疮,疥癣。
- 3. 清热利尿——湿热淋病。

苦楝根皮
- ●根皮 ●苦,寒,有毒 ●脾、胃、肝 ●6~15g,鲜品15~30g
- ●杀虫——蛔虫病。

郁金
- ●块根 ●辛,苦,寒 ●心、肝、胆 ●6~12g
- ●1. 疏肝解郁,活血止痛——肝郁胁痛,痛经,癥积痞块。
- 2. 清热凉血——血热妄行。

3. 清心开郁——神志不清,癫痫,癫狂。
4. 利胆退黄——湿热黄疸。

郁李仁
- ●种子 ●辛、苦,平 ●大肠、小肠 ●5~12g
- ●1. 润肠通便——肠燥便秘。
- 2. 利水消肿——水肿腹满。

虎杖
- ●根茎和根 ●苦,寒 ●肝、胆、肺 ●10~30g
- ●1. 活血定痛——经闭,风湿痹痛,跌打伤痛。
- 2. 清热解毒——湿热黄疸,湿热带下,淋浊。
- 3. 清热解毒——水火烫伤,疮痈肿痛,毒蛇咬伤。
- 4. 化痰止咳——肺热咳嗽。

虎骨
- ●骨骼 ●辛,温 ●肝、肾 ●3~6g,入丸剂或浸酒服
- ●祛风定痛,强筋壮骨——风湿痹痛,脚膝痿软。

虎耳草
- ●全草 ●苦、辛,寒,小毒 ●肺、心、肝 ●9~15g,鲜品加倍
- ●1. 清热解毒——肺痈,疮肿,中耳炎。
- 2. 清热凉血——血热妄行之崩漏及吐血。

明矾(白矾)
- ●矿石的提炼品 ●酸,寒 ●肺、肝、脾、胃、大肠
- ●入丸散1~3g,外用适量
- ●1. 收湿止痒(外用)——湿疹,疥癣。
- 2. 解毒消肿(外用)——疮疡,蛇虫咬伤。
- 3. 止血止泻——久泻不止,便血,崩漏。

败酱草
- ●带根全草 ●辛,苦,微寒 ●胃、大肠、肝 ●6~15g
- ●1. 清热解毒,消痈排脓——肠痈,肺痈,疮疡肿毒。
- 2. 活血祛瘀——血瘀之胸腹疼痛,产后瘀阻腹痛。

昆布
- ●叶状体 ●咸,寒 ●肝、胃、肾 ●10~15g
- ●1. 消痰软坚——瘿瘤,瘰疬。
- 2. 利水消肿——水肿,脚气。

罗布麻
- ●叶 ●淡,涩,微寒 ●肝 ●3~10g
- ●1. 平肝降压——原发性高血压。
- 2. 利尿——水肿。

罗汉果
- ●果实 ●甘,凉 ●肺、大肠 ●15~30g,或1~2

枚,泡服或煎服
- 1. 润肺止咳——肺热或肺燥咳嗽。
- 2. 生津止渴——暑热伤津。

知母
- ●根茎 ●苦、甘、寒 ●肺、胃、肾 ●6~12g
- 1. 清热泻火——气分热证,高热烦渴,肺热咳嗽。
- 2. 滋阴润燥——肺燥咳嗽,阴虚潮热,津伤口渴。

垂盆草
- ●全草 ●甘、淡、微酸,凉 ●肝、胆、小肠
- ●10~30g,鲜品 50~100g
- 1. 清热解毒——痈疽疮疡,毒蛇咬伤,烫伤。
- 2. 利湿退黄——湿热黄疸。

使君子
- ●种子 ●甘、温 ●脾、胃 ●6~10g,小儿每岁每日 1 粒,总量不超过 20 粒
- ●杀虫消积——蛔虫病,小儿疳积。

侧柏叶
- ●嫩枝及叶 ●苦、涩、微寒 ●肺、肝、大肠
- ●10~15g
- 1. 凉血止血及收敛止血——血热性出血及各种出血。
- 2. 祛痰止咳——咳喘痰多。

佩兰
- ●地上部分 ●辛,平 ●脾、胃 ●5~15g,鲜品加倍
- ●化湿祛暑——湿阻中焦,暑湿。

乳香
- ●树脂 ●辛、苦,温 ●心、肝、脾 ●3~10g
- 1. 活血止痛——痛经,经闭,风湿痹痛,跌打损伤。
- 2. 消肿生肌——疮疡久溃不敛。

金荞麦
- ●根茎和块根 ●苦,平 ●肺、脾、胃 ●15~30g
- 1. 清热解毒——肺痈,疮疖,毒蛇咬伤。
- 2. 化痰利咽——肺热咳嗽,咽喉肿痛。
- 3. 健运消食——脾失健运所致之腹胀纳少。

金果榄
- ●块根 ●苦,寒 ●肺 ●3~9g
- ●清热解毒,利咽消痈——咽喉肿痛,肺热咳嗽,痈肿疔毒。

金钱草
- ●全草 ●甘、淡,平 ●肝、胆、肾、膀胱 ●30~60g,鲜品加倍
- 1. 利水通淋——热淋,石淋。
- 2. 除湿退黄——肝胆结石,湿热黄疸。
- 3. 解毒消肿——热毒疮疡,蛇虫咬伤。

(各地金钱草品种不一,最常用的三种是:过路黄,习称大金钱草;连钱草;广东金钱草)

金银花
- ●花蕾 ●甘,寒 ●肺、胃、大肠 ●10~15g
- ●清热解毒——外感风热,温病初起,暑热,外疡内痈,热毒泻痢。

金樱子
- ●果实 ●酸、涩,平 ●肾、膀胱、大肠 ●6~18g
- 1. 固精缩尿——滑精,尿频,带下。
- 2. 涩肠止泻——久泻久痢。

金铃子(见川楝子)

狗脊
- ●根状茎 ●苦、甘,温 ●肝、肾 ●10~15g
- 1. 补肝肾,强腰膝,祛风湿——肾虚腰痛,寒湿腰痛。
- 2. 温补固涩——小便不禁,白带过多。

饴糖
- ●发酵制成的糖类 ●甘,温 ●脾、胃、肺
- ●30~60g
- 1. 补脾益气——脾胃虚弱。
- 2. 缓急止痛——虚寒腹痛。
- 3. 润肺止咳——肺虚咳喘。

明党参
- ●根 ●甘、微苦,凉 ●肺、脾、胃 ●5~10g
- 1. 润肺化痰——肺热咳嗽,虚热咳嗽。
- 2. 养胃和中——胃热津伤,或病后虚弱,食少口干。

肿节风(九节茶,草珊瑚)
- ●全草 ●辛、苦,平 ●肝、大肠 ●6~15g
- 1. 清热解毒——泻痢,肠痈,脓肿,肺炎,癌症。
- 2. 祛风止痛——风湿痹痛,跌打损伤。

鱼腥草
- ●全草 ●辛,微寒 ●肺 ●15~30g
- 1. 清热解毒消痈——肺痈,肺热咳嗽,热毒痈肿。
- 2. 利尿通淋——热淋。

夜交藤(首乌藤)
- ●藤 ●甘,平 ●心、肝 ●15~30g
- 1. 养心安神——失眠,多汗。
- 2. 通络祛风——肢体酸痛。

炉甘石
- ●矿石 ●甘,平 ●肝、胃 ●眼用或外用适量
- ●1. 明目去翳——目赤肿痛,目生翳膜。
  2. 收敛生肌——溃疡不敛,皮肤湿疮。

泽兰
- ●全草 ●苦、辛,微温 ●肝、脾 ●10~15g
- ●1. 活血祛瘀——血瘀经闭,痛经,产后瘀滞腹痛,跌打损伤。
  2. 行水消肿——产后小便不利。

泽泻
- ●块茎 ●甘、淡,寒 ●肾、膀胱 ●5~10g
- ●利水渗湿——小便不利,水肿,淋浊,泄泻,带下,痰饮。

泽漆
- ●全草 ●辛、苦,微寒,有毒 ●大肠、小肠、肺 ●5~10g
- ●1. 利水消肿——水肿,腹水。
  2. 化痰止咳——咳嗽气喘。
  3. 化痰散结——瘰疬。

降香
- ●根部心材 ●辛,温 ●心、肝 ●煎服 3~6g;研末服 1~2g/次
- ●1. 活血祛瘀,止血定痛——瘀血性胸胁痛,跌打损伤,创伤出血。
  2. 辟秽和中止呕——秽浊内阻,呕吐腹痛。

细辛
- ●全草 ●辛,温 ●肺、肾 ●1~3g
- ●1. 祛风散寒止痛——风寒之偏正头痛,牙痛,风湿痹痛。
  2. 祛风散寒解表——风寒表证。
  3. 温肺化饮——痰饮咳喘。
  4. 通鼻窍——鼻塞流涕,鼻渊。

贯众
- ●根茎及叶柄基部 ●苦,微寒 ●肝、脾 ●10~15g
- ●1. 杀虫——多种肠道寄生虫病。
  2. 清热解毒——风热感冒,温热斑疹,痄腮。
  3. 凉血止血(炒炭)——血热妄行之出血。

卷柏
- ●全草 ●辛,平 ●肝、心 ●3~10g,鲜品 15~30g
- ●1. 止血,化瘀——瘀血性出血及多种出血。
  2. 活血通经——痛经,经闭,跌打损伤。

九画

韭菜子
- ●种子 ●辛、甘,温 ●肝、肾 ●5~10g
- ●温肾壮阳——肾阳虚所致之阳痿,遗精。

玳瑁
- ●背甲 ●甘、咸,寒 ●心、肝 ●3~10g 先煎;或研粉入丸散
- ●1. 平肝定惊——高热神昏,惊痫,痉厥。
  2. 清热解毒——疔疮,肿毒。

珍珠
- ●贝壳内生成物 ●甘、咸,寒 ●心、肝 ●0.3~1g,入丸散
- ●1. 镇心定惊——惊悸,癫痫,惊风。
  2. 清肝明目除翳——肝热目赤,肝虚目昏。
  3. 收敛生肌——溃疡不敛,喉痛腐烂,皮肤湿疹。

珍珠母
- ●贝壳 ●咸,寒 ●肝、心 ●15~30g,宜先煎
- ●1. 平肝潜阳——肝阳上亢。
  2. 清肝明目——肝热目赤,肝虚目昏。

枳实
- ●未成熟果实 ●苦、辛,微寒 ●脾、胃、大肠 ●5~10g,可至 15g
- ●1. 破气消积——食积停滞,泻痢不畅。
  2. 化痰除痞——痰浊阻塞气机之胸脘痞满。

枳壳
- ●接近成熟的果实 ●苦、辛,微寒 ●脾、胃、大肠 ●5~10g
- ●理气宽中,消胀除满——脘腹气滞。

栀子
- ●果实 ●苦,寒 ●心、肾、大肠 ●3~10g
- ●1. 泻火除烦——热病心烦,高热烦躁。
  2. 清热利湿——湿热黄疸,小便短赤,热淋,血淋。
  3. 凉血解毒——血热出血,痈肿疮毒。

柏子仁
- ●种仁 ●甘,平 ●心、肾、大肠 ●10~18g

● 1. 养心安神——虚烦不眠,惊悸怔忡。
　2. 润肠通便——肠燥便秘。

枸杞子
●果实　●甘、平　●肝、肾、肺　●5~10g
● 1. 滋补肝肾,益精明目——肝肾不足之头晕目眩。
　2. 滋阴润肺——阴虚劳嗽。

柿蒂
●宿存花萼　●苦,平　●胃　●6~10g
●降气止呃——呃逆。

柽柳(西河柳)
●嫩枝叶　●辛、甘、温　●肺、胃、心　●3~10g
●发汗透疹——麻疹透发不畅,风疹身痒。

葫荽(芫荽)
●全草　●辛,温　●肺、胃　●3~6g
● 1. 发汗透疹——麻疹透发不畅。
　2. 芳香开胃——调味佐食。

胡椒
●果实　●辛,热　●胃、大肠　●2~4g;研末服,0.5~1g/次
●温中散寒——脘腹冷痛,虚寒泄泻。

葫芦巴
●种子　●苦,温　●肝、肾　●3~10g
● 1. 温肾壮阳——肾阳虚衰。
　2. 逐除寒湿——寒疝腹痛,寒湿脚气。

胡桃肉(胡桃仁)
●核仁　●甘、温　●肾、肺、大肠　●10~30g
● 1. 补肾纳气,温肺定喘——肺肾不足之虚喘。
　2. 补肾强骨,填精益髓——腰膝酸软无力。
　3. 润肠通便——肠燥便秘。

胡黄连
●根茎　●苦,寒　●心、肝、胃、大肠　●3~10g
● 1. 退虚热——阴虚发热,小儿疳热。
　2. 清热燥湿——湿热泻痢,痔疮肿痛。

荆芥
●地上部分　●辛,微温　●肺、肝　●3~10g
● 1. 祛风解表——风寒表证。
　2. 祛风止痒,宣散透疹——风疹瘙痒,麻疹透发不畅。
　3. 止血(炒炭)——衄血,便血,崩漏等。

南瓜子
●种子　●甘,平　●胃、大肠　●60~120g,连壳或去壳研细粉用冷开水调服
●杀虫——绦虫病,蛔虫病。

茜草
●根　●苦,寒　●肝　●10~15g
● 1. 凉血止血——血热所致之各种出血。
　2. 祛血祛瘀——血瘀经闭,跌打损伤,关节痹痛。

荜茇
●未成熟果穗　●辛,热　●胃、大肠　●2~5g
●温中止痛——胃寒所致之呕吐,呃逆,腹痛,泄泻。

荜澄茄
●果实　●辛、热　●胃、大肠　●2~5g
● 1. 温中散寒——脾胃虚寒之脘腹冷痛及呃逆呕吐。
　2. 温暖下焦——寒疝腹痛,膀胱气化不利之小便不利。

草乌(见乌头)

草果
●果实　●辛,温　●脾、胃　●3~6g
● 1. 燥湿,温中——寒湿中阻之脘腹胀痛及吐泻。
　2. 截疟——山岚瘴气,秽浊湿邪所致之瘴疟。

草豆蔻
●种子　●辛,温　●脾、胃　●3~6g
●燥湿,温中,行气——寒湿中阻之脘腹胀痛及吐泻。

茵陈蒿
●幼苗　●苦,微寒　●脾、胃、肝、胆　●10~30g
●清利湿热,退黄疸——湿热黄疸。

茯苓
●菌核　●甘、淡,平　●心、脾、肾　●10~15g
● 1. 利水渗湿——水湿诸证。
　2. 健脾——脾气虚弱。
　3. 安神——心悸,失眠。

茺蔚子
●益母草的果实　●甘,微寒　●肝　●5~10g
● 1. 活血调经——痛经,闭经。
　2. 凉肝明目——目赤肿痛。

荔枝核
●种子　●甘、涩,温　●肝、胃　●10~15g
●理气止痛,祛寒散滞——寒疝腹痛,睾丸肿痛,肝气郁滞,气滞血瘀之经前或产后腹痛。

砂仁
●果实　●辛,温　●脾、胃　●3~6g,宜后下

● 1. 化湿行气——湿阻中焦及脾胃气滞。
2. 温中止泻——脾寒泄泻。
3. 安胎——妊娠恶阻,胎动不安。

牵牛子(二丑)
● 种子 ● 苦,寒,有毒 ● 肺、肾、大肠 ● 煎服 3~10g;散剂 1~2g
● 1. 泻水消肿——水肿,腹水。
2. 消积通便——食积便秘。
3. 泻肺逐饮——痰饮咳喘。
4. 驱虫攻积——虫积腹痛。

厚朴
● 树皮 ● 苦,辛,温 ● 脾、胃、肺、大肠 ● 3~10g
● 1. 行气燥湿——湿阻,食积,气滞所致之脘腹胀满。
2. 降气平喘——痰多咳喘。

厚朴花
● 花蕾 ● 辛,温 ● 脾、胃 ● 3~6g
● 芳香化湿,行气宽中——湿浊气滞所致之脘腹胀痛。

威灵仙
● 根及根茎 ● 辛、咸,温 ● 肝 ● 5~10g
● 祛风湿,通经络,止痹痛——风湿痹痛,筋脉拘挛。

鸦胆子
● 种子 ● 苦,寒 ● 大肠、肝 ● 10~15 粒(治疟);10~30 粒(治痢)
● 1. 清热解毒,截疟治痢——疟疾,痢疾,肿瘤。
2. 腐蚀赘疣(外用)——鸡眼,寻常疣。

草珊瑚(见肿节风)

虻虫
● 雌虫体 ● 苦,微寒,小毒 ● 肝 ● 煎服 1~3g;焙干研末吞服,0.1~0.3g/次
● 破血逐瘀——血瘀经闭,积聚,跌打损伤。

骨碎补(毛姜)
● 根茎 ● 苦,温 ● 肝、肾 ● 10~20g
● 1. 补肾壮阳——阳痿,腰膝冷痛。
2. 固精缩尿——滑精,遗尿,尿频。
3. 温脾止泻——脾肾阳虚所致之泄泻。

钩藤
● 带钩茎叶 ● 甘,微寒 ● 肝、心包 ● 15~30g,不宜久煎
● 1. 熄风止痉——热盛动风,惊痫抽搐,小儿惊风,破伤风。

2. 清热平肝——肝火亢盛,肝阳上亢。

钟乳石
● 矿石 ● 甘,温 ● 肺、肾、胃 ● 9~15g
● 1. 温肺平喘——寒哮痰喘,肺虚喘嗽。
2. 温肾纳气——肾虚喘息,阳痿遗精,腰膝冷痛。
3. 通乳——乳汁不通。

香附
● 根茎 ● 辛、微苦、微甘,平 ● 肝、三焦 ● 6~12g
● 1. 疏肝理气——肝郁气滞,疝气痛。
2. 调经止痛——月经不调,痛经,乳房胀痛。

香薷
● 全草 ● 辛,微温 ● 肺、胃 ● 3~10g
● 1. 发汗解表——暑季外感风寒。
2. 和中化湿——暑季内伤于湿之腹痛吐泻。
3. 利水消肿——水肿,小便不利。

禹余粮
● 矿石 ● 甘、涩,平 ● 胃、大肠 ● 10~20g
● 1. 涩肠止泻——久泻久痢。
2. 收敛止血——崩漏带下。

独活
● 根 ● 辛、苦,温 ● 肝、肾、膀胱 ● 3~10g
● 1. 祛风除湿——风湿痹痛。
2. 散寒解表——风寒表证兼有湿邪者。

胆南星
● 由天南星与牛胆汁加工制成 ● 苦,凉 ● 肝、脾 ● 2~5g
● 消化热痰,熄风定惊——痰热惊风抽搐,中风,癫狂。

胖大海
● 种子 ● 甘,寒 ● 肺、大肠 ● 3~5 枚,沸水泡服或煎服
● 1. 清宣肺气——肺热声哑,痰热咳嗽。
2. 清肠通便——热结便秘。

胎盘(见紫河车)

炮姜
● 干姜炒至表面微黑,内成棕黄色而成 ● 苦,涩,温 ● 脾 ● 3~6g
● 功效与干姜相似,但温里作用弱于干姜,而长于温经止血,适用于虚寒性出血。

活血藤(见红藤)

洋金花
- ●花 ●辛,温;有毒 ●心、肺、脾 ●散剂吞服 0.3~0.6g,每日不得超过 1.5g;外用适量
- ●1. 止咳平喘——哮喘,寒痰喘咳。
- 2. 祛风止痛——心腹冷痛,风湿痹痛,跌打损伤。
- 3. 镇痉止搐——癫痫及慢惊风之痉挛抽搐。

前胡
- ●根 ●苦、辛,微寒 ●肺 ●6~10g
- ●1. 降气祛痰——喘咳痰稠。
- 2. 宣散风热——外感风热。

穿山龙
- ●根茎 ●苦,微寒 ●肝、肺 ●10~15g
- ●1. 祛风除湿,活血通络——风湿痹痛,跌打损伤,胸痹心痛。
- 2. 止咳祛痰——肺热喘咳。

穿山甲
- ●鳞片 ●咸,微寒 ●肝、胃 ●煎服 3~10g;研末服 1~1.5g/次
- ●1. 活血通经——经闭,癥积,风湿痹痛。
- 2. 通乳——乳汁不下。
- 3. 消肿排脓——痈肿初起或脓成未溃,瘰疬。

穿心莲
- ●全草 ●苦,寒 ●肺、胃、大肠、小肠 ●6~15g
- ●1. 清热解毒——温病初起,肺热喘咳,咽喉肿痛。
- 2. 清热燥湿——湿热痢,热淋,湿疹。

姜黄
- ●根茎 ●辛、苦,温 ●肝、脾 ●5~10g
- ●破血行气,通经止痛——气滞血瘀所致之胸胁疼痛,经闭腹痛,风湿臂痛。

祖师麻
- ●根皮 ●辛、苦,温;小毒 ●肝 ●3~6g
- ●祛风除湿,活血散瘀——风湿痹痛,跌打损伤。

神曲
- ●加工品 ●甘、辛,温 ●脾、胃 ●6~15g
- ●消食化积——消化不良,食积停滞。

扁豆
- ●种子 ●甘,微温 ●脾、胃 ●10~20g
- ●健脾化湿——脾虚生湿,暑湿吐泻。

扁豆花
- ●花 ●甘,微温 ●脾、胃 ●3~10g
- ●解暑化湿——感受暑湿之发热泄泻。

蚤休(七叶一枝花,重楼)
- ●根茎 ●苦,微寒,小毒 ●肝 ●5~10g
- ●1. 清热解毒——痈肿疮毒,毒蛇咬伤。
- 2. 定惊止痉——小儿惊风。

孩儿茶(儿茶)
- ●干浸膏 ●苦、涩,凉 ●肺 ●0.1~1g
- ●1. 收湿敛疮——湿疮流水,溃疡不敛,牙疳口疮(外用)。
- 2. 生肌止血——外伤出血(外用)。
- 3. 清热化痰——肺热咳嗽。

络石藤
- ●带叶藤茎 ●苦,微寒 ●心、肝 ●6~15g
- ●1. 祛风通络——风湿痹痛,筋脉拘挛。
- 2. 凉血消肿——咽喉肿痛,痈肿。

十画

秦艽
- ●根 ●苦、辛,微寒 ●胃、肝、胆 ●5~10g
- ●1. 祛风湿,舒经络——风湿痹痛。
- 2. 清虚热——骨蒸潮热。

秦皮
- ●茎皮 ●苦,寒 ●肝、胆、大肠 ●3~12g
- ●1. 清热解毒燥湿——湿热泻痢,湿热带下。
- 2. 清肝明目——目赤肿痛。
- 3. 平喘止咳——肺热喘咳。

蚕沙
- ●蚕粪 ●甘、辛,温 ●肝、脾、胃 ●3~10g,须包煎
- ●1. 祛风除湿——风湿痹痛,湿疹瘙痒。
- 2. 和胃化浊——湿浊内阻所致之吐泻转筋。

桂枝
- ●嫩枝 ●辛、甘,温 ●心、肺、膀胱 ●3~10g
- ●1. 发汗解表——风寒表证。
- 2. 温通血脉——寒凝痛经或经闭。
- 3. 通阳化气——胸阳不振之胸痹。

桔梗
- ●根 ●苦、辛,平 ●肺 ●3~10g
- ●1. 化痰止咳——痰多咳嗽。

2. 利咽开音——咽喉肿痛,声音嘶哑。
3. 宣畅肺气——气滞胸闷,小便不通,大便秘结。
4. 排脓消痛——肺痈。

桃仁
- ●种仁 ●苦,平 ●心、肝、肺、大肠 ●6~10g
- ●1. 活血祛瘀——血瘀经闭,痛经,产后瘀滞腹痛,癥积,跌打损伤。
  2. 润肠通便——肠燥便秘。

荸荠
- ●球茎 ●甘,微寒 ●肺、胃、大肠 ●30~60g
- ●1. 化痰消积——痰热咳嗽,阴虚肺燥,痰核瘰疬。
  2. 清热生津——热病烦渴,肠燥便秘。
  3. 明目退翳——目赤肿痛,障翳。

莱菔子
- ●种子 ●辛,甘,平 ●脾、肺、胃 ●6~10g
- ●1. 消食除胀——食积不化,中焦气滞。
  2. 降气化痰——痰壅咳喘。

莲子
- ●种仁 ●甘,涩,平 ●脾、肾、心 ●6~15g
- ●1. 补脾止泻——脾虚久泻,带下。
  2. 益肾固精——肾虚遗精及滑精。
  3. 养心安神——虚烦,惊悸,失眠。

莲须
- ●花蕊 ●甘,涩,平 ●心、肾 ●1.5~5g
- ●清心固肾,涩精止血——梦遗滑精,遗尿尿频,吐血崩漏。

莲房
- ●成熟花托 ●苦,涩,温 ●肝 ●炒炭用,5~10g
- ●消瘀止血——崩漏,尿血。

莲子心
- ●胚芽 ●苦,寒 ●心 ●1.5~3g
- ●清心泻火,除烦安神——心火亢盛所致之烦躁不安。

莪术
- ●根茎 ●辛,苦,温 ●肝、脾 ●3~10g
- ●1. 破血祛瘀——气滞血瘀所致之经闭腹痛及积聚。
  2. 行气止痛——积滞不化,脘腹胀满疼痛。

夏天无
- ●块茎 ●辛,苦,温 ●肝 ●5~15g
- ●1. 祛风除湿——风湿痹痛。
  2. 活血止痛——跌打损伤,脘腹疼痛。

夏枯草
- ●带花的果穗 ●苦、辛,寒 ●肝、胆 ●10~15g
- ●1. 清肝火——肝火上炎所致之头痛,目赤。
  2. 散郁结——痰火郁结所致之瘰疬,瘿瘤。

破故纸(见补骨脂)

柴胡
- ●根 ●苦、辛,微寒 ●心包、肝、三焦、胆 ●3~10g
- ●1. 和解退热——伤寒少阳病证。
  2. 疏肝解郁——肝气郁结。
  3. 升举阳气——气虚下陷。

党参
- ●根 ●甘,平 ●脾、肺 ●10~30g
- ●1. 补中益气——中气不足。
  2. 补益肺气——肺气亏虚。

鸭跖草
- ●全草 ●甘、苦,寒 ●肺、胃、膀胱 ●15~30g,鲜品30~60g
- ●1. 清热解毒——咽喉肿痛,痈肿疮毒。
  2. 利尿通淋——热淋,水肿。

铁苋菜
- ●全草 ●微苦,涩,凉 ●心、肝、肺、大肠 ●10~30g,鲜品30~60g
- ●1. 收敛止血——各种出血。
  2. 清热治痢——肠炎,痢疾。

射干
- ●根茎 ●苦,寒 ●肺 ●6~10g
- ●1. 清热解毒——咽喉肿痛。
  2. 祛痰利咽——痰盛咳喘。

臭梧桐
- ●嫩枝及叶 ●辛、苦、甘,凉 ●肝 ●5~15g
- ●祛风湿——风湿痹痛。

徐长卿
- ●根及根茎 ●辛,温 ●肝、胃 ●煎服3~10g;散剂吞服1.5~3g
- ●1. 祛风通络——风湿痹痛。
  2. 祛风止痒——湿疹,瘾疹,顽癣。
  3. 止痛——各种疼痛。
  4. 解毒消肿——毒蛇咬伤。

高良姜
- ●根茎 ●辛,热 ●脾、胃 ●3~10g

- 温中止痛——脘腹冷痛,呕吐泄泻。

凌霄花
- 花 ●辛,微寒 ●肝、心包 ●3~10g
- 1. 活血破瘀——血瘀经闭,积块。
  2. 凉血祛风——血热所致周身瘙痒。

浙贝母
- 地下鳞茎 ●苦,寒 ●肺、心 ●3~10g;研末冲服1~1.5g/次
- 1. 清肺化痰止咳——外感痰热咳嗽。
  2. 清热散结,力大于川贝——瘰疬,疮痈肿毒,乳痈。

海藻
- 全草 ●咸,寒 ●肝、胃、肾 ●10~15g
- 消痰软坚——瘿瘤,瘰疬,痰核。

海桐皮
- 树皮 ●苦、辛,平 ●肝 ●6~12g
- 祛风湿,通经络——风湿痹痛,四肢拘挛,腰膝疼痛。

海蛤壳
- 贝壳 ●苦、咸,寒 ●肺、胃 ●煎服10~15g;入丸散1~3g
- 1. 清肺化痰——肺热痰稠咳喘。
  2. 软坚散结——瘿瘤,痰核。

海螵蛸(见乌贼骨)

海风藤
- 藤茎 ●辛、苦,微温 ●肝 ●5~10g
- 祛风湿,通经络——风湿痹痛,筋脉拘挛,跌打损伤。

海金沙
- 孢子 ●甘,寒 ●膀胱、小肠 ●6~12g,布包入煎

海狗肾(腽肭脐)
- 雄性外生殖器 ●咸,热 ●肾 ●1~1.5g研末服
- 功效同黄狗肾而效更佳,因药源稀少,多以黄狗肾代之。

浮萍
- 全株 ●辛,寒 ●肺、膀胱 ●3~10g
- 1. 发汗解表——外感风热。
  2. 透疹止痒——麻疹透发不畅,风热瘾疹,皮肤瘙痒。

3. 利水消肿——风水。

浮小麦
- 颖果 ●甘,凉 ●心 ●15~30g
- 益气,除热,止汗——自汗,盗汗,骨蒸劳热。

浮海石
- 骨骼 ●咸,寒 ●肺 ●6~10g
- 1. 清肺化痰——痰热咳嗽,咳痰稠黏。
  2. 软坚散结——瘰疬,痰核。

益母草
- 全草 ●辛、苦,微寒 ●心、肝、膀胱 ●10~15g,可大至30g
- 1. 活血祛瘀——经行不畅,痛经,经闭,跌打损伤。
  2. 利尿消肿——小便不利,水肿。
  3. 清热解毒——疮疡肿毒,皮肤痒疹。

拳参
- 根茎 ●苦,凉 ●肝、胃、大肠 ●3~12g
- 清热解毒,利湿——湿热泻痢,热毒痈肿,口舌生疮,水肿。

娑罗子
- 果实 ●甘,温 ●肝、胃 ●3~10g
- 1. 疏肝理气——肝气郁结,经前乳房胀痛。
  2. 宽中和胃——肝胃不和。

桑椹
- 果穗 ●甘,寒 ●心、肝、肾 ●10~15g
- 1. 滋阴补血——阴亏血虚。
  2. 生津——津伤口渴。
  3. 润肠——肠燥便秘。

桑叶
- 叶 ●苦、甘,寒 ●肺、肝 ●5~10g
- 1. 疏风清热——外感风热,咽喉肿痛。
  2. 清肝明目——肝经实热或风热所致之目疾。
  3. 清肺润燥——燥热伤肺。
  4. 凉血止血——血热所致之吐血。

桑枝
- 嫩枝 ●苦,平 ●肝 ●10~30g
- 祛风通络——风湿痹痛,四肢拘挛。

桑白皮
- 根皮 ●甘,寒 ●肺 ●10~15g
- 1. 泻肺平喘——肺热咳喘。
  2. 利尿消肿——水肿。

桑寄生
- 带叶茎枝 ●苦,平 ●肝、肾 ●10~20g

●1. 祛风湿,补肝肾,强筋骨——肝肾不足之腰膝酸痛。
　2. 养血安胎——胎肾虚损,冲任不固之胎漏下血及胎动不安。

桑螵蛸
　●卵鞘　●甘、咸、平　●肝、肾　●3~10g

十一画

萆薢
　●根茎　●苦,平　●肝、胃、膀胱　●10~15g
　●1. 利湿浊——膏淋。
　　2. 祛风湿——痹证。

菟丝子
　●种子　●辛、甘、平　●肝、肾　●10~15g
　●1. 补阳益阴——脾肾阳虚,肝肾阴虚。
　　2. 固精缩尿——肾虚之阳痿滑精,小便频数。
　　3. 养肝明目——肝肾不足之目暗不明。
　　4. 补脾止泻——脾虚便溏或泄泻。

菊花
　●头状花序　●辛、甘、苦,微寒　●肝、肺　●10~15g
　●1. 疏散风热——风热表证,温病初起。
　　2. 清肝明目——肝火或风热所致之目赤肿痛。
　　3. 清热解毒——疮疡肿痛。
　　4. 平降肝阳——肝阳上亢所致之头目眩晕。

黄芩
　●根　●苦寒　●肺、胆、胃、大肠　●3~10g
　●1. 清热燥湿——湿热泻痢,黄疸及淋病,湿温发热。
　　2. 泻火解毒——气分实热,肺热咳嗽,痈肿疮毒。
　　3. 清热安胎——胎热不安。

黄芪
　●根　●甘,微温　●脾、肺　●10~15g,大剂量30~60g
　●1. 补气升阳——脾肺气虚,中气下陷。
　　2. 益卫固表——卫气虚所致之表虚自汗。
　　3. 托毒生肌——气血不足所致之痈疽不溃及溃久不敛。
　　4. 利水退肿——气虚失运之水湿停聚。

黄连
　●根茎　●苦,寒　●心、肝、胃、肠　●2~10g
　●1. 清热燥湿——湿温发热,中焦湿热,湿热下痢。
　　2. 泻火解毒——心,肝,胃之火热证,痈肿疮毒。

黄柏
　●树皮　●苦,寒　●肾、膀胱、大肠　●3~10g
　●1. 清热燥湿——泻痢,黄疸,带下,淋病。
　　2. 泻火解毒——疮疡肿毒。
　　3. 退虚热,制相火——阴虚发热。

黄精
　●根　●甘,平　●脾、肺、肾　●10~20g,鲜品30~60g
　●1. 滋阴润肺——阴虚劳嗽,肺燥咳嗽,肾虚精亏。
　　2. 益气补脾——脾胃虚弱。

黄狗肾
　●阴茎和睾丸　●咸,温　●肾　●1.5~3g,入丸散
　●补肾壮阳——阳痿,阴冷。

黄药子
　●块茎　●苦,寒　●肺、肝　●10~15g
　●1. 化痰软坚散结——瘿瘤,肿块。
　　2. 清热解毒——疮疡肿毒,咽喉肿痛,毒蛇咬伤。
　　3. 凉血止血——血热所致之吐血,咯血。
　　4. 止咳平喘——咳嗽气喘,百日咳。

接骨木
　●带叶茎枝　●甘,苦,平　●肝　●10~15g
　●1. 祛风通络——风湿痹痛。
　　2. 活血止痛——跌扑伤痛。
　　3. 利水消肿——水肿,小便不利。

常山
　●根　●苦,辛,寒,有毒　●肺、心、肝　●5~10g
　●1. 涌吐痰饮——胸中痰饮积聚。
　　2. 截疟——疟疾。

蛇莓
　●全草　●微苦,寒　●肺、胃、肝　●10~30g
　●1. 清热解毒——痈肿疔毒,咽喉肿痛,白喉,烫伤,蛇虫咬伤,癌症。

●补肾助阳,固精缩尿——肾阳虚所致之滑精,尿频,白带过多。

通草
　●茎髓　●甘、淡,微寒　●肺、胃　●2~5g
　●1. 利水渗湿——小便短赤或淋漓不爽。
　　2. 通乳——乳汁稀少或不通。

2. 止咳止血——肺热咳嗽,百日咳,血热性出血。

蛇蜕
- 蜕下的表皮膜 ●甘、咸,平 ●肝 ●煎服2~3g;研末服0.3~0.6g
- 祛风,定惊,止痒,退翳——惊风,皮肤瘙痒,目翳。

蛇床子
- 果实 ●辛、苦,温 ●肾 ●内服3~10g,外用15~30g
- 1. 温肾壮阳——阳痿,宫冷不孕。
- 2. 散寒祛风——寒湿带下,湿痹腰痛。
- 3. 燥湿杀虫(外用)——阴部湿痒,湿疹,疥癣。

野菊花
- 头状花序 ●苦、辛,微寒 ●肺、肝 ●10~18g
- 清热解毒——痈肿疮毒,咽喉肿痛,风火赤眼。

银杏(见白果)

银杏叶
- 叶 ●甘、苦、涩,平 ●肺、心 ●3~6g
- 敛肺,平喘,止痛——肺虚咳喘,高血脂,冠心病,脑动脉硬化。

银柴胡
- 根 ●甘,微寒 ●肾、胃 ●3~10g
- 退虚热,清疳热——阴虚发热,劳热骨蒸,小儿疳热。

猪苓
- 菌核 ●甘、淡,平 ●肾、膀胱 ●5~10g
- 利水渗湿——小便不利,水肿,泄泻,淋浊,带下。

猪胆汁
- 胆汁 ●苦,寒 ●肝、胆 ●6~10g,燉服
- 1. 清热解毒——疮疡肿痛,水火烫伤,湿疹,目赤肿痛,痰热咳嗽。
- 2. 清肝利胆——湿热黄疸。

旋覆花
- 头状花序 ●苦、辛、咸,微温 ●肺、脾、胃、大肠 ●3~10g 包煎
- 1. 化痰行水——痰涎壅盛,痰饮蓄结。
- 2. 降气止呕——噫气,呕吐。

商陆
- 根 ●苦,寒,有毒 ●肺、肾、大肠 ●5~10g
- 1. 泻下利水——水肿胀满,大便秘结,小便不利。
- 2. 散结消痈(外用)——疮痈肿毒。

麻黄
- 草质茎 ●辛、微苦,温 ●肺、膀胱 ●3~10g
- 1. 发汗解表——风寒表证。
- 2. 宣肺平喘——外邪束肺。
- 3. 利水消肿——水肿而兼有表证(风水)。

麻黄根
- 根 ●甘,平 ●肺 ●3~10g
- 止汗——自汗,盗汗。

鹿茸
- 未骨化的幼角 ●甘、咸,温 ●肾、肝 ●研细末服,0.3~0.6g/次
- 1. 补肾壮阳——肾阳虚衰之全身虚寒。
- 2. 益精补血——精血衰少之消瘦羸弱。
- 3. 强筋壮骨——老人脚膝痿弱,小儿骨软行迟,骨折久不愈合。
- 4. 止血固带——虚寒崩漏带下。

鹿角
- 已骨化的角 ●咸,温 ●肾、肝 ●5~10g
- 补肾助阳,可作为鹿茸的代用品,但药力薄弱,兼能活血散瘀消肿,可治疮疡肿毒,乳痈,瘀血作痛以及腰脊筋骨疼痛等证。

鹿角胶
- 鹿角煎熬浓缩而成 ●甘、咸,温 ●肝、肾 ●5~10g
- 补肝肾,益精血,并能止血,适用于肾阳不足,精血亏虚,虚劳羸弱,虚寒性出血,阴疽内陷等证。

鹿角霜
- 鹿角熬膏后的残渣 ●咸,温 ●肾、脾 ●5~10g
- 益肾助阳,补力虽弱,但有收敛作用。可治肾阳不足,脾胃虚寒,食少便溏,子宫虚冷,崩漏,带下等证。外用对创伤出血,疮疡久不愈合,有收敛止血敛疮的功效。

鹿衔草(鹿蹄草)
- 全草 ●甘、苦,温 ●肝、肾 ●10~30g
- 1. 祛风湿——风湿痹痛。
- 2. 补肝肾,强筋骨——肾虚腰痛,筋骨痿软。
- 3. 止血——咯血,吐血,崩漏。

淫羊藿(仙灵脾)
- 全草 ●甘、苦,温 ●肝、肾 ●10~30g
- 1. 补肾壮阳——肾阳虚衰。
- 2. 祛风除湿——风湿痹痛。

淡竹叶
- ●叶 ●甘、淡,寒 ●心、胃、小肠 ●6~15g
- ●1. 清热利尿——小便短赤,淋涩疼痛。
  2. 清热除烦——烦热口渴,口舌生疮。

(竹叶为木本植物竹子之叶,淡竹叶为草本植物淡竹叶之叶。二药效用相似,但竹叶清心热效佳,且能凉胃,又可治上焦风热,而淡竹叶的利尿作用较好,以渗湿泄热见长。)

淡豆豉
- ●大豆加工品 ●辛、甘、微苦,寒 ●肺、胃
- ●10~15g
- ●1. 解表——外感风热,外感风寒亦可用。
  2. 除烦——热病胸中烦闷,不眠。

羚羊角
- ●角 ●咸,寒 ●肝、心 ●锉末服,0.3~0.5g/次
- ●1. 平肝熄风——肝风内动。
  2. 平肝潜阳——肝阳上亢。
  3. 清肝明目——肝火上炎。

4. 清热解毒——高热神昏,斑疹痘毒。

密蒙花
- ●花蕾 ●甘,微寒 ●肝 ●6~10g
- ●清肝明目——目赤肿痛,翳膜遮睛。

续断
- ●根 ●苦、甘、辛,微温 ●肝、肾 ●10~20g
- ●1. 补肝肾,强筋骨——腰膝酸痛及痿软无力。
  2. 续筋接骨——跌扑损伤,筋伤骨折。
  3. 安胎止血——胎漏下血或胎动欲坠。

绿豆
- ●种子 ●甘,寒 ●心、胃 ●15~30g,外用适量
- ●1. 清热解毒——痈肿疮毒。
  2. 消暑除烦——暑热烦渴。

绿萼梅
- ●花蕾 ●酸、涩,平 ●肝、胃 ●3~6g
- ●1. 疏肝解郁——肝气郁结,梅核气。
  2. 理气和胃——肝胃不和。

十二画

琥珀
- ●化石 ●甘,平 ●心、肝、膀胱 ●研末冲服1.5~3g,不入煎剂
- ●1. 定惊安神——惊风,癫痫。
  2. 利水通淋——血淋,石淋,癃闭。
  3. 活血化瘀——血瘀经闭,积块。

斑蝥
- ●虫体 ●辛,寒,有毒 ●大肠、小肠、肝、肾
- ●内服每次0.03~0.06g,入丸散;外用适量
- ●1. 攻毒蚀疮——痈疽,顽癣,瘰疬,狂犬咬伤。
  2. 破血散结——结闭,癥积,癌肿。

椒目
- ●花椒的种子 ●苦,寒 ●脾、膀胱 ●2~5g
- ●1. 行水——水肿胀满。
  2. 平喘——痰饮喘咳。

棕榈炭
- ●叶鞘维的加工品 ●苦、涩,平 ●肺、肝、大肠
- ●煎服3~10g;研末服1~1.5g/次
- ●收敛止血——各种出血。

款冬花
- ●花蕾 ●辛,温 ●肺 ●5~10g
- ●润肺下气,止咳化痰——肺寒咳嗽,肺虚久咳,咯痰不爽或痰中带血。

葫芦
- ●干燥果皮 ●甘,平 ●肺、小肠 ●15~30g
- ●利水消肿——水肿,腹水。

葛根
- ●根 ●甘、辛,凉 ●脾、胃 ●10~20g
- ●1. 发表解肌——风热表证,头痛项强。
  2. 透发麻疹——麻疹透发不畅。
  3. 解热生津——胃热口渴,消渴。
  4. 升阳止泻——湿热泻痢,脾虚久泻。

葱白
- ●近根部的鳞茎 ●辛,温 ●肺、胃 ●3~10g
- ●1. 发汗解表——风寒感冒轻证。
  2. 散寒通阳——阴寒内盛之下利腹痛。
  3. 解毒散结(外用)——疮痈疔毒。

葶苈子
- ●种子 ●苦、辛,大寒 ●肺、膀胱 ●3~10g
- ●1. 泻肺平喘——痰涎壅滞,咳嗽喘促。
  2. 利水消肿——水肿实证,胸腹积水。

萹蓄
- ●地上部分 ●苦,微寒 ●膀胱 ●10~15g

- 1. 利水通淋——湿热下注,热淋涩痛。
  2. 杀虫止痒——皮肤湿疹,阴痒(外洗)。

雄黄
- ●矿石 ●辛、苦,温 ●心、肝、胃 ●外用适量;内服每次 0.3~1g,一般入丸散,不入煎剂
- ●解毒、杀虫——痈疽疔疮,疥癣,虫毒蛇伤。

硫黄
- ●矿石的加工品 ●酸,温,有毒 ●肾、大肠
- ●内服 1~3g,入丸散
- 1. 杀虫止痒(外用)——疥癣,湿疹,皮肤瘙痒。
  2. 温肾助阳——肾火衰微,下元虚冷诸证。
  3. 调节排便——虚冷便秘,虚寒泻痢。

紫苏(苏叶)
- ●叶 ●辛,温 ●肺、脾 ●3~10g,不宜久煎
- 1. 发表散寒——风寒表证。
  2. 补气和中——脾胃气滞之胸闷呕恶。
  3. 安胎——妊娠恶阻,胎动不安。

紫草
- ●根 ●甘,寒 ●心、肝 ●3~10g,煎服;油浸外用
- 1. 凉血活血、透疹消斑——温热病发斑疹,麻疹不能透发。
  2. 解毒疗疮——疮疡,湿疹,烫伤(内服及外用)。

紫珠
- ●叶 ●苦、涩,凉 ●肝、肺、胃 ●10~15g;研末服,1.5~3g/次
- 1. 收敛止血——肺胃出血,外伤出血
  2. 解毒疗疮——烧伤,疮痈肿毒。

紫菀
- ●根茎 ●苦、甘,微温 ●肺 ●5~10g
- ●化痰止咳——咳嗽咯痰不爽,肺虚久咳,痰中带血。

紫贝齿
- ●贝壳 ●咸,平 ●肝 ●10~15g,打碎先煎
- 1. 镇惊安神——小儿高热抽搐,虚阳上亢,心烦失眠。
  2. 清肝明目——肝火所致之目赤肿痛。

紫河车(胎盘)
- ●胎盘 ●甘、咸,温 ●肺、肝、肾 ●1.5~3g,研末吞服
- 1. 补肾益精——肾精不足之不育及性机能低下。
  2. 补气养血——气血不足之消瘦无力,面色萎黄,产后乳少。
  3. 补肺定喘——肺肾不足之喘咳。

紫背天葵
- ●全草 ●甘、苦,寒 ●肝、脾、膀胱 ●5~10g
- ●清热解毒,消肿散结——痈肿疮毒,癌症,蛇咬伤。

紫背天葵子(天葵子)
- ●块根 ●甘、苦,寒 ●肝、脾、膀胱 ●3~10g
- ●清热解毒,消肿散结——痈肿疮毒,癌症。

紫花地丁
- ●带根全草 ●苦、辛,寒 ●心、肝 ●10~16g
- ●清热解毒——热毒疮疡,毒蛇咬伤。

蛤蚧
- ●去内脏的干燥体 ●咸,平 ●肺、肾 ●研末服,每次 1~2g,一日 3 次;浸酒服,1~2 对
- 1. 补肾益肺——肾不纳气之虚喘,肺虚喘嗽。
  2. 温肾助阳——肾阳虚之阳痿遗精,小便频数。

黑芝麻
- ●种子 ●甘,平 ●肝、肾 ●10~30g,宜炒熟用
- ●补益肝肾,润肠通便——肝肾阴虚,肠燥便秘。

锁阳
- ●肉质茎 ●甘,温 ●肝、肾、大肠 ●10~15g
- 1. 温肾助阳——阳痿,不孕,腰膝痿软无力。
  2. 润肠通便——肠燥便秘。

番木鳖(见马钱子)

番红花(藏红花)
- ●花 ●甘,寒 ●心、肝 ●1~3g
- 1. 活血祛瘀通经——痛经,闭经,癥积。
  2. 凉血解毒——温病热入血分及斑疹大热。

番泻叶
- ●叶 ●甘、苦,寒 ●大肠 ●缓下 1.5~3g,攻下 4~8g,用开水泡服,入汤剂后下
- ●清热通便——热结便秘,实积便秘。

滑石
- ●矿石 ●甘、淡,寒 ●胃、膀胱 ●10~15g
- 1. 利水通淋——湿热淋病。
  2. 清解暑热——暑湿证。
  3. 清热收湿(外用)——湿疹,湿疮,痱子。

寒水石
- ●矿石 ●咸,大寒 ●胃、肾 ●10~20g,先煎
- 1. 清热泻火——温热病邪在气分。
  2. 研末外用——风热火眼,咽喉肿痛,口舌生疮,烫伤。

犀角
- ●角 ●苦、咸,寒 ●心、肝、胃 ●1~3g 锉末冲服
- 1. 凉血止血——血热吐衄。
- 2. 解毒化斑——热毒积盛,斑疹紫暗。
- 3. 安神定惊——热入营血所致神昏谵语,惊厥抽搐。

十三画

椿皮(樗根皮,椿根皮,樗白皮)
- ●根皮 ●苦、涩,寒 ●大肠、胃、肝 ●3~5g
- 1. 清热燥湿,涩肠止泻——久泻久痢。
- 2. 止带止血——崩漏,带下,便血。
- 3. 杀虫止痒(外洗)——疮癣。

槐花
- ●花蕾 ●苦,微寒 ●肝、大肠 ●10~15g
- 1. 凉血止血——血热性出血,尤下部出血。
- 2. 清肝泻火——肝热目赤,肝阳上亢。

槐角(槐实)
- ●果实 ●苦,寒 ●肝、大肠 ●10~15g
- ●功效与槐花相似,但止血作用较槐花为逊,而清降泄热之力则较强。

蒲黄
- ●花粉 ●甘,平 ●肝、心包 ●3~10g,包煎
- 1. 收涩止血——各种出血。
- 2. 活血祛瘀——心腹疼痛,痛经,产后瘀痛。
- 3. 利尿——血淋涩痛。

蒲公英
- ●带根全草 ●苦、甘,寒 ●肝、胃 ●15~30g
- 1. 清热解毒——痈肿疮疡,乳痈,肠痈,肺痈,咽喉肿痛。
- 2. 清热利湿——湿热黄疸,湿热淋病。

墓头回
- ●根 ●苦、微酸、涩,微寒 ●肝 ●3~10g
- 1. 清热解毒,收敛止带——带下赤白,色黄腥臭。
- 2. 凉血止血——血热崩漏。

硼砂(月石)
- ●矿石提炼的结晶体 ●甘、咸,凉 ●肺、胃
- ●多外用,慎内服,内服1~3g
- 1. 外用清热解毒——口舌生疮,咽喉肿痛,目赤翳障。
- 2. 内服清肺化痰——痰热咳嗽。

雷丸
- ●菌核 ●苦,寒,小毒 ●胃、大肠 ●研粉吞服,每次6g,每日2~3次,连服2~3日
- ●杀虫——绦虫病,钩虫病,蛔虫病。

雷公藤
- ●根 ●苦、辛,凉,有毒 ●肝 ●5~12g,宜去皮久煎
- ●祛风除湿——顽痹,热痹。

蜈蚣
- ●虫体 ●辛,温,有毒 ●肝 ●煎服1~3g;研末服0.6~1g
- 1. 熄风止痉——惊痫抽搐,破伤风。
- 2. 攻毒散结——疮疡肿痛,瘰疬痰核。
- 3. 通络止痛——风湿痹痛,顽麻痹痛。

蜂蜜
- ●蜂所酿糖类物质 ●甘,平 ●脾、肺、大肠 ●15~30g
- 1. 补中缓急——脾胃虚弱,中虚腹痛。
- 2. 润肺止咳——肺虚咳嗽,肺燥干咳。
- 3. 滑肠通便——肠燥津亏之便秘。

矮地茶(平地木)
- ●全株 ●苦,平 ●肺、肝 ●10~30g
- 1. 止咳祛痰——咳喘痰多(寒热皆宜)。
- 2. 利水渗湿——湿热黄疸,水肿。
- 3. 活血祛瘀——跌打损伤,风湿痹痛,经闭腹痛。

十四画

榧子
- ●种子 ●甘,平 ●肺、大肠 ●15~30g 煎服;10~20g 枚炒熟取种仁嚼服
- 1. 杀虫——蛔虫病,钩虫病,绦虫病。
- 2. 润肺止咳——肺燥咳嗽之轻证。

槟榔
- ●种子 ●辛、苦,温 ●胃、大肠 ●6~15g;单用杀绦虫、姜片虫时,可用60~120g

酸枣仁
●种子 ●甘,平 ●心、肝 ●煎服 10~18g;研末睡前服 1.5~3g
●1. 养心安神——心肝血虚所致失眠惊悸。
   2. 敛汗——体虚自汗及盗汗。

蔓荆子
●果实 ●辛、苦,平 ●膀胱、肝、胃 ●6~12g
●1. 疏散风热——外感风热所致头昏,头痛。
   2. 清利头目——风热上扰所致目赤肿痛。

蕺菜
●全草 ●辛、苦,平 ●10~30g
●1. 祛痰止咳——肺热或肺寒咳嗽。
   2. 清热解毒——咽喉肿痛,痈肿疮疡。
   3. 利湿退黄——湿热黄疸。

磁石
●矿石 ●辛、咸,寒 ●肝、心、肾 ●煎服 10~30g;入丸散 1~3g/次
●1. 重镇安神——阴虚阳亢之烦躁不宁,失眠,心悸。
   2. 平肝潜阳——肝阳上亢之头痛头晕。
   3. 纳气平喘——肾虚气喘。
   4. 聪耳明目——肝肾阴虚所致之耳鸣、耳聋及目花。

豨莶草
●地上部分 ●苦,寒 ●肝、肾 ●10~15g

●1. 祛风湿,通经络——风湿痹痛,麻木不遂。
   2. 清热解毒——痈肿疮毒,湿疹瘙痒。

蝉蜕(蝉衣)
●蝉的蜕壳 ●甘,寒 ●肺、肝 ●3~10g
●1. 疏散风热——风热表证,或兼咽喉不利。
   2. 透疹止痒——麻疹透发不畅,风疹瘙痒。
   3. 明目退翳——肝经风热所致之目赤,翳障。
   4. 熄风止痉——小儿惊风,破伤风。

罂粟壳
●蒴果的外壳 ●酸、涩,平;有毒 ●肺、大肠、肾 ●3~10g
●1. 敛肺止咳——久咳不止。
   2. 涩肠止泻——久泻久痢。
   3. 止痛——胃痛,筋骨痛。

漏芦
●根 ●苦,寒 ●胃 ●3~12g
●1. 清热解毒消痈——疮疡肿痛,乳痈。
   2. 通下乳汁——热邪壅滞之乳房作胀,乳汁不下。

熊胆
●干燥胆汁 ●苦,寒 ●肝、胆、心 ●入丸散 1~2g/次
●1. 清热解毒——热毒疮痈,痔疮肿痛,咽喉肿痛。
   2. 熄风止痉——热极生风所致惊风,癫痫,抽搐。
   3. 清肝明目——肝火上炎之目赤肿痛。

十五画

樗根皮(见椿皮)

熟地(熟地黄)
●根 ●甘,微温 ●肝、肾 ●10~30g
●补血滋阴——肝血虚,肝肾阴虚所致诸症。

橄榄(青果)
●果实 ●甘、酸,平 ●肺 ●10~20g,鲜品尤佳
●清热解毒,利咽化痰——咽喉肿痛,肺热咳嗽。

蝼蛄
●虫体 ●咸,寒;小毒 ●膀胱、大肠 ●煎服 3~5 只,研末服 1~2 只
●利水消肿——水肿,腹水,小便不利。

鹤虱
●果实 ●苦、辛,平;小毒 ●脾、胃 ●3~10g
●杀虫——多种肠道寄生虫病。

鹤草芽
●冬芽 ●苦、涩,凉 ●肝、小肠、大肠 ●研粉服 30~50g/次,小儿 0.7~0.8g/公斤
●杀虫——绦虫病。

十六画

橘皮(见陈皮)

橘核
- ●种子 ●苦,平 ●肝 ●3~10g
- ●疏肝理气,散结止痛——疝气疼痛,睾丸肿痛,乳房结块。

橘叶
- ●叶 ●辛,苦,平 ●肝 ●6~10g
- ●疏肝理气,消肿散结——胁肋疼痛,乳房胀痛或结块。

橘络
- ●橘瓤上的筋膜 ●苦,平 ●肺、肝 ●3~5g
- ●宣通经络,行气化痰——痰滞经络,咳嗽,胸胁痛。

薤白
- ●地下鳞茎 ●辛、苦,温 ●肺、胃、大肠 ●5~10g
- ●1. 散寒通阳散结——痰浊胸痹。
- 2. 温中行气导滞——肠胃气滞,泻痢后重。

薏苡仁(苡仁)
- ●种子 ●甘、淡,微寒 ●脾、胃、肺 ●10~30g
- ●1. 健脾渗湿——脾虚湿胜之水肿,泄泻,带下。
- 2. 利湿除痹——湿滞痹痛,筋脉拘挛。
- 3. 排脓消痈——肺痈,肠痈。

薄荷
- ●茎叶 ●辛,凉 ●肝、肺 ●2~10g,不宜久煎
- ●1. 疏散风热——风热表证,温病初起。
- 2. 清头目,利咽喉——风热上攻之头痛目赤,风热壅盛之咽喉肿痛。
- 3. 助疹透发——麻疹透发不畅,风疹瘙痒。
- 4. 疏肝解郁——胁痛,月经不调。

壁虎(见守宫)

十七画

檀香
- ●木质心材 ●辛,温 ●脾、胃、肺 ●煎服1~3g;或入丸散
- ●理气调中,散寒止痛——寒凝气滞所致之胸腹疼痛及胸痹绞痛。

藏红花(见番红花)

藏青果(即诃子未成熟果实)
- ●果实 ●酸、苦、涩,微寒 ●肺、大肠 ●3~10g
- ●清热解毒,利咽生津——咽喉肿痛,白喉,下痢等。

藁本
- ●根茎 ●辛,温 ●膀胱、肝 ●2~10g
- ●1. 发表散寒,止痛——外感风寒所致之头痛、巅顶痛、牙龈痛。
- 2. 祛风胜湿——风湿痹痛。

䗪虫(土鳖虫)
- ●雌虫体 ●咸,寒;小毒 ●肝 ●煎服3~10g;研末服1~1.5g/次
- ●1. 破血逐瘀——经闭,产后瘀痛,肿块。
- 2. 续筋接骨——骨折伤痛。

十八画

藕节
- ●地下茎的节 ●甘、涩,平 ●肝、肺、胃 ●10~15g
- ●收敛止血,兼能化瘀——多种出血,尤其吐血,咯血。

覆盆子
- ●未成熟果实 ●甘、酸,微温 ●肝、肾 ●3~10g
- ●益肾,固精,缩尿——肾虚不固之滑精,遗尿及尿频。

礞石
- ●矿石 ●甘、咸,平 ●肺、肝 ●煎服6~10g;入丸散1.5~3g
- ●1. 下气消痰——顽痰喘咳。
- 2. 平肝镇惊——痰热惊搐。

瞿麦
- ●带花全草 ●苦,寒 ●心、小肠、膀胱 ●10~

15g
- 1. 利水通淋——热淋。

十九画

藿香
- 地上部分 ●辛,微温 ●脾、胃、肺 ●5~10g,鲜品加倍
- 1. 化湿醒脾——湿阻脾胃。
  2. 辟秽和中——呕吐泄泻。
  3. 解表祛暑——暑湿证。

蟾酥
- 腺体分泌物的加工品 ●甘、辛,温;有毒 ●心、胃 ●内服0.015~0.03g/次,入丸散,不入煎剂
- 1. 解毒消肿——痈疽疔疮,咽喉肿痛,龋齿疼痛。
  2. 辟秽开窍——痧胀腹痛吐泻,昏厥。

鳖甲
- 背甲 ●咸,寒 ●肝 ●10~30g,先煎
- 1. 滋阴潜阳——虚风内动,阴虚发热。
  2. 软坚散结——肝脾肿大,癥积。

二十画

糯稻根
- 根须 ●甘,平 ●心、肝 ●15~30g
- 收敛止汗——自汗,盗汗。

二十一画

露蜂房
- 蜂巢 ●甘,平,有毒 ●胃 ●煎服6~12g;研末服1.5~3g
- 祛风攻毒,散肿止痛——痈疽疮毒,瘰疬癌肿,喉痹牙痛,风疹瘙痒。

麝香
- 香囊中的分泌物 ●辛,温 ●心、脾 ●内服0.05~0.1g/次
- 1. 开窍醒神——神志昏迷。
  2. 活血散结——疮疡肿痛,经闭,肿块。
  3. 止痛——心腹暴痛,跌仆伤痛。
  4. 催产——胎死腹中,胞衣不下。

附录二 方剂备查

词条的编排按方名首字的笔画(由少至多)及笔形(一丨丿丶乛)顺序排列。词条的内容按以下格式排列:方剂名、《出处》、组成、功效——主治。

方剂出处有争议者,则略去不附。药味的剂量(克)仅供参考,因其灵活性较大,不必拘泥此量。药味排列次序,通常是君臣药在前,佐使药在后。

一画

一贯煎《续名医类案》
　　生地 30g　北沙参 10g　麦冬 10g　枸杞 12g　当归身 10g　川楝子 15g
　　滋养肝肾,疏肝理气——肝肾阴虚,肝气横逆。

二画

二至丸《证治准绳》
　　旱莲草　女贞子
　　益肝肾,补阴血——肝肾阴虚。

二陈汤《和剂局方》
　　半夏 15g　陈皮 15g　茯苓 9g　炙甘草 5g
　　燥湿化痰,理气和中——湿痰咳嗽。

二仙汤(上海曙光医院方)
　　仙茅 6~15g　仙灵脾 9~12g　当归 9~12g　巴戟天 6~9g　黄柏 5~9g　知母 5~95g
　　补肾、泻火、调理冲任——更年期综合征、高血压,及其他慢性疾患表现为阴虚火旺者。

二母散《证治要诀类方》
　　知母　贝母
　　清热化痰,润肺止咳——肺热燥咳。

二妙散《丹溪心法》
　　黄柏 15g　苍术 15g
　　清热燥湿——湿热下注。

二神丸《本事方》
　　补骨脂　肉豆蔻
　　温补脾肾,涩肠止泻——脾肾阳虚之五更泄泻。

十灰散《十药神书》
　　大蓟　小蓟　荷叶　侧柏叶　茅根　山栀　茜草根　大黄　丹皮　棕榈皮(各药等分,炒存性,研极细末,每次服 15g)
　　凉血止血——血热妄行之上部出血。

十枣汤《伤寒论》
　　芫花(熬)　甘遂　大戟(各药等分,捣为散,每服 0.5~1g,以大枣 10 枚煎汤送服)
　　攻逐水饮——悬饮,水肿腹胀(实水)。

十全大补汤《和剂局方》
　　八珍汤加黄芪、肉桂。
　　温补气血——气血不足。

十补丸《济生方》
　　附子　五味子　山茱萸　山药　丹皮　鹿茸　熟地　肉桂　茯苓　泽泻
　　补肾阳,益精血——肾阳虚损,精血不足。

七厘散《良方集腋》
　　血竭　麝香　冰片　乳香　没药　红花　朱砂　儿茶
　　活血散瘀,定痛止血——跌打损伤,筋断骨折之瘀血肿痛,或刀伤出血(外用)。

丁香柿蒂汤《症因脉治》
　　丁香 10g　柿蒂 10g　人参 3g　生姜 6g
　　温中益气,降逆止呃——胃气虚寒之呃逆。

人参胡桃汤《济生方》
　　人参 9g　胡桃 30g　或加生姜
　　补肺肾,定喘逆——肺肾两虚,气促痰喘。

人参蛤蚧散《卫生宝鉴》
　　蛤蚧　人参　茯苓　甘草　杏仁　贝母　桑白皮　知母
　　补肺益肾,止咳定喘——肺肾气虚咳喘。

人参养荣汤《和剂局方》
　　人参　黄芪　白术　茯苓　甘草　当归　熟地　白芍　肉桂　五味子　远志　陈皮　生姜　大枣
　　益气补血,养心安神——气血俱虚,神疲无力,惊悸失眠。

八正散《和剂局方》
　　车前子　瞿麦　萹蓄　滑石　栀子　甘草　木通　大黄
　　清热泻火,利水通淋——湿热淋证。

八珍汤《正体类要》
　　人参 3g　熟地 12g　当归 10g　白芍 10g　白术 10g　茯苓 10g　川芎 5g　炙甘草 5g　另加生姜 3 片　大枣 5 枚
　　补益气血——气血两虚。

九仙散《医学正传》
　　罂粟壳 10g　乌梅 15g　五味子 10g　人参 6g　阿胶 10g　款冬花 10g　桔梗 10g　贝母 10g　桑白皮 10g(共为末,每次服 10 克)
　　敛肺止咳,益气养阴——久咳肺虚,气阴耗伤。

九味羌活汤《此事难知》引张元素方

羌活 9g　防风 9g　苍术 9g　细辛 3g　川芎 6g　白芷 6g　生地 6g　黄芩 6g　甘草 3g

发汗祛湿，兼清里热——外感风寒湿邪，兼有里热。

三画

三拗汤《和剂局方》

麻黄 10g　杏仁 10g　生甘草 5g　生姜 3 片

宣肺散寒，止咳平喘——感冒风寒，鼻塞咳喘。

三甲复脉汤《温病条辨》

牡蛎 20g　龟板 20g　鳖甲 20g　炙甘草 10g　生地 20g　麦冬 12g　白芍 12g　麻仁 10g　阿胶 10g

滋阴复脉，潜阳熄风——温热病后期，肝肾阴伤，虚风内动。

三仁汤《温病条辨》

杏仁 12g　白蔻仁 10g　薏苡仁 18g　滑石 18g　厚朴 10g　半夏 10g　通草 6g　竹叶 6g

宣畅气机，清利湿热——湿温初起，邪在气分，湿重于热。

三物备急丸《金匮要略》

大黄　干姜　巴豆（等量，研碎，蜜为丸，如大豆大，每服 3 丸）

攻逐寒积——寒实腹痛。

三子养亲汤《韩氏医通》

白芥子　苏子　莱菔子

降气快膈，化痰消食——痰食气阻之咳喘。

三妙丸《医学正传》

黄柏　苍术　川牛膝

清热燥湿——湿热下注，两脚麻木或如火灼。

大青龙汤《伤寒论》

麻黄 12g　桂枝 6g　杏仁 6g　炙甘草 6g　石膏 20g　生姜 9g　大枣 12 枚

发汗解表，清热除烦——风寒表实证兼有里热。

大秦艽汤《素问病机气宜保命集》

秦艽 12g　川芎 9g　独活 9g　当归 9g　白芍 9g　石膏 9g　甘草 6g　羌活 9g　防风 6g　白芷 6g　黄芩 6g　白术 6g　茯苓 6g　生地 6g　熟地 6g　细辛 3g

祛风清热，养血活血——经络空虚，风邪入中。

大黄牡丹汤《金匮要略》

大黄 12g　牡丹皮 10g　桃仁 12g　冬瓜仁 20g　芒硝 9g

泻热破瘀，散结消肿——肠痈初起。

大黄䗪虫丸《金匮要略》

大黄　黄芩　甘草　桃仁　杏仁　芍药　干地黄　干漆　虻虫　水蛭　蛴螬　䗪虫

破血消积，祛瘀通经——瘀血内积成块。

大黄附子汤《金匮要略》

大黄 10g　附子 10g　细辛 3g

温里散寒，通便止痛——寒积腹痛。

大柴胡汤《金匮要略》

柴胡 12g　黄芩 9g　芍药 9g　半夏 9g　生姜 12g　枳实 9g　大黄 6g　大枣 4 枚

和解少阳，内泻热结——少阳阳明合病。

大安丸《丹溪心法》

即保和丸加白术

健脾消食——食积停滞兼有脾虚。

大补阴丸《丹溪心法》

熟地　龟甲　黄柏　知母（加蒸熟猪脊髓，炼蜜为丸）

滋阴降火——肝肾阴虚，相火亢盛。

大定风珠《温病条辨》

生白芍 18g　阿胶 9g　生龟甲 12g　干地黄 18g　生牡蛎 12g　生鳖甲 12g　麦冬 18g　炙甘草 12g　鸡子黄 2 枚　麻仁 6g　五味子 6g

滋阴熄风——温病后期灼伤真阴，阴虚动风。

大活络丹《兰台轨范》

由 50 味药物组成（略）。

祛风胜湿，通经活络，活血止痛，补益气血——寒湿痹痛日久不愈，湿痰瘀血留滞经络，中风后遗半身不遂。

大建中汤《金匮要略》

干姜 12g　人参 6g　花椒 6g　饴糖 30g

温中补虚，降逆止痛——虚寒腹痛。

大承气汤《伤寒论》

大黄 12g　芒硝 10g　厚朴 15g　枳实 15g

峻下热结——阳明腑实证，实热便秘。

大陷胸汤《伤寒论》

大黄 15g　芒硝 15g　甘遂 2g

泻热逐水——水热互结之大结胸证，症见心下硬满，痛不可近,大便秘结。

川芎茶调散《和剂局方》

川芎 12g　羌活 10g　白芷 10g　荆芥 10g　细辛 3g　薄荷 10g　防风 6g　甘草 6g

疏风止痛——外感风邪所致之头痛。

小青龙汤《伤寒论》

麻黄 9g　桂枝 9g　芍药 9g　细辛 6g　干姜 9g　半夏 9g　五味子 6g　甘草 6g

解表散寒,温肺化饮——风寒客表,水饮内停。

小蓟饮子《济生方》

生地 20g　小蓟 15g　蒲黄 10g　藕节 10g　滑石 15g　木通 6g　淡竹叶 9g　当归 6g　枸杞子 9g　炙甘草 5g

凉血止血,利水通淋——属实热证之血淋、尿血。

小柴胡汤《伤寒论》

柴胡 15g　黄芩 12g　人参 9g　半夏 9g　炙甘草 6g　生姜 9g　大枣 4 枚

和解少阳——伤寒少阳病证;妇人热入血室。

小金丹《外科全生集》

白胶香　制草乌　五灵脂　地龙　木鳖子　乳香　没药　当归身　麝香　墨炭

温化痰湿,祛瘀通络,消肿散结——流注、痰核、瘰疬、乳岩、横痃、贴骨疽等,症见初起皮色不变,肿硬作痛者。

小活络丹《和剂局方》

川乌　草乌　天南星　地龙　乳香　没药

祛风除湿,化痰通络,活血止痛——风寒湿邪与痰瘀留滞经络,致肢体筋脉疼痛、麻木拘挛、关节变形、屈伸不利或痿废不用。

小半夏汤《金匮要略》

半夏 15g　生姜 9g

和胃止呕,散饮降逆——痰饮呕吐。

小陷胸汤《伤寒论》

瓜蒌实 20g　半夏 12g　黄连 6g

清热化痰,宽胸散结——痰热互结心下之小结胸证,症见胸脘痞闷,按之则痛。

小承气汤《伤寒论》

大黄 12g　厚朴 9g　枳实 9

轻下热结——阳明腑实证之较轻者。

小建中汤《伤寒论》

芍药 18g　桂枝 9g　炙甘草 6g　生姜 9g　大枣 4 枚　饴糖 30g

温中补虚,和里缓急——虚寒腹痛,症见腹中时痛,喜温喜按。

四画

天王补心丹《摄生秘剖》

酸枣仁　柏子仁　当归身　天门冬　麦门冬　生地　人参　丹参　玄参　茯苓　五味子　远志　桔梗

滋阴养血,补心安神——阴虚血少,神志不安。

天台乌药散《医学发明》

天台乌药　木香　小茴香　青皮　高良姜　槟榔　川楝子　巴豆

行气疏肝,散寒止痛——寒凝肝经,气机阻滞,少腹疼痛(小肠疝气)。

天麻钩藤饮《杂病证治新义》

天麻 9g　钩藤 12g　石决明 18g　川牛膝 12g　栀子 9g　黄芩 9g　杜仲 9g　益母草 9g　桑寄生 9g　夜交藤 9g　朱茯神 9g

平肝熄风,清热安神,兼补肝肾——肝阳上亢,肝风上扰。

木香槟榔丸《儒门事亲》

木香　槟榔　青皮　陈皮　莪术　黄连　黄柏　大黄　香附　牵牛子

行气导滞,攻积泄热——湿热积滞之食积,痢疾。

五仁丸《世医得效方》

杏仁 15g　桃仁 15g　柏子仁 9g　松子仁 5g　郁李仁 5g　陈皮 15g

润肠通便——津枯便秘。

五皮饮《华氏中藏经》

茯苓皮　大腹皮　生姜皮　桑白皮　陈橘皮　各等分

利水消肿,理气健脾——水肿(皮水)。

五味消毒饮《医宗金鉴》

金银花 20g　野菊花 15g　蒲公英 15g　紫花地丁 15g　紫背天葵子 15g

清热解毒,消散疮疡——疮疡疖肿。

五虎追风散《晋南史全恩家传方》

蝉蜕　天南星　天麻　全蝎　僵蚕　朱砂

祛风痰,止抽搐——破伤风。

五苓散《伤寒论》
泽泻15g 猪苓9g 茯苓9g 白术9g 桂枝6g
利水渗湿,温阳化气——小便不利,水湿内停。

五磨饮子《医便》
木香 沉香 槟榔 枳实 乌药
行气降逆,宽胸散结——肠胃气滞,胸腹胀满。

不换金正气散《和剂局方》
藿香 厚朴 半夏 苍术 陈皮 甘草(即平胃散加藿香、半夏)
燥湿化浊,和胃止呕——湿阻脾胃,症见脘腹胀满,呕恶泄泻。

止痉散(上海中医学院方)
全蝎 蜈蚣(各等分研末,每服1~1.5g)
去风止痉——痉厥,抽搐,顽固性头痛,关节痛。

止嗽散《医学心悟》
紫菀 百部 白前 桔梗 陈皮 甘草
宣利肺气,祛风止咳——外感风寒咳嗽。

贝母瓜蒌散《医学心悟》
贝母 瓜蒌 花粉 茯苓 橘红 桔梗
润肺清热,理气化痰——肺热燥咳。

月华丸《医学心悟》
天冬 麦冬 生地 熟地 山药 百部 沙参 川贝 阿胶 茯苓 獭肝 三七 白菊花 桑叶
滋阴润肺,镇咳止血——肺肾阴虚之痨嗽久咳及痰中带血。

丹栀逍遥散《内科摘要》
当归 芍药 茯苓 白术 柴胡 丹皮 栀子 炙甘草(即逍遥散加丹皮、栀子)
疏肝、柔肝、清肝、健脾——肝脾不和之有热象者。

丹参饮《时方歌括》
丹参30g 檀香5g 砂仁5
活血行气止痛——血瘀气滞之心腹胃脘疼痛。

牛黄清心丸《痘疹世医心法》
牛黄 朱砂 黄连 黄芩 栀子 郁金
清热解毒,开窍安神——热邪初陷心包,小儿高热惊厥等热闭之属于轻证者。

升麻葛根汤《阎氏小儿方论》
升麻10g 葛根10g 芍药6g 炙甘草3g
解肌透疹——麻疹初起或疹出不透。

乌梅丸《伤寒论》
乌梅30g 细辛3g 花椒5g 干姜9g 黄连6g 当归6g 附子6g 桂枝6g 人参6g 黄柏6g
安蛔止痛——蛔厥证(胆道蛔虫症)。

六一散
滑石18g 甘草3
清暑利湿——暑湿证。

六味地黄丸《小儿药证直诀》
熟地24g 山萸肉12g 山药12g 泽泻9g 丹皮9g 茯苓9g
滋阴补肾——肾阴虚证。

六味回阳饮《景岳全书》
人参 附子 干姜 炙甘草 熟地 当归身
回阳救逆,益血养阴——阴阳将脱之证。

六和汤《和剂局方》
砂仁 半夏 杏仁 人参 炙甘草 赤茯苓 藿香 扁豆 木瓜 香薷 厚朴
祛暑化湿,健脾和胃——感受暑湿,湿伤脾胃。

六君子汤《妇人良方》
人参9g 白术9g 茯苓9g 炙甘草6g 陈皮6g 半夏6g
益气健脾,燥湿化痰——脾胃气虚兼痰湿证。

少腹逐瘀汤《医林改错》
小茴香1.5g 干姜3g 玄胡3g 当归9g 川芎3g 肉桂3g 赤芍3g 蒲黄9g 五灵脂6g
活血祛瘀,温经止痛——少腹瘀血积块疼痛,或寒凝瘀滞性痛经。

水陆二仙丹《洪氏集验方》
芡实 金樱子
补肾涩精——肾虚不固之遗精白浊,小便频数及带下。

五画

玉枢丹(又名紫金锭)《片玉心书》
山慈姑 红大戟 千金子霜 五倍子 麝香 朱砂 雄黄
化痰开窍,辟秽解毒,消肿止痛——感受秽恶痰浊之邪,脘腹胀闷疼痛,呕吐泄泻,小儿痰厥。外敷可治疗疮痈肿。

玉女煎《景岳全书》
石膏20g 熟地15g 麦冬6g 知母5g 牛膝5g

清胃滋阴——胃热阴虚证,症见头痛牙痛,烦热口渴;现用治急性口腔炎,舌炎而见口舌糜烂属水亏火旺者。

玉真散《外科正宗》
天南星 6g　白附子 6g　防风 6g　白芷 6g　羌活 6g　天麻 6g
祛风定搐——破伤风。

玉屏风散《丹溪心法》
黄芪 30g　白术 20g　防风 15g
益气固表止汗——表虚自汗。

玉液汤《医学衷中参西录》
生山药 30g　生黄芪 15g　知母 18g　生鸡内金 6g　葛根 5g　五味子 9g　天花粉 9g
益气滋阴,固肾止渴——消渴。

甘麦大枣汤《金匮要略》
甘草 10g　小麦 20g　大枣 5 枚
养心安神,和中缓急——脏躁。

甘草干姜茯苓白术汤(又名肾著汤)**《金匮要略》**
甘草 6g　干姜 12g　茯苓 12g　白术 6g
祛寒除湿——寒湿下侵之肾著病,身至腰以下冷痛。

甘露消毒丹《温热经纬》
滑石 20g　茵陈 15g　黄芩 15g　石菖蒲 6g　木通 10g　白蔻仁 9g　藿香 9g　薄荷 9g　川贝母 9g　连翘 9g　射干 9g
利湿化浊,清热解毒——湿温时疫,邪在气分;现代用治伤寒,黄疸性肝炎,胆囊炎。

左归丸《景岳全书》
熟地 24g　山药 12g　枸杞子 12g　山茱萸 12g　川牛膝 9g　菟丝子 12g　鹿角胶 12g　龟板胶 12g
滋阴补肾,填精益髓——真阴不足,精髓虚损。

左归饮《景岳全书》
熟地 10g　山药 6g　枸杞子 6g　山茱萸 6g　炙甘草 3g　茯苓 5g
补益肾阴——肾阴不足之轻证。

左金丸《丹溪心法》
黄连 12g　吴茱萸 2g
清泻肝火,降逆止呕——肝火犯胃证。

右归丸《景岳全书》
熟地 24g　山药 12g　山茱萸 9g　枸杞子 9g　菟丝子 12g　鹿角胶 12g　杜仲 12g　肉桂 6g　当归 9g　制附子 6g

温补肾阳,填精益髓——肾阳不足,命门火衰。

右归饮《景岳全书》
熟地 15g　山药 12g　枸杞子 9g　山茱萸 9g　炙甘草 3g　肉桂 3~6g　杜仲 9g　制附子 6~9g
温肾填精——肾阳不足。

龙胆泻肝汤《医方集解》
龙胆草 6g　黄芩 9g　栀子 9g　泽泻 9g　木通 6g　当归 3g　生地 6g　柴胡 6g　车前草 6g　生甘草 6g
泻肝胆实火,清下焦湿热——肝胆实火上炎,肝经湿热下注。

平胃散《和剂局方》
苍术 15g　厚朴 9g　陈皮 9g　甘草 6g
燥湿运脾,行气和胃——湿困脾胃。

四苓散《明医指掌》
白术 9g　茯苓 9g　猪苓 9g　泽泻 9g
渗湿利水——水湿内停,小便赤少,大便溏泄。

四生丸《妇人良方》
生荷叶 9g　生艾叶 9g　生柏叶 12g　生地黄 15g
凉血止血——血热妄行。

四物汤《和剂局方》
熟地 12g　当归 9g　白芍 9g　川芎 6g
补血调血——营血虚滞,妇女月经不调。

四逆汤《伤寒论》
附子 15g　干姜 9g　炙甘草 6g
回阳救逆——阴寒内盛,阳气衰微。

四逆加人参汤《伤寒论》
四逆汤加人参 6
回阳益气,救逆固脱——阳气暴脱。

四逆散《伤寒论》
柴胡 12g　白芍 12g　枳实 12g　甘草 6g
透邪解郁,疏肝理气——肝胆气郁,肝脾不和。

四神丸《内科摘要》
补骨脂 12g　肉豆蔻 6g　五味子 6g　吴茱萸 5g
温肾暖脾,固肠止泻——肾脾阳虚,五更肾泻。

四磨汤《济生方》
槟榔 9g　沉香 6g　乌药 6g　人参 3g
行气降逆,兼以扶正——七情所伤,肝气郁结之胸膈胀闷,上气喘息。

四君子汤《和剂局方》
人参 9g　白术 9g　茯苓 9g　甘草 6g

补气健脾——脾胃气虚。

四妙丸《成方便读》
黄柏 12g　苍术 12g　牛膝 12g　苡仁 12g
清热利湿,舒筋壮骨——湿热下注,两足麻痿肿痛。

四妙永安汤《验方新编》
金银花 90g　玄参 90g　当归 30g　甘草 15g
清热解毒,活血止痛——脱疽,热毒炽盛者。

归脾汤《济生方》
黄芪 15g　龙眼肉 12g　人参 6g　白术 10g　当归 10g　酸枣仁 12g　茯神 10g　远志 6g　木香 5g　炙甘草 5g　另加生姜、大枣
益气补血,健脾养心——心脾气血两虚,脾不统血。

生化汤《傅青主女科》
当归 20g　川芎 9g　桃仁 9g　炮姜 2g　炙甘草 2g
活血化瘀,温经止痛——产后血瘀寒凝,恶露不行,小腹冷痛。

生脉散（又名生脉饮）
人参 9g　麦冬 9g　五味子 6g
益气生津,敛阴止汗——气阴两伤。

生铁落饮《医学心悟》
天冬　麦冬　贝母　胆南星　橘红　远志　石菖蒲　连翘　茯苓　茯神　玄参　钩藤　丹参　朱砂　生铁落
镇心安神,清热涤痰——痰火上扰之癫狂。

失笑散《和剂局方》
五灵脂　蒲黄
活血祛瘀,散结止痛——瘀血作痛。

仙方活命饮《妇人良方》
金银花 20g　赤芍 10g　当归尾 10g　乳香 6g　没药 6g　陈皮 6g　白芷 6g　浙贝母 10g　防风 6g　皂角刺 10g　穿山甲 9g　天花粉 10g　甘草 6g
清热解毒,消肿溃坚,活血止痛——痈疡肿痛初起。

白虎汤《伤寒论》
石膏 50g　知母 18g　甘草 6g　粳米 9
清热生津——气分热盛。

白头翁汤《伤寒论》
白头翁 20g　黄柏 12g　黄连 9g　秦皮 12g
清热解毒,凉血止痢——热毒痢疾。

瓜蒌薤白白酒汤《金匮要略》
全瓜蒌 24g　薤白 12g　白酒 50 毫升
通阳散结,行气祛痰——痰浊较轻之胸痹。

瓜蒌薤白半夏汤《金匮要略》
全瓜蒌 24g　薤白 9g　半夏 12g
通阳散结,祛痰宽胸——痰浊较盛之胸痹。

加味香苏散《医学心悟》
苏叶　香附　陈皮　荆芥　秦艽　防风　蔓荆子　川芎　甘草　生姜
疏散风寒,理气和中——外感风寒兼有气滞之轻证。

加减玉女煎《温病条辨》
石膏　知母　生地　麦冬　玄参
清热凉血,养阴增液——温热病,高热烦躁,津伤口渴。

加减木防己汤《温病条辨》
防己 18g　桂枝 10g　石膏 20g　滑石 12g　薏苡仁 15g　杏仁 10g　通草 6g
清热宣痹——湿热痹。

加减葳蕤汤《重订通俗伤寒论》
玉竹　葱白　桔梗　白薇　淡豆豉　薄荷　甘草　大枣
滋阴解表——素体阴虚,外感风热。

半夏白术天麻汤《医学心悟》
半夏 10g　天麻 10g　白术 15g　茯苓 10g　橘红 10g　甘草 3g　另加生姜、大枣
燥湿化痰,平肝熄风——风痰上扰,症见眩晕头痛,胸闷呕恶。

半夏泻心汤《伤寒论》
半夏 12g　黄芩 9g　干姜 9g　人参 9g　黄连 6g　大枣 4 枚　甘草 6g
和胃降逆,开结除痞——寒热互结之痞证,症见心下痞满不痛,干呕或呕吐,肠鸣下利。

半夏厚朴汤《金匮要略》
半夏 12g　厚朴 12g　茯苓 12g　生姜 9g　苏叶 6g
行气散结,降逆化痰——梅核气。

六画

再造散《伤寒六书》
黄芪 6g　人参 3g　桂枝 3g　熟附子 3g　细辛 2g　羌活 3g　防风 3g　川芎 3g　生姜 3g　甘草 2g
助阳益气,解表散寒——阳气虚弱,外感风寒。

至宝丹《和剂局方》
犀角　朱砂　雄黄　玳瑁　琥珀　麝香　冰片　金箔　银箔　牛黄　安息香

清热开窍,化浊解毒——中暑,中风,温病痰热内闭。

百合固金汤《医方集解》
百合 12g　生地 9g　熟地 9g　麦冬 9g　贝母 6g　玄参 6g　当归 9g　白芍 6g　桔梗 6g　甘草 3g

滋肾保肺,止咳化痰——肺肾阴亏,虚火上炎。

芍药汤《素问病机气宜保命集》
白芍 20g　黄连 10g　黄芩 10g　当归 9g　槟榔 6g　木香 6g　大黄 6g　肉桂 5g　甘草 5g

清热燥湿,调气和血——湿热痢。

回阳救急汤《伤寒六书》
附子　干姜　肉桂　人参　白术　茯苓　陈皮　甘草　五味子　半夏　麝香

回阳救急,益气生脉——真阳衰微。

当归六黄汤《兰室秘藏》
当归 6g　生地 6g　熟地 6g　黄芩 6g　黄柏 6g　黄连 6g　黄芪 12g

滋阴泻火,固表止汗——阴虚火旺盗汗。

当归龙荟丸《丹溪心法》
当归　龙胆草　栀子　黄连　黄柏　黄芩　芦荟　大黄　麝香　(一方加青黛)

清泻肝胆实火——肝胆实火。

当归四逆汤《伤寒论》
当归 12g　桂枝 10g　白芍 10g　细辛 3g　通草 10g　炙甘草 6g　大枣 8 枚

温经散寒,养血通脉——血虚受寒,手足厥冷。

当归四逆加吴茱萸生姜汤《伤寒论》
当归四逆汤加吴茱萸、生姜。

温经散寒,养血通脉——手足厥寒,脉细欲绝。

当归补血汤《内外伤辨惑论》
黄芪 30g　当归 6g

补气生血——劳倦内伤,气虚血亏。

当归拈痛汤《兰室秘藏》
羌活 15g　茵陈 15g　黄芩 9g　苦参 6g　猪苓 9g　泽泻 9g　人参 6g　白术 5g　升麻 5g　葛根 6g　知母 9g　苍术 6g　防风 9g　当归 9g　炙甘草 5g

利湿清热,疏风止痛——风湿热痹。

当归建中汤《千金翼方》
小建中汤加当归。

温中补虚,养血和血——妇女产后营血虚弱,小腹冷痛,中焦虚寒,营血不足。

朱砂安神丸《医学发明》
朱砂 15g　黄连 18g　炙甘草 16g　生地 8g　当归 8g

重镇安神,清热养阴——阴血不足,心火偏亢。

竹叶石膏汤《伤寒论》
石膏 30g　竹叶 12g　麦冬 20g　人参 6g　半夏 9g　甘草 6g　粳米 10g

清热生津,益气和胃——热病后期,余热未清,气津两伤。

血府逐瘀汤《医林改错》
桃仁 12g　红花 9g　当归 9g　生地 9g　川芎 5g　赤芍 6g　牛膝 9g　桔梗 5g　柴胡 3g　枳壳 6g　甘草 3g

活血祛瘀,行气止痛——胸中血瘀证。

安宫牛黄丸《温病条辨》
牛黄　郁金　犀角　黄芩　黄连　雄黄　栀子　朱砂　冰片　麝香　珍珠　金箔衣

清热开窍,豁痰解毒——热邪内陷心包证。

阳和汤《外科证治全生集》
熟地 30g　鹿角胶 9g　肉桂 3g　麻黄 2g　白芥子 6g　姜炭 2g　生甘草 3g

温阳补血,散寒通滞——一切阴疽、流注等属于阳虚寒凝之阴性疮疡。

防己黄芪汤《金匮要略》
防己 12g　黄芪 15g　白术 9g　甘草 6g　生姜 3 片　大枣 3 枚

益气祛风,健脾利水——风水或风湿。

防风通圣散《宣明论方》
防风　川芎　当归　白芍　大黄　薄荷　麻黄　连翘　芒硝　石膏　黄芩　桔梗　滑石　甘草　荆芥　白术　栀子

疏风解表,清热通便——风热壅盛,表里俱实。

导赤散《小儿药证直诀》
生地　木通　甘草梢　竹叶

清心利水——心经热证。

导痰汤《济生方》
法半夏 10g　制南星 6g　橘红 6g　枳实 6g　赤茯苓 6g　炙甘草 3g　生姜 5 片

燥湿化痰,行气散结——痰厥或痰饮壅盛。

七画

麦门冬汤《金匮要略》
麦冬 半夏 人参 甘草 粳米 大枣
滋养肺胃,降逆下气——肺胃阴虚。

苏子降气汤《和剂局方》
苏子 9g 半夏 5g 厚朴 6g 前胡 6g 当归 6g 肉桂 3g 炙甘草 6g 另加生姜 2 片 大枣 1 枚 苏叶 5 片
降气平喘,祛痰止咳——上实下虚之喘咳。

苏合香丸《外台秘要》
苏合香 冰片 麝香 安息香 青木香 香附 白檀香 丁香 沉香 荜茇 乳香 白术 诃子 朱砂 犀角
温通开窍,行气化浊——寒闭。

苇茎汤《备急千金要方》
鲜芦根 60g 薏苡仁 30g 冬瓜仁 20g 桃仁 9g
清肺化瘀,逐瘀排脓——肺痈。

杏苏散《温病条辨》
苏叶 9g 杏仁 9g 前胡 9g 半夏 9g 茯苓 9g 桔梗 6g 枳壳 6g 陈皮 6g 甘草 3g 生姜 3 片 大枣 3 枚
轻宣凉燥,理肺化痰——外感凉燥证。

杞菊地黄丸《医级》
即六味地黄丸加枸杞子、菊花。
滋肾养肝明目——肝肾阴虚之目花眼干。

吴茱萸汤《伤寒论》
吴茱萸 9g 生姜 18g 人参 9g 大枣 4 枚
温中补虚,降逆止呕——虚寒呕吐。

牡蛎散《和剂局方》
煅牡蛎 30g 黄芪 30g 麻黄根 30g
固表敛汗——卫表不固之自汗、盗汗。

身痛逐瘀汤《医林改错》
桃仁 9g 红花 9g 当归 9g 川芎 9g 牛膝 9g 地龙 6g 五灵脂 6g 没药 6g 秦艽 3g 羌活 3g 香附 3g 甘草 6g
活血行气,祛瘀通络,通痹止痛——气血闭阻经络之慢性身痛。

辛夷散《证治准绳》
辛夷 川芎 木通 细辛 防风 羌活 藁本 升麻 白芷 苍耳子 甘草
散风寒,通鼻窍——鼻塞流涕。

完带汤《傅青主女科》
白术 30g 山药 30g 人参 6g 白芍 15g 车前子 9g 苍术 9g 甘草 3g 陈皮 2g 荆芥穗 2g 柴胡 2g
补脾疏肝,化湿止带——脾虚肝郁,湿浊带下。

羌活胜湿汤《内外伤辨惑论》
羌活 6g 独活 6g 藁本 3g 防风 3g 炙甘草 3g 川芎 3g 蔓荆子 2g
祛风胜湿——风湿在表。

沙参麦冬汤《温病条辨》
沙参 9g 麦冬 9g 玉竹 6g 桑叶 5g 生扁豆 5g 天花粉 5g 甘草 3g
清养肺胃,生津润燥——肺胃阴虚。

补中益气汤《脾胃论》
黄芪 18g 炙甘草 9g 人参 6g 白术 9g 当归 3g 陈皮 6g 升麻 6g 柴胡 6g
补中益气,升阳举陷——气虚下陷证。

补阳还五汤《医林改错》
黄芪 120g 当归尾 6g 赤芍 6g 地龙 3g 川芎 3g 红花 3g 桃仁 3g
补气活血通络——中风后遗偏瘫。

补肺阿胶汤《小儿药证直诀》
阿胶 9g 牛蒡子 6g 马兜铃 6g 杏仁 6g 炙甘草 3g 糯米 6g
养阴补肺,清热止血——肺阴虚损,热伤肺络。

良附丸《良方集腋》
高良姜 9g 香附子 9g
温中祛寒,行气止痛——气滞寒凝诸痛。

附子理中丸《阎氏小儿方论》
即理中丸加附子。
温阳祛寒,益气健脾——脾胃虚寒。

八画

青蒿鳖甲汤《温病条辨》
青蒿 6g 鳖甲 15g 生地 12g 知母 6g 丹皮 9g
养阴透热——热病后期,阴液耗伤,邪伏阴分。

苓甘五味姜辛汤《金匮要略》
　　茯苓 12g　甘草 9g　干姜 9g　细辛 5g　五味子 5g
　　温肺化饮——寒饮咳嗽。

苓桂术甘汤《金匮要略》
　　茯苓 12g　桂枝 9g　白术 9g　甘草 6g
　　温阳化饮,健脾利湿——中阳不足,饮停心下之痰饮。

虎潜丸《丹溪心法》
　　黄柏　龟板　知母　熟地　陈皮　白芍　锁阳　虎骨　干姜
　　滋阴降火,强壮筋骨——肝肾阴亏之痿证。

易黄汤《傅青主女科》
　　山药 30g　芡实 30g　白果 12g　黄柏 6g　车前子 3g
　　健脾渗湿,清热止带——湿热带下。

肾气丸《金匮要略》
　　熟地 24g　山药 12g　山茱萸 12g　泽泻 9g　茯苓 9g　丹皮 9g　桂枝 3g　附子 3g
　　温补肾阳——肾阳虚。

固经丸《丹溪心法》
　　龟板 20g　白芍 20g　黄芩 15g　黄柏 10g　椿根皮 15g　香附 6
　　滋阴清热,固经止血——阴虚血热所致之崩漏。

固冲汤《医学衷中参西录》
　　白术 30g　黄芪 18g　煅龙骨 24g　煅牡蛎 24g　山茱萸 24g　白芍 12g　海螵蛸 12g　茜草 9g　棕榈炭 6g　五倍子 2g
　　益气健脾,固冲摄血——脾不统血之崩漏。

败毒散(又名人参败毒散)《小儿药证直诀》
　　羌活 10g　独活 10g　柴胡 10g　川芎 10g　前胡 10g　枳壳 10g　桔梗 10g　人参 10g　茯苓 10g　甘草 5g
　　益气解表,祛风寒湿——正气不足,外感风寒湿邪。

知柏地黄丸《医宗金鉴》
　　即六味地黄丸加知母、黄柏。
　　滋阴降火——阴虚火旺。

金铃子散《素问病机气宜保命集》
　　金铃子 10g　玄胡 10g
　　疏肝泄热,活血止痛——肝郁化火所致之胁痛、痛经。

金锁固精丸《医方集解》
　　沙苑蒺藜 15g　芡实 15g　莲须 15g　煅龙骨 10g　煅牡蛎 10g
　　补肾涩精——肾虚之遗精滑泄。

金沸草散《和剂局方》
　　旋覆花　麻黄　前胡　荆芥　半夏　赤芍　甘草
　　发散风寒,降气化痰——风邪犯肺,咳嗽痰多。

炙甘草汤(又名复脉汤)《伤寒论》
　　炙甘草 15g　生地 30g　阿胶 10g　麦冬 10g　麻仁 10g　人参 9g　生姜 9g　桂枝 9g　大枣 10 枚
　　益气养血,滋阴复脉——心气虚血少之脉结代心悸;虚劳咳嗽。

肥儿丸《和剂局方》
　　神曲　黄连　肉豆蔻　使君子　炒麦芽　槟榔　木香
　　杀虫消积,健脾清热——虫积腹痛,消化不良。

定喘汤《摄生众妙方》
　　白果 9g　麻黄 9g　苏子 6g　款冬花 9g　杏仁 6g　半夏 9g　桑白皮 9g　黄芩 6g　甘草 3g
　　宣降肺气,定喘化痰——哮喘。

实脾饮《济生方》
　　附子 10g　干姜 10g　白术 10g　茯苓 10g　厚朴 10g　木瓜 10g　木香 10g　草果仁 10g　槟榔 10g　炙甘草 3g
　　温阳健脾,行气利水——阳虚水肿。

泻青丸《小儿药证直诀》
　　当归　龙胆草　川芎　栀子　大黄　羌活　防风　加竹叶煎汤
　　清肝泻火——肝经郁火。

泻黄散《小儿药证直诀》
　　藿香叶　山栀仁　石膏　防风　甘草
　　泻脾胃伏火——脾胃伏火,症见口疮口臭,口燥唇干,烦渴易饥。

泻白散《小儿药证直诀》
　　桑白皮 15g　地骨皮 12g　炙甘草 3g　粳米 9g
　　泻肺清热,止咳平喘——肺热咳嗽。

参苏饮《和剂局方》
　　人参 6g　苏叶 9g　葛根 9g　半夏 9g　前胡 9g　枳壳 6g　桔梗 5g　陈皮 6g　茯苓 6g　木香 5g　炙甘草 5g　另加生姜、大枣
　　益气解表,理气化痰——虚人外感风寒,内有痰饮。

参附汤《正体类要》
　　人参 12g　附子 9g

益气回阳——阳气暴脱。

参苓白术散《和剂局方》
人参 15g　茯苓 15g　白术 15g　莲肉 15g　薏苡仁 15g　山药 15g　扁豆 12g　砂仁 6g　桔梗 6g　甘草 6g

益气健脾，渗湿止泻——脾虚夹湿证。

枳术汤《金匮要略》
枳实 18g　白术 9g

行气消痞——脾胃虚弱，食停气滞。

枳实薤白桂枝汤《金匮要略》
枳实 12g　厚朴 12g　薤白 9g　桂枝 6g　全瓜蒌 24g

通阳散结，下气祛痰——气结较甚之胸痹。

枳实导滞丸《内外伤辨惑论》
大黄 9g　枳实 9g　神曲 9g　茯苓 6g　黄芩 6g　黄连 6g　白术 6g　泽泻 6g

消食导滞，清热祛湿——湿热食积。

枳实消痞丸《兰室秘藏》
枳实 15g　厚朴 12g　人参 6g　黄连 6g　半夏曲 10g　白术 10g　茯苓 10g　麦芽曲 10g　炙甘草 5g　干姜 5g

行气消痞，健脾和胃——脾虚气滞，寒热互结，症见心下痞满，食少倦怠。

柏子养心丸《体仁汇编》
柏子仁　枸杞子　麦冬　当归　石菖蒲　茯神　玄参　熟地　甘草

养心安神，滋阴补肾——阴血亏虚，心肾失调，症见心烦神乱、失眠多梦、惊悸怔忡。

荆防败毒散《摄生众妙方》
羌活　独活　柴胡　前胡　荆芥　防风　枳壳　茯苓　桔梗　川芎　甘草

发汗解表，散风祛湿——外感风寒湿表证。

茵陈蒿汤《伤寒论》
茵陈 18g　栀子 6g　大黄 6g

清热利湿退黄——湿热黄疸。

牵正散《杨氏家藏方》
白附子　白僵蚕　全蝎　各等分

祛风化痰止痉——风中经络，口眼㖞斜(面瘫)。

厚朴温中汤《内外伤辨惑论》
厚朴 12g　草豆蔻 9g　陈皮 9g　木香 6g　干姜 6g

建瓴汤《医学衷中参西录》
山药 30g　怀牛膝 30g　生赭石 24g　生龙骨 18g　生牡蛎 18g　生地 18g　白芍 12g　柏子仁 12g　铁锈水

镇肝熄风，滋阴安神——肝阳上亢，兼见心神不安，而未至气血逆乱者。

九画

茯苓 6g　炙甘草 6g

行气温中，燥湿除满——寒湿气滞证。

胃苓汤《丹溪心法》
即平胃散加五苓散。

祛湿和胃，行气利水——水湿内盛之泄泻、水肿、小便不利。

咳血方《丹溪心法》
青黛 9g　栀子 9g　瓜蒌仁 9g　海浮石 9g　诃子 6g

清肝宁肺，凉血止血——肝火犯肺，咳嗽咯血。

香砂枳术丸《景岳全书》
白术　砂仁　木香　枳实

消痞理气——脾胃气滞，脘腹痞满，不思饮食。

香砂六君子汤《古今名医方论》
即六君子汤加砂仁、木香。

益气化痰，行气温中——脾胃气虚，痰阻气滞。

香薷散《和剂局方》
香薷 10g　厚朴 6g　白扁豆 6g

祛暑解表，化湿和中——夏季乘凉饮冷，外感于寒，内伤于湿。

香苏散《和剂局方》
香附 12g　苏叶 12g　陈皮 6g　甘草 6g

疏散风寒，理气和中——外感风寒，内有气滞。

香连丸《兵部手集方》
黄连　木香

清热燥湿，行气化滞——湿热痢疾。

保和丸《丹溪心法》
山楂 18g　神曲 6g　半夏 9g　茯苓 9g　陈皮 6g　连翘 6g　莱菔子 6g

消食和胃——食积。

复元活血汤《医学发明》
柴胡 15g　大黄 15g　当归 9g　红花 9g　桃仁 9g　天花粉 9g　穿山甲 6g　甘草 6g

活血祛瘀，疏肝通络——跌打损伤，瘀血留于胸胁。

钩藤饮《医宗金鉴》
钩藤 9g 羚羊角 0.3（磨粉冲服） 全蝎（去毒）1g
天麻 6g 人参 3g 甘草 3g
清热熄风,扶正祛邪——小儿热病惊风。

独参汤
人参
益气固脱——大出血或创伤后之虚脱、休克。

独活寄生汤《备急千金要方》
独活 桑寄生 杜仲 牛膝 细辛 秦艽 茯苓
肉桂心 防风 川芎 人参 甘草 当归 芍药
地黄
祛风湿,止痹痛,益肝肾,补气血——肝肾不足,气血两虚之虚痹。

宣痹汤
木防己 15g 杏仁 15g 滑石 15g 连翘 10g 栀子 10g 薏苡仁 15g 半夏 10g 赤小豆 15g 晚蚕沙 10g
清热祛湿,通络止痛——湿热痹。

冠心苏合丸《中国药典》
苏合香 冰片 乳香 檀香 青木香
芳香开窍,行气止痛——冠心病心绞痛。

养阴清肺汤《重楼玉钥》
生地 20g 麦冬 15g 玄参 15g 白芍 10g 贝母 10g
丹皮 10g 薄荷 5g 甘草 5g
养阴清肺,解毒利咽——白喉,以及属肺阴虚之咽喉疾患。

举元煎《景岳全书》
黄芪 18g 人参 6g 炙甘草 9g 白术 6g 升麻 6g
益气升陷——气虚下陷。

济川煎《景岳全书》
肉苁蓉 10g 当归 15g 牛膝 9g 泽泻 5g 升麻 3g
枳壳 3g
温肾益精,润肠通便——肾虚便秘。

济生肾气丸（原名加味肾气丸）《济生方》
熟地 山药 山茱萸 泽泻 茯苓 丹皮 肉桂
附子 川牛膝 车前子
温补肾阳,利水消肿——肾虚水泛。

十画

泰山磐石散《景岳全书》
人参 黄芪 白术 炙甘草 当归 川芎 白芍
熟地 续断 糯米 黄芩 砂仁
益气健脾,养血安胎——胎动不安。

秦艽鳖甲散《卫生宝鉴》
地骨皮 柴胡 鳖甲 秦艽 知母 当归 青蒿
乌梅
滋阴养血,清热除蒸——阴虚火旺,骨蒸潮热。

真人养脏汤《和剂局方》
罂粟壳 15g 诃子 12g 肉豆蔻 10g 人参 9g 当归 9g 白术 9g 肉桂 6g 白芍 15g 甘草 6g 木香 6g
涩肠止泻,温中补虚——脾肾虚寒之久泻久痢。

真武汤《伤寒论》
附子 12g 茯苓 12g 白术 9g 白芍 9g 生姜 9g
温阳利水——脾肾阳虚,水气内停。

都气丸《医贯》
即六味地黄丸加五味子。
滋肾纳气——肾虚气喘。

桂枝汤《伤寒论》
桂枝 9g 白芍 9g 炙甘草 6g 生姜 9g 大枣 3 枚
解肌发表,调和营卫——外感风邪,营卫失调。

桂枝茯苓丸《金匮要略》
桂枝 6g 茯苓 6g 丹皮 6g 桃仁 6g 芍药 6g
活血化瘀,缓消癥块——瘀阻胞宫证。

桂苓甘露饮《宣明论方》
滑石 30g 石膏 30g 寒水石 30g 茯苓 15g 猪苓 15g 泽泻 15g 白术 12g 肉桂 3g 甘草 6g
清暑解热,化气利湿——暑湿证。

桃核承气汤《伤寒论》
桃仁 12g 大黄 12g 桂枝 9g 芒硝 9g 炙甘草 6g
破血下瘀——下焦蓄血证。

桃红四物汤《医宗金鉴》
即四物汤加桃仁、红花。
养血活血——月经超前,血多有块,色紫稠黏。

桃花汤《伤寒论》
赤石脂 25g 干姜 6g 粳米 25g
温中涩肠止痢——虚寒痢。

柴胡疏肝散《景岳全书》

柴胡 9g　香附 9g　川芎 6g　陈皮 6g　枳壳 6g　白芍 6g　甘草 5g

疏肝解郁,行气止痛——肝气郁滞证。

柴葛解肌汤《伤寒六书》

柴胡 9g　葛根 9g　黄芩 9g　羌活 3g　白芷 3g　白芍 3g　桔梗 3g　甘草 3g

解肌清热——感冒风寒、郁而化热。

透脓散《外科正宗》

黄芪 15g　当归 9g　穿山甲 5g　皂角刺 5g　川芎 9g

托毒透脓——痈疡肿毒,内已成脓,无力外溃。

逍遥散《和剂局方》

柴胡 9g　当归 9g　白芍 9g　白术 9g　茯苓 9g　炙甘草 5g　生姜少许　薄荷少许

疏肝理脾——肝脾不和。

射干麻黄汤《金匮要略》

射干 9g　麻黄 9g　生姜 9g　细辛 3g　紫菀 6g　款冬花 6g　半夏 9g　五味子 6g　大枣 3 枚

宣肺祛痰,下气止咳——寒饮内停,咳嗽气逆,喉中痰鸣。

健脾丸《证治准绳》

白术 15g　人参 9g　山药 9g　茯苓 9g　神曲 6g　山楂 6g　炒麦芽 6g　陈皮 6g　木香 6g　砂仁 6g　肉豆蔻 6g　黄连 6g　甘草 6g

健脾和胃,消食止泻——脾虚停食证。

胶艾汤（又名芎归胶艾汤）**《金匮要略》**

阿胶 9g　艾叶 9g　当归 9g　白芍 12g　川芎 6g　生地 15g　甘草 6g

养血止血,调经安胎——冲任虚损之崩漏下血。

凉膈散《和剂局方》

连翘 18g　黄芩 6g　栀子 6g　大黄 9g　芒硝 9g　甘草 9g

泻火通便,清上泻下——上中二焦火热证。

消风散《外科正宗》

荆芥　防风　牛蒡子　蝉蜕　苍术　苦参　石膏　知母　当归　胡麻仁　生地　木通　甘草各 3g

疏风养血,清热除湿——风疹、湿疹。

消瘰丸《医学心悟》

玄参　煅牡蛎　贝母

消瘰养阴,化痰软坚——瘰疬痰核。

涤痰汤

半夏　胆南星　橘红　枳实　茯苓　人参　石菖蒲　竹茹　甘草　生姜　大枣

涤痰开窍——中风痰迷心窍,舌强不能言。

益胃汤《温病条辨》

生地 15g　麦冬 15g　北沙参 9g　玉竹 5g　冰糖 3g

养阴益胃——热病伤阴,烦热口渴。

调胃承气汤《伤寒论》

大黄 12g　芒硝 10g　炙甘草 6g

缓下热结——阳明热结,燥实而无痞满之证。

通窍活血汤《医林改错》

桃仁 6g　红花 9g　赤芍 3g　川芎 3g　老葱 3 根　生姜 9g　大枣 5 枚　麝香 0.15g　黄酒半斤

活血通窍——头部瘀血。

桑杏汤《温病条辨》

桑叶 9g　杏仁 9g　沙参 9g　浙贝 6g　香豉 6g　栀皮 3g　梨皮 10g

轻宣温燥——外感温燥证。

桑菊饮《温病条辨》

桑叶 9g　菊花 9g　连翘 9g　芦根 12g　杏仁 9g　桔梗 6g　薄荷 3g　甘草 3g

疏风清热,宣肺止咳——外感风热,上犯肺系。

桑螵蛸散《本草衍义》

桑螵蛸 10g　龙骨 15g　龟板 15g　人参 9g　茯神 12g　当归 9g　菖蒲 6g　远志 6g

调补心肾,涩精止遗——心肾两虚,肾关不固之小便频数或遗尿遗精。

十一画

理中丸《伤寒论》

人参 9g　干姜 9g　白术 9g　炙甘草 9g

温中散寒,补气健脾——脾胃虚寒证。

黄土汤《金匮要略》

灶心黄土 30g　白术 10g　附子 10g　阿胶 10g　生地 10g　黄芩 10g　甘草 6g

温阳健脾,养血止血——脾不统血之便血、崩漏。

黄龙汤《伤寒六书》
　　大黄 12g　芒硝 10g　枳实 9g　厚朴 9g　当归 9g
　　人参 6g　甘草 3g
　　攻下热结,益气养血——热结里实,气血不足。

黄芪建中汤《金匮要略》
　　即小建中汤加黄芪。
　　温中补气,和里缓急——脾胃虚寒腹痛并兼自汗、气短、困倦者。

黄芪桂枝五物汤《金匮要略》
　　黄芪 10g　白芍 10g　桂枝 10g　生姜 18g　大枣 4 枚
　　益气温经,和血通痹——营卫气血不足,邪入血分而成血痹,症见肌肤顽麻痹痛。

黄连解毒汤　崔氏方录自《外台秘要》
　　黄连 9g　黄芩 6g　黄柏 6g　栀子 9g
　　泻火解毒——三焦火毒热盛证。

菊花茶调散《银海精微》
　　菊花　川芎　荆芥　细辛　甘草　防风　白芷　薄荷　羌活　僵蚕　蝉蜕
　　疏风止痛,清利头目——风热上犯头目之头晕目眩及偏正头痛。

萆薢分清饮《丹溪心法》
　　萆薢 10g　石菖蒲 10g　益智仁 10g　乌药 10g
　　温肾利湿,分清化浊——虚寒白浊。

萆薢分清饮《医学心悟》
　　萆薢 12g　车前子 10g　茯苓 6g　黄柏 6g　白术 6g　莲子心 6g　丹参 6g　石菖蒲 3g
　　清热利湿,分清化浊——湿热下注之白带。

银翘散《温病条辨》
　　银花 15g　连翘 15g　牛蒡子 6g　薄荷 6g　桔梗 6g　淡豆豉 6g　荆芥穗 5g　竹叶 5g　甘草 5g
　　辛凉透表,清热解毒——温热病初起,邪在卫分。

猪苓汤《伤寒论》
　　猪苓 9g　茯苓 9g　泽泻 9g　阿胶 9g　滑石 9g
　　利水清热养阴——水热互结证。

麻黄汤《伤寒论》
　　麻黄 9g　桂枝 6g　杏仁 6g　炙甘草 3g
　　发汗解表,宣肺平喘——外感风寒表实证。

麻黄杏仁甘草石膏汤《伤寒论》
　　麻黄 10g　杏仁 9g　甘草 6g　石膏 20g
　　辛凉宣肺,清热平喘——表邪未解,肺热咳喘。

麻黄附子细辛汤《伤寒论》
　　麻黄 6g　制附子 6g　细辛 3g
　　助阳解表——阳虚外感表证。
　　发汗解表,宣肺平喘——外感风寒表实证。

麻子仁丸《伤寒论》
　　麻仁 20g　杏仁 10g　白芍 10g　枳实 9g　大黄 12g　厚朴 9g
　　润肠通便——肠胃燥热,大便秘结。

旋覆代赭汤《伤寒论》
　　旋覆花 10g　代赭石 15g　生姜 10g　人参 6g　半夏 10g　炙甘草 6g　大枣 4 枚
　　降逆化痰,益气和胃——中虚痰结,胃气上逆。

清气化痰丸《医方考》
　　胆南星 9g　瓜蒌仁 6g　黄芩 6g　制半夏 9g　陈皮 6g　杏仁 6g　枳实 6g　茯苓 6g
　　清热化痰,行气止咳——痰热咳嗽。

清金化痰丸《统旨方》
　　黄芩 15g　栀子 15g　知母 15g　桑白皮 15g　瓜蒌仁 15g　川贝 9g　麦冬 9g　橘红 9g　茯苓 9g　桔梗 9g　甘草 3g
　　清肺化痰——肺热痰稠。

清胃散《兰室秘藏》
　　黄连 6g　生地 10g　丹皮 10g　升麻 6g　当归 6g
　　清胃凉血——胃有积热,火气上攻之牙龈肿痛。

清骨散《证治准绳》
　　银柴胡 9g　胡黄连 6g　地骨皮 9g　知母 6g　秦艽 6g　青蒿 6g　鳖甲 9g　甘草 3g
　　清虚热退骨蒸——骨蒸潮热。

清营汤《温病条辨》
　　犀角 3g　生地 15g　玄参 9g　麦冬 9g　竹叶心 3g　丹参 6g　黄连 5g　银花 9g　连翘 9g
　　清营解毒,透热养阴——热入营分证。

清暑益气汤《温热经纬》
　　西洋参 5g　石斛 15g　麦冬 9g　黄连 3g　竹叶 6g　荷梗 10g　知母 6g　甘草 3g　粳米 15g　西瓜翠衣 30g
　　清暑益气,养阴生津——感受暑热,气津两伤。

清肺汤《医宗金鉴》
　　知母　贝母　黄芩　桑白皮　麦冬　天冬　橘红　甘草
　　清肺润燥,化痰止咳——肺热燥咳。

清燥救肺汤《医门法律》

桑叶 10g　石膏 15g　麦冬 6g　人参 3g　胡麻仁 3g
阿胶 6g　杏仁 6g　枇杷叶 3g　甘草 3g

清燥润肺——温燥伤肺(燥热伤肺之重证)。

清瘟败毒饮《疫疹一得》

生石膏　生地　犀角　栀子　桔梗　黄芩　知母
赤芍　玄参　连翘　甘草　丹皮　鲜竹叶

清热解毒,凉血泻火——瘟疫热毒,气血两燔。

羚角钩藤汤《通俗伤寒论》

羚羊角 5g　钩藤 10g　桑叶 6g　菊花 9g　鲜生地 15g　白芍 9g　川贝 12g　竹茹 15g　茯神 9g　甘草 3g

凉肝熄风,增液舒筋——肝经热盛,热极动风。

十二画

琼玉膏《洪氏集验方》引铁瓮方

人参 1.5 斤　生地 16 斤　茯苓 3 斤　白蜜 10 斤

滋阴润肺,益气补脾——肺肾阴虚,干咳少痰。

葛根黄芩黄连汤《伤寒论》

葛根 15g　黄芩 9g　黄连 9g　甘草 6g

解表清里——表证未解,里热已炽之协热下利。

葶苈大枣泻肺汤《金匮要略》

葶苈子 9g　大枣 4 枚

泻肺行水,下气平喘——痰涎壅盛,咳喘胸满。

越鞠丸《丹溪心法》

香附　川芎　苍术　神曲　栀子各等分

行气解郁——气郁为主,兼有血、痰、火、湿、食诸郁之轻证。

紫金锭(见玉枢丹)

紫雪丹《外台秘要》

石膏　寒水石　滑石　磁石　犀角　羚羊角　青木香　沉香　玄参　升麻　炙甘草　丁香　芒硝　硝石　麝香　朱砂　黄金

清热开窍,熄风止痉——热邪内陷心包,热盛动风证。

痛泻要方(《景岳全书》引刘草窗方)

白术 10g　白芍 10g　陈皮 6g　防风 5g

补脾柔肝,缓急止痛——肠鸣腹痛,大便泄泻(痛泻)。

温经汤《金匮要略》

吴茱萸 9g　桂枝 9g　当归 9g　白芍 9g　川芎 9g
人参 6g　阿胶 9g　丹皮 6g　生姜 9g　半夏 9g
麦冬 9g　甘草 6g

温经散寒,祛瘀养血——冲任虚寒,瘀血阻滞证。

温胆汤《三因极一病证方论》

半夏 10g　竹茹 10g　枳实 6g　橘皮 6g　茯苓 6g
炙甘草 3g

理气化痰,清胆和胃——胆胃不和,痰热内扰证。

温脾汤《备急千金要方》

大黄 12g　附子 9g　干姜 6g　人参 6g　甘草 6g

攻下寒积,温补脾阳——寒积腹痛。

普济消毒饮《东垣试效方》录自《普济方》

黄芩　黄连　陈皮　甘草　玄参　柴胡　桔梗　连翘　板蓝根　马勃　牛蒡子　薄荷　僵蚕　升麻

清热解毒,疏风散邪——大头瘟(面颈部急性感染)。

疏凿饮子《济生方》

泽泻　赤小豆　商陆　羌活　大腹皮　椒目　木通　秦艽　槟榔　茯苓皮　姜皮

泻下逐水,疏风发表——阳水实证,遍身水肿。

犀角地黄汤《备急千金要方》

犀角 6g　生地 30g　赤芍 12g　丹皮 9g

清热解毒,凉血散瘀——热入血分证。

犀黄丸《外科证治全生集》

牛黄　麝香　乳香　没药　黄米饭

清热解毒,化痰散结,活血祛瘀——乳岩,横痃,瘰疬,痰核,流注。

十三画

蒿芩清胆汤《重订通俗伤寒论》

青蒿 6g　竹茹 9g　半夏 5g　赤茯苓 9g　黄芩 9g
枳壳 5g　陈皮 5g　碧玉散(滑石、甘草、青黛)9g

清胆利湿,和胃化痰——胆经湿热,痰浊中阻。

暖肝煎《景岳全书》

小茴香　肉桂 6g　当归 9g　枸杞 9g　乌药 6g　沉香 3g　茯苓 6g

温补肝肾,行气止痛——肝肾虚寒,气机阻滞之少腹痛,疝气痛。

新加香薷饮《温病条辨》

香薷 6g　银花 9g　鲜扁豆花 9g　厚朴 6g　连翘 9g

祛暑解表,清热化湿——暑温初起,复感于寒,症见发热头痛,恶寒无汗,口渴面赤,胸闷不舒。

新加黄龙汤《温病条辨》

生地 15g　玄参 15g　麦冬 15g　人参 5g　大黄 9g　芒硝 5g　甘草 6g　当归 5g　海参 2 条　姜汁 6 匙

泄热通便,滋阴益气——热结里实,气阴不足。

新制橘皮竹茹汤《温病条辨》

橘皮 9g　竹茹 9g　柿蒂 9g　姜汁 3 匙

理气降逆,清热止呃——胃热呃逆。

十四画

酸枣仁汤《金匮要略》

酸枣仁　茯苓　知母　川芎　甘草

养血安神,清热除烦——肝血不足,阴虚内热之虚烦不眠。

槐花散《本事方》

槐花 12g　侧柏叶 12g　荆芥穗 6g　枳壳 6g

清肠止血,疏风下气——肠风脏毒下血。

磁朱丸《备急千金要方》

磁石　朱砂　神曲

重镇安神,潜阳明目——心肾不交之心悸失眠,视物昏花。

膈下逐瘀汤《医林改错》

桃仁 9g　红花 9g　当归 9g　川芎 6g　赤芍 6g　丹皮 6g　五灵脂 6g　乌药 6g　玄胡 6g　香附 5g　枳壳 5g　甘草 3g

活血化瘀,行气止痛——膈下瘀血。

滚痰丸（王隐君方）

礞石　大黄　黄芩　沉香

泻火逐痰——实热顽痰,症见癫狂惊悸,或咳喘痰稠,或胸脘痞闷。

缩泉丸《妇人良方》

乌药　益智仁各等分

温肾祛寒,缩尿止遗——膀胱虚寒,小便频数或遗尿不止。

十五画以上

增液汤《温病条辨》

玄参 30g　麦冬 24g　生地 24g

滋阴增液——热病耗损津液。

增液承气汤《温病条辨》

即增液汤加大黄、芒硝。

滋阴增液,泄热通便——热结阴亏证。

镇肝熄风汤《医学衷中参西录》

怀牛膝 30g　代赭石 30g　生龙骨 15g　生牡蛎 15g　生龟板 15g　白芍 15g　玄参 15g　天冬 15g　川楝子 6g　生麦芽 6g　茵陈 6g　甘草 5g

镇肝熄风,滋阴潜阳——肝肾阴亏,肝阳上亢,风阳上扰。

橘皮竹茹汤《金匮要略》

橘皮 15g　竹茹 15g　生姜 9g　人参 6g　甘草 6g　大枣 5 枚

降逆止呃,益气清热——胃虚有热之呃逆或干呕。

橘核丸《济生方》

橘核　海藻　昆布　海带　川楝子　桃仁　厚朴　木通　枳实　玄胡　桂心　木香

行气止痛,软坚散结——睾丸肿痛。

藿香正气散《和剂局方》

藿香　大腹皮　白芷　紫苏　茯苓　半夏曲　白术　陈皮　厚朴　桔梗　炙甘草　另加生姜、大枣

解表化湿,理气和中——外感风寒,内伤湿滞。

鳖甲煎丸《金匮要略》

鳖甲　射干　黄芩　鼠妇　干姜　大黄　桂枝　石韦　厚朴　瞿麦　紫葳　阿胶　柴胡　蜣螂　白芍　牡丹皮　䗪虫　蜂窠　赤硝　桃仁　人参　半夏　葶苈

行气活血,软坚消脓——肝脾肿大。

附录三 腧穴备查

一、手太阴肺经(共11穴)

穴名	定位	主治	针法
中府*	胸前壁的外上方,肩胛骨喙状突内侧之下方,平第一肋间隙定穴	咳嗽,气喘,胸痛,虚劳	直刺0.5~1寸,不宜过深
云门	在中府上方,锁骨下缘,胸肌三角外侧凹陷处	咳嗽,气喘,胸闷,胸痛,肩背痛	斜刺0.5~1寸
天府	肱二头肌桡侧,尺泽上6寸	气喘,鼻衄,上臂内侧痛	直刺0.5~1寸
侠白	肱二头肌桡侧,尺泽上5寸	咳嗽,胸痛,上臂内侧痛	直刺0.5~1寸
尺泽*	肘窝横纹上,肱二头肌腱桡侧,肘关节微屈定穴	咳嗽,气喘,咯血,胸胁胀满,肘臂痛	直刺0.5~1寸
孔最	在前臂掌侧,腕横纹上7寸,尺泽与太渊的连线上	咳嗽,哮喘,咯血,胸痛	直刺0.5~1寸
列缺*	桡骨茎突上方,腕横纹上1.5寸,或两手虎口交叉,食指尖所至凹陷处	咳嗽,气喘,咽喉肿痛,手腕酸痛,头痛,项强	向肘斜刺0.5~1寸
经渠	太渊上1寸,桡动脉的桡侧	咳嗽,哮喘,胸痛,咽喉肿痛,手腕痛	直刺0.2~0.3寸
太渊*	腕横纹上,桡动脉外侧与拇长展肌腱之间	咳嗽,气喘,咽喉痛,咯血,手腕酸痛	直刺0.5寸,避开动脉
鱼际	第一掌骨掌侧中部1/2处	咳嗽,发热,手腕部腱鞘病	直刺0.5~1寸
少商	拇指桡侧,距指甲角约0.1寸	发热,咽喉肿痛,昏迷,中风,癫狂,鼻衄	向上斜刺0.1寸许

*二、手阳明大肠经(共20穴)

穴名	定位	主治	针法
商阳	食指端桡侧,距指甲角约0.1寸	咽喉痛,热病,中风昏迷	毫针浅刺,或三棱针点刺出血
二间	第二指掌关节前桡侧凹陷中	鼻衄,牙痛,咽喉肿痛,口面歪斜,热病	直刺0.2~0.3寸
三间	食指桡侧第二掌骨小头后方	目痛,牙痛,咽喉肿痛	直刺0.3~0.5寸
合谷*	手背第一、二掌骨之间近第二掌骨中点的桡侧	感冒,头面痈,眼、鼻、口齿、咽喉、颈项部病,中暑,发热,汗多,中风后遗症,精神病,癫痫,乳腺红肿痛,右下腹痛,滞产	直刺0.5~1寸(稍偏向第二掌骨)
阳溪*	大拇指向上翘,拇短伸肌与拇长伸肌两腱之间的凹陷中	腕关节痛,牙痛,目赤痛,头痛	直刺0.4~0.6寸
偏历	位于阳溪与曲池的连线上,阳溪上3寸	鼻衄,牙痛,咽喉肿痛	斜刺0.6~0.8寸
温溜	在阳溪与曲池的连线上,阳溪上5寸	口舌肿痛,腮腺肿痛,肩臂酸痛	直刺1~1.5寸
下廉	在曲池下4寸	肘臂痛,腹痛,头痛,眩晕,目痛	直刺1~1.5寸

---

* 为较常用穴位。

续表

穴名	定位	主治	针法
上廉	在曲池下3寸	肩臂酸痛,上肢麻木,肠鸣,腹痛	直刺1~1.5寸
手三里*	肱桡肌凹陷处,肘腕连线上1/6与下5/6交界处,或曲池下2寸	高血压,皮肤湿疹,荨麻疹,胃肠病,发热,上肢疼痛、麻痹,感觉异常	直刺1~1.5寸
曲池*	屈肘,肘窝横纹外端与肱骨外上踝连线的中点	上肢疼痛、麻木、瘫痪,发热,皮肤瘙痒、湿疹,高血压	直刺1~2寸,可透刺到少海
肘髎	屈肘,在曲池外上方1寸肱骨边缘取穴	肘臂痛,挛急、麻木	直刺0.5~1寸
手五里	屈肘,在曲池与肩髃连线上,在曲池上3寸	肘臂挛急,疼痛,瘰疬	直刺1~1.5寸
臂臑*	肘上7寸,肱骨三角肌下端,当曲池与肩髃连线上	肘臂疼痛、瘫痪,近视,青光眼	向上斜刺0.5~1.5寸,或向肱骨后缘透刺
肩髃*	锁骨肩峰端下缘,当上臂平举时肩端前呈现凹陷处定穴	上肢瘫痪,肩关节周围炎	上臂平举时直刺1~1.5寸,不能平举则向下斜刺
巨骨	在锁骨肩峰端与肩胛冈之间凹陷处取穴	臂痛,瘰疬,甲状腺肿	直刺0.5~0.7寸
天鼎	颈侧部扶突穴下两横指,胸锁乳突肌后缘	咽喉、扁桃体肿痛,暴喑,瘰疬,甲状腺肿	直刺0.3~0.5寸
扶突	正坐仰靠,在颈侧部人迎后约二横指,当胸锁乳突肌的胸骨头与锁骨头之间,与喉结平高处取穴	咳喘,咽喉肿痛,暴喑,瘰疬,甲状腺肿	直刺0.3~0.5寸
禾髎	鼻孔外缘直下,与上唇连线上1/3与中1/3的交界点取穴	口眼㖞斜,鼻衄,鼻塞	斜刺0.3~0.5寸
迎香*	鼻翼外缘中点与鼻唇沟之间	鼻塞,面瘫,面肌痉挛、疼痛,胃脘疼痛	向鼻根部斜刺0.5~1寸,胆道蛔虫症向四白透刺

三、足阳明胃经(共45穴)

穴名	定位	主治	针法
承泣*	眶下缘与眼球之间,正视,直对瞳孔定穴	目红赤,电光性眼炎,青光眼,视力减退	直刺0.6~1.5寸,先将眼球推向上方,然后沿眼眶下缘刺入
四白*	承泣直下,当眶下孔凹陷处定穴	面瘫或痉挛,面痛,目红赤,鼻塞	直刺0.4~0.6寸
巨髎	在四白直下方,与鼻翼下缘平齐,相当于鼻唇沟的外侧	面瘫、疼痛、痉挛	直刺0.3~0.5寸,或斜刺
地仓*	承泣直下,在口角外侧约0.4寸处定穴	面瘫,面痛,流涎	斜刺或沿皮刺0.5~1寸,或向颊车或迎香透刺
大迎	下颌角前,咬肌停止部前缘,面动脉后方	牙关禁闭,颊肿,牙痛,面瘫	向颊车斜刺0.3~0.5寸,避开动脉
颊车*	下颌角前上方约一横指,当咬紧牙齿时咬肌隆起处	面痛,面瘫,牙痛,腮腺肿痛,咬肌痉挛	直刺0.3~1.5寸,或向地仓、颧髎透刺
下关*	耳屏前约一横指,当颧骨弓与下颌切迹所形成的陷窝处	牙痛,下颌关节痛,面痛,耳聋	直刺0.8~1.2寸,或向听宫斜刺
头维*	额角发际,当鬓发前缘直上入发际0.5寸	头痛,眩晕	向下或向后斜刺0.6~1寸
人迎	在颈总动脉的后方,胸锁乳突肌前缘,平喉结定穴	高血压,哮喘,咽喉肿痛	避开动脉,直刺0.4~0.6寸

续表

穴名	定位	主治	针法
水突	在人迎与气舍之间,当胸锁乳突肌前缘	咽喉肿痛,哮喘	直刺 0.3~0.5 寸
气舍	人迎直下,锁骨内侧端之上缘,在胸锁乳突肌的胸骨头与锁骨头之间	咽喉肿痛,哮喘,呃逆,甲状腺肿,瘰疬	直刺 0.3~0.5 寸
缺盆	锁骨上窝的中点,约与乳头相对	哮喘,咽喉肿痛,缺盆中痛,瘰疬	直刺向背侧进针 0.3~0.6 寸,不宜深刺
气户	在乳中线上的第一肋骨上缘	咳嗽,哮喘,胸肋胀满、疼痛,呃逆	斜刺 0.3~0.8 寸
库房	在乳中线上的第一肋间隙	咳嗽,胸肋胀痛	斜刺 0.3~0.8 寸
屋翳	在乳中线上的第二肋间隙	咳嗽,哮喘,胸肋胀痛,乳房红肿	斜刺 0.3~0.8 寸
膺窗	在乳中线上的第三肋间隙	咳嗽,哮喘,胸肋胀痛,乳房红肿	斜刺 0.3~0.8 寸
乳中	正中,相当于锁骨中线第四肋间下方	咳嗽,哮喘,胸肋胀痛,乳房红肿	不针灸,仅作取穴定位标志
乳根	在乳头下方的第五肋间	乳汁分泌减少,乳房红肿痛,胸痛,咳喘	斜刺 0.3~0.8 寸
不容	在脐上 6 寸,前正中线旁开 2 寸	腹胀,呕吐,胃痛,食欲不振	直刺 0.5~0.7 寸
承满	在不容下 1 寸	胃痛,腹胀,呕吐,肋下痛,吐血	直刺 0.5~0.7 寸
梁门*	中脘旁 2 寸	溃疡病,胃脘痛,胃神经官能症	直刺 0.6~1.3 寸
关门	脐上 3 寸,前正中线旁开 2 寸	腹痛,腹胀,食欲不振,肠鸣,泄泻,水肿	直刺 0.5~1 寸
太乙	脐上 2 寸,前正中线旁开 2 寸	胃痛,消化不良,神志异常	直刺 0.5~1 寸
滑肉门	脐上 1 寸,前正中线旁开 2 寸	胃痛,呕吐,神志异常	直刺 0.5~1 寸
天枢*	脐中旁开 2 寸	泄泻,腹胀满,右下腹痛,婴幼儿腹泻,习惯性便秘,腹肌瘫痪	直刺 0.6~1.2 寸
外陵	在天枢下 1 寸	腹痛,腹泻,疝气,痛经	直刺 0.5~1.5 寸
大巨	在外陵下 1 寸	尿频尿痛,腹痛,腹泻,疝气,遗精	直刺 0.5~1.5 寸
水道	关元旁 2 寸,或天枢下 3 寸	尿潴留,小腹胀痛,尿频急,疝气,痛经	直刺 0.5~1.5 寸
归来*	中极旁 2 寸	痛经,慢性盆腔炎,子宫脱垂,下腹疼痛	直刺 0.6~1.2 寸
气冲	脐下 5 寸,前正中线旁开 2 寸	生殖系疾病	直刺 0.5~1.5 寸
髀关	在髂前上棘与髌骨外上缘的连线上,屈股,与承扶相对取之	下肢麻痹、瘫痪,风湿痛	直刺 1~2 寸
伏兔*	髌骨上缘上 6 寸,在髂前上棘与髌骨外上缘连线上取穴	下肢麻痹,疼痛	直刺 1~2 寸
阴市	屈膝,在髌骨外上缘上 3 寸,当膝髌外上缘与伏兔连线之中点取之	腿膝麻痹,酸痛,屈伸不利	直刺 1~2 寸
梁丘*	髌骨外上缘 2 寸凹陷处	胃痛,腹泻,乳腺红肿,膝关节及周围软组织疾患	直刺 0.6~1.5 寸
犊鼻*	髌骨下缘,髌韧带的外侧凹陷中,屈膝取穴	膝关节及周围软组织肿痛	向内上方刺 0.6~1.5 寸

续表

穴名	定位	主治	针法
足三里*	犊鼻下3寸,胫骨外侧约1横指处	脘腹疼痛,呕吐,腹泻,便秘,乳腺肿痛,肝、胆病,发热,高血压,失眠,休克,昏厥,下肢疼痛,瘫痪	直刺1~2寸
上巨虚*	足三里下3寸	腹痛,急、慢性腹泻,下肢疼痛,瘫痪	直刺1~2寸
条口	在上巨虚下2寸	肩关节疼痛,腓肠肌痉挛	直刺1~1.5寸,或透刺承山
下巨虚	在上巨虚下3寸	急、慢性肠炎,下肢疼痛,瘫痪	直刺1~1.5寸
丰隆*	足三里下5寸,在胫骨前嵴外侧2横指处	咳嗽,痰多,哮喘,眩晕,精神病,癫痫,下肢麻痹,便秘,消化不良	直刺1~2寸
解溪*	足背,踝关节横纹中点,当拇趾长伸肌腱和趾长伸肌腱之间取穴	头痛,下肢瘫痪,踝关节及周围软组织疾患	针尖向足跟,直刺0.5~0.8寸
冲阳	足背最高处,当第2,3跖与楔状骨间凹陷处取穴	足背痛,下肢瘫痪,牙痛,面瘫,头面浮肿	直刺0.3寸,避开动脉
陷谷	在第2,3跖骨接合部之前的凹陷中	面部浮肿,水肿,肠鸣,腹痛,足背痛	直刺0.5~1寸
内庭*	第2,3跖趾关节前方的凹陷中	头痛,面痛,牙髓炎,腹泻,足背肿痛,发热	向上方斜刺0.6~1寸
厉兑*	第2趾外侧,距指甲角约0.1寸	失眠,癔病,咽喉肿痛	毫针浅刺

四、足太阴脾经(共21穴)

穴名	定位	主治	针法
隐白*	拇趾内侧,距趾甲角后0.1寸	月经不调(灸),消化不良,腹痛,癔病,血证	毫针浅刺
大都	足拇指内侧,第一跖趾关节前下方,赤白肉际	胃痛,消化不良,泄泻,高热,无汗	直刺0.3~0.5寸
太白	足内侧,第一跖骨小头的后下方,赤白肉际	胃痛,呕吐,消化不良,泄泻,便秘	直刺0.3~0.5寸
公孙*	第一跖骨基地部的前下缘凹陷处	胃痛,腹痛,泄泻,足趾痛,痛经	直刺0.6~1.5寸
商丘*	内踝前下方凹陷处	肠鸣,腹胀,泄泻,黄疸	直刺0.3~0.5寸
三阴交*	内踝上3寸,当胫骨的后缘	消化不良,腹痛,泄泻,月经不调,痛经,闭经,滞产,子宫脱垂,遗尿,尿潴留,外阴瘙痒,阳痿,遗精,神经衰弱,高血压,下肢瘫痪、麻痹	直刺0.6~1.5寸
漏谷	胫骨后缘,三阴交穴上3寸凹陷处	腹胀,肠鸣,腿膝厥冷,麻痹	直刺0.5~1.5寸
地机	在阴陵泉下3寸,阴陵泉至内踝尖的连线上取之	月经不调,痛经,泄泻,食欲不振,遗精,水肿	直刺0.5~1.5寸
阴陵泉*	胫骨内上踝下缘,胫骨内侧缘的凹陷处	尿潴留,尿频急,遗尿,肝炎,腹泻	直刺0.5~1.5寸

穴 名	定 位	主 治	针 法
血海*	髌骨内上缘上2寸,或患者坐位,术者面对患者,用左(右)手掌心按在患者右(左)膝髌骨上,在拇指尖所至处定穴	月经不调,月经过多,痛经,尿血,荨麻疹,下肢湿疹,高血压,疟疾,膝关节疼痛	直刺1~2寸
箕门*	血海穴上6寸,缝匠肌的内侧	下肢瘫痪,下肢内侧痛,尿潴留	直刺1~1.5寸
冲门	曲骨旁3.5寸,股动脉的外侧	腹痛,疝气,痔疮,小便不利	直刺0.5~0.7寸,避开血管
府舍	冲门上0.7寸,前正中线旁开4寸	腹痛,疝气,便秘	直刺0.5~1.5寸
腹结	大横下1.3寸,前正中线旁开4寸	脐周痛,疝痛,腹泻	直刺0.5~1.5寸
大横*	脐旁4寸	腹泻,便秘	直刺0.6~1.2寸
腹哀	大横上3寸,前正中线旁开4寸	腹痛,消化不良,便秘,腹泻	直刺0.5~1.5寸
食窦	前正中线旁开6寸,在第5肋间	胸胁胀痛	斜刺0.4~0.6寸
天溪	前正中线旁开6寸,在第4肋间	咳嗽,胸痛,乳腺红肿痛,乳汁不足	斜刺0.4~0.6寸
胸乡	前正中线旁开6寸,在第3肋间	胸胁胀痛	斜刺0.4~0.6寸
周荣	前正中线旁开6寸,在第2肋间	胸胁胀痛,咳嗽,哮喘	斜刺0.4~0.6寸
大包*	腋中线上的第6肋间	胸胁痛,全身痛,四肢无力	延肋间隙斜刺0.4~0.6寸

五、手少阴心经(共9穴)

穴 名	定 位	主 治	针 法
极泉*	腋窝正中,在腋动脉旁侧	胸痛,上臂内侧疼痛	直刺0.5~0.8寸
青灵	当肱二头肌内侧沟中,少海上3寸	胁痛,肩臂痛	直刺0.5~1寸
少海*	肘窝横纹尺侧端与肱骨内上髁之间屈肘定穴	肘臂疼痛,手臂震颤,瘰疬	直刺0.6~1寸
灵道	尺侧腕屈肌的桡侧神门上1.5寸	心痛,肘臂关节痛,癔病,暴喑	直刺0.6~0.8寸
通里*	尺侧腕屈肌腱的桡侧,当腕横纹上1寸	心绞痛,癔病,中风后遗症失语	直刺0.3~0.5寸
阴郄	神门上0.5寸	心律不齐,心绞痛,神经衰弱,盗汗	直刺0.6~0.8寸
神门*	腕第一横纹上,当尺侧腕屈肌腱的桡侧	失眠,健忘,精神病,癫痫,心动过速,心律不齐	直刺0.3~0.5寸
少府	握拳时小指与无名指的指尖之间所对的掌心中,在第四、五掌骨之间	心律不齐,心绞痛,胸痛,手小指痉挛,阴痒,小便不利,遗尿,掌中热	直刺0.4~0.6寸
少冲*	小指桡侧,距指甲角约0.1寸	心绞痛,精神病,昏迷	毫针浅刺或点刺出血

六、手太阳小肠经(共19穴)

穴名	定位	主治	针法
少泽*	小指尺侧,距指甲角约0.1寸处	产后乳少,乳痈,昏迷,咽喉痛,发热,指端麻木	向上斜刺0.1寸
前谷	第5指掌关节前尺侧凹陷中	臂痛,手指麻木,热病,目痛流泪,产后无乳汁	浅刺0.3~0.5寸
后溪*	第5指掌关节尺侧上方,赤白肉际陷中,握拳横纹尽处取之	耳鸣,耳聋,头痛,落枕,肩胛痛,急性腰扭伤,腰腿痛,癫痫,疟疾	直刺0.6~1.5寸
腕骨	手掌尺侧,当第5掌骨的基底与三角骨之间凹陷中	头痛,项强,急性腰扭伤,腰腿痛,肘腕部及手指关节痛,胆痛	直刺0.5~1寸
阳谷	腕关节尺侧,当尺骨茎突与三角骨之间	臂外侧痛,手腕痛,颈颌肿,精神病,热病,头痛	直刺0.3~0.5寸
养老*	以掌心向胸的姿势,穴位正当尺骨小头桡侧缘的骨缝中	视力减退,外眼炎症,落枕,上肢部背面病症	直刺0.4~0.6寸
支正	在前臂尺侧,腕横纹上6寸,当腕骨与小海的连线上	项部、肘部前臂及手腕尺侧疼痛,精神病,头痛	直刺1~1.5寸
小海*	尺骨鹰嘴突与肱骨内上髁之间,正当尺神经沟内	肩、背、肘、臂部疼痛,舞蹈病	直刺0.4~0.6寸
肩贞	垂臂合腋,在腋后皱襞尽头上1寸	肩胛痛,手臂不能高举,耳鸣,耳聋	直刺1~2寸
臑俞*	从腋后皱襞直上,在肩胛骨肩峰突起的后下际凹陷处取穴	肩胛、上肢部病症	直刺1~2寸,或向前下方斜刺
天宗	在肩胛岗下窝的中央,约与臑俞、肩贞呈三角形处取之	肩关节疼痛,肘臂痛,哮喘	直刺0.5~1寸
秉风	在肩胛岗上窝的中点,当天宗直上,举臂有凹陷处取之	肩胛疼痛,上肢酸麻	直刺0.5~0.7寸
曲垣	在肩胛岗上窝的内侧端,约当臑俞与第2胸椎棘突连线的中央取穴	肩胛拘挛,疼痛	直刺0.5~1寸
肩外俞	在第1胸椎棘突下,旁开3寸	肩关节疼痛	直刺0.5~1寸
肩中俞	在第7颈椎棘突下,旁开2寸	肩胛、背部及肩关节疼痛,哮喘	直刺0.5~1寸
天窗	胸锁乳突肌后缘,在扶突的后方取穴	耳聋,耳鸣,咽喉肿痛,颈项强痛,暴喑不能言	直刺0.5~1寸
天容	在下颌角后方,胸锁乳突肌的前缘凹陷中	颈项肿痛,咽喉肿痛,发音困难	直刺0.8~1.2寸,避开血管
颧髎*	颧骨下缘凹陷处,目外眦角直下,平银香穴咬肌内侧缘	面瘫,面部疼痛,牙痛	直刺0.6~1寸
听宫*	耳屏中点与下颌关节之间,张口取穴	耳鸣,耳聋,中耳炎	直刺0.6~1.2寸

七、足太阳膀胱经(共67穴)

穴名	定位	主治	针法
睛明*	眼内眦的上方0.1寸,靠近眼眶骨内缘处	目红赤,近视,斜视,青光眼,视力减退,癔病性或脑炎后遗症失明,精神病幻视	头稍后,将眼球推向外侧,针沿眼眶缘缓慢进入0.6~1.5寸
攒竹*	眉毛内侧端,当内眦角直上定穴	面、头痛,面瘫,癔病性失明,目红赤	沿眉弓向外侧缘横刺0.4~0.6寸

续表

穴名	定位	主治	针法
眉冲	入前发际,当神庭与曲差之间取之	头痛,眩晕,鼻塞,癫痫	针尖向上沿皮刺0.3~0.5寸
曲差	入前发际,当神庭与头维之间内1/3与外1/3联结点	前头及顶部痛,眩晕,鼻塞,鼻衄	针尖向上沿皮刺0.3~0.5寸
五处	曲差上方,入发际1寸	头痛,眩晕,癫痫	沿皮刺0.3寸
承光	五处后1.5寸	头痛,眩晕,感冒	沿皮刺0.3寸
通天	承光后1.5寸	头顶痛,眩晕,鼻塞,鼻衄,鼻炎	沿皮刺0.2~0.3寸
络却	通天后1.5寸	眩晕,耳鸣,精神病,鼻塞,鼻衄	沿皮刺0.3寸
玉枕	枕骨粗隆上缘外侧,下对天柱	头痛,眩晕,目痛,鼻塞	针尖向下沿皮刺0.3~0.5寸
天柱*	第1~2颈椎间,斜方肌外侧缘,即哑门旁开1.3寸,入后发际5分处	后头痛,落枕,目红赤痛,咽喉不适,耳聋,聋哑	直刺0.6~1寸
大杼*	第1胸椎棘突下旁1.5寸,约当脊椎正中旁开约二横指	咳嗽,哮喘,背痛	直刺0.4~0.6寸,或向脊柱侧斜刺
风门*	第2胸椎棘突下旁1.5寸	感冒,咳嗽,哮喘,鼻塞流涕,背痛	直刺0.4~0.6寸,或向脊柱侧斜刺
肺俞*	第3,4胸椎棘突之间,旁开1.5寸处	咳嗽,哮喘,背部软组织疼痛	直刺0.4~0.6寸,或向脊柱侧斜刺
厥阴俞	在第4,5胸椎棘突之间,旁开1.5寸处	心绞痛,心律不齐,神经衰弱,咳嗽,胸痛	直刺0.5~1寸,或向脊柱侧斜刺
心俞*	在第5~6胸椎棘突之间,旁开1.5寸处	心绞痛,心律不齐,神经衰弱,精神病,癔病	直刺0.4~0.6寸,或向脊柱侧斜刺
督俞	第6胸椎棘突下旁开1.5寸	肠鸣,腹泻,呃逆	直刺0.5~1寸,或向脊柱侧斜刺
膈俞*	第7~8胸椎棘突之间,旁开1.5寸	慢性出血,贫血,胃病,胆道感染,呃逆,食道痉挛,呕吐,咳嗽,哮喘,脊背痛,膈肌瘫痪	直刺0.4~0.6寸,或向脊柱侧斜刺
肝俞*	第9~10胸椎棘突之间,旁开1.5寸	肝、胆病,胃病,神经衰弱,近视,青光眼,视力障碍,胸胁痛,腰背痛	直刺0.4~0 直刺0.4~0.6寸,或向脊柱侧斜刺
肝俞	第10~11胸椎棘突之间,旁开1.5寸	肝、胆病,胆石症,胸胁痛,腰背痛	直刺0.5~1寸,或向脊柱侧斜刺
脾俞*	第11~12胸椎棘突之间,旁开1.5寸	胃病,肝炎,消化不良,慢性腹泻,疟疾,月经过多,慢性出血性疾病,贫血,浮肿,神经衰弱	直刺0.4~0.6寸,或向脊柱侧斜刺
胃俞*	第12胸椎和第1腰椎棘突之间,旁开1.5寸	胃痛,消化不良,呕吐,胃下垂,慢性腹泻,腹肌瘫痪	直刺0.4~0.6寸,或向脊柱侧斜刺
三焦俞	第1腰椎棘突下,旁开1.5寸	泄泻,痢疾,水肿,尿,遗尿,腰痛	直刺0.5~1.5寸,或向脊柱侧斜刺
肾俞*	第2~3腰椎棘突之间,旁开1.5寸	尿频痛,尿潴留,遗精,阳痿,早泄,月经过多,小腹疼痛,肾虚气喘,慢性腹泻,耳聋,耳鸣,腰背痛	直刺0.6~1.5寸,或向脊柱侧斜刺
气海俞	第3腰椎棘突下,旁开1.5寸	腰痛,痛经,痔疮	直刺0.5~1.5寸,或向脊柱侧斜刺

续表

穴 名	定 位	主 治	针 法
大肠俞*	第4~5腰椎棘突之间,旁开1.5寸	痢疾,腹泻,便秘,腰背痛,腰扭伤,腰腿痛	直刺1~2寸,或向脊柱侧斜刺
关元俞	第5腰椎棘突下,旁开1.5寸	腰痛,肠炎,尿频急疼痛,遗尿,糖尿病	直刺1~1.5寸,或向脊柱侧斜刺
小肠俞	平第1骶后孔,后正中线旁开1.5寸	腰痛,遗精,遗尿,白带,肠炎,小腹痛	直刺1~1.5寸,或向脊柱侧斜刺
膀胱俞*	平第2骶后孔,后正中线旁开1.5寸	腰骶痛,尿频急痛,尿血,尿潴留,遗尿	直刺1~2寸
中膂俞	平第3骶后孔,后正中线旁开1.5寸	痢疾,疝气,直肠脱垂,腰骶痛,腰腿痛	直刺1~1.5寸
白环俞	平第4骶后孔,后正中线旁开1.5寸	直肠脱垂,盆腔炎,腰腿痛,腰骶痛,遗精,月经不调,白带,疝痛	直刺1~1.5寸
上髎	第1骶后孔中	腰痛,月经不调,白带,大小便不利	直刺1~2寸
次髎*	第2骶后孔凹陷中	痛经,月经过多,胎位不正,尿频急痛,小腹疼痛,尿潴留,遗精,阳痿,早泄,直肠脱垂,腰骶痛	直刺1~2寸
中髎	第3骶后孔中	腰痛,月经不调,白带,大小便不利	直刺1~2寸
下髎	第4骶后孔中	小腹痛,腰痛,大小便不利	直刺1~2寸
会阳	尾骨下端距正中线旁开0.5寸取之	白带,阳痿,泄泻,痢疾,痔疮	直刺0.5~0.8寸
承扶*	臀横纹中央	腰腿痛,腰骶痛,下肢瘫痪	直刺1.5~3寸
殷门*	承扶下6寸,当承扶与委中连线上定穴	腰腿痛,腰扭伤,下肢瘫痪	直刺1~2寸
浮郄	腘窝外侧,委阳上1寸	筋挛急,下肢外侧麻痹	直刺0.5~1寸
委阳	在委中外侧,股二头肌腱的内侧缘	肾炎,尿频急痛,腰背强痛,腓肠肌痉挛	直刺0.5~1寸
委中*	腘窝横纹中央取穴	腰腿痛,腰扭伤,下肢瘫痪,膝关节及周围疼痛,高热,抽搐	直刺0.5~1寸,或刺出血
附分	第2胸椎棘突下旁开3寸	肩背,颈项拘急疼痛,肘臂麻木	斜刺0.3~0.5寸
魄户	第3胸椎棘突下旁开3寸	咳嗽,哮喘,肩胛痛	斜刺0.3~0.5寸
膏肓*	第4胸椎棘突下旁开3寸	咳嗽,哮喘,贫血,全身虚弱(用灸法)	斜刺0.3~0.5寸
神堂	第5胸椎棘突下旁开3寸	咳嗽,哮喘,肩背痛	斜刺0.5寸
譩譆	第6胸椎棘突下旁开3寸	咳嗽,哮喘,肩背痛,眩晕,疟疾	斜刺0.5寸
膈关	第7胸椎棘突下旁开3寸	呃逆,呕吐,脊强痛	斜刺0.5寸
魂门	第9胸椎棘突下旁开3寸	胸胁痛,背痛,消化不良,胃痛,呕吐,泄泻	斜刺0.5寸
阳纲	第10胸椎棘突下旁开3寸	腹痛,腹泻,黄疸,糖尿病	斜刺0.5寸
意舍	第11胸椎棘突下旁开3寸	背痛,消化不良,泄泻,呕吐	斜刺0.5寸
胃仓	第12胸椎棘突下旁开3寸	背脊痛,胃痛,呕吐,腹胀,水肿,便秘	斜刺0.5寸
肓门	第1腰椎棘突下旁开3寸	上腹痛,肝脾肿大,便秘,乳房红肿痛	斜刺0.5寸
志室*	第2腰椎棘突下旁开3寸	肾炎,遗精,阳痿,早泄,腰痛	直刺0.5~0.8寸
胞肓	第2骶后孔外开,志室直下	腰背痛,肠鸣,腹胀,尿潴留,癃闭	直刺0.7~1.3寸
秩边*	骶管裂孔旁3寸	腰骶痛,腰腿痛,下肢瘫痪	直刺1~2寸

穴名	定位	主治	针法
合阳	委中下2寸	腰腿痛,下肢麻痹,疝痛	直刺0.7~1寸
承筋*	合阳与承山连线的中点,腓肠肌肌腹中	小腿痛,痔疮,腰背强痛	直刺1~2寸
承山*	足尖向前,足跟上提时,小腿背后,约在委中与跟腱连线的中点处,出现"人"字沟处取穴	腰腿痛,腓肠肌痉挛,下肢瘫痪,痔疮,脱肛	直刺0.6~1.5寸
飞扬*	承山的外下方,昆仑上7寸	头痛,腰痛,腰腿无力,浮肿,尿少	直刺1~1.5寸
跗阳	外踝后昆仑上3寸	头痛,腰骶痛,踝部肿痛	直刺0.5~1寸
昆仑*	外踝后缘与跟腱之间,平外踝的中点取穴	头痛,项强痛,背腰痛,滞产,癫痫,下肢后面及距小腿关节疼痛	直刺0.5寸左右
仆参	昆仑直下,当跟骨凹陷中之赤白肉际取之	踝跟部疼痛,下肢痿软无力,癫痫	直刺0.3~0.5寸
申脉*	外踝正下方凹陷中	头痛,癫痫,精神病,距小腿关节痛	直刺0.4~0.6寸
金门	在申脉的前下方,当骰骨外侧凹陷处	腰痛,外踝痛,下肢痹痛,癫痫,小儿惊厥,疟病	直刺0.5寸
京骨	在足跗外侧,第5跖骨粗隆下,赤白肉际取之	头痛,项强,目翳,腰腿痛,脚痉挛,癫痫	直刺0.3~0.5寸
束骨	在第5跖骨小头后下方,赤白肉际取之	头痛,项强,目眩,腰腿痛,癫痫	直刺0.3~0.5寸
通骨	第5跖趾关节前下方凹陷中	头痛,项强,目眩,鼻衄,精神病	直刺0.2~0.3寸
至阴	足小趾趾甲角外侧	胎位不正(灸),难产,头痛	毫针浅刺

八、足少阴肾经(共27穴)

穴名	定位	主治	针法
涌泉*	在足底前、中1/3交界处	昏迷,休克,精神病,癔病,癫痫,小儿惊风,头痛,呕吐	直刺0.5~1寸
然谷	在舟骨粗隆下缘凹陷中	小儿破伤风,糖尿病,月经不调,遗精,黄疸,泄泻,足跗肿痛	直刺0.5~1寸
太溪*	内踝与跟腱连线之间平内踝尖取之	眩晕,耳鸣,视力减退,牙痛,慢性咽喉炎,慢性腹泻,失眠,遗精,腰痛,下肢及足跟部疼痛	直刺0.5~1寸
大钟	内踝后下方,当跟腱附着部的内侧凹陷中	咳嗽,哮喘,腰脊强痛,癔病,足跟痛	直刺0.3~0.5寸
水泉*	太溪直下1寸,跟骨结节之内侧前上部凹陷处	月经不调,子宫脱垂,小便不利,眼病,牙痛	直刺0.3~0.5寸
照海*	内踝下缘的凹陷中	浮肿,尿潴留,尿频急痛,吞咽困难,失眠,视力减退,咽喉炎,癫痫,便秘	直刺0.3~0.5寸
复溜*	太溪上2寸当跟腱的前缘	发热,无汗,自汗,盗汗,浮肿,尿路感染,遗精,阳痿,失眠,腰腿痛	直刺1~1.5寸
交信	太溪上2寸当复溜与胫骨内侧缘之间取之	月经不调,崩漏,泄泻,便秘,睾丸肿痛	直刺0.5~1寸

续表

穴 名	定 位	主 治	针 法
筑宾	当太溪与阴谷连线上,腓肠肌内侧肌腹下方	精神病,疝痛,小腿内侧痛	直刺1~1.5寸
阴谷*	窝的内侧,当半腱肌腱、半膜肌腱之间,屈膝取之	尿潴留,尿路感染,遗精,阳痿,早泄,肠疝痛,月经过多,膝关节内侧痛	直刺0.5~1寸
横骨	曲骨旁0.5寸	少腹痛,遗精,阳痿,遗尿,癃闭	直刺1~1.5寸
大赫	中极旁0.5寸	外生殖器痛,子宫脱垂,遗精,白带	直刺1~1.5寸
气穴	关元旁0.5寸	月经不调,白带,小便不通,泄泻	直刺1~1.5寸
四满	石门旁0.5寸	月经不调,小腹痛,遗精,疝气,便秘	直刺1~1.5寸
中注	阴交旁0.5寸	月经不调,小腹痛,便秘	直刺1~1.5寸
肓俞	神阙旁0.5寸	腹痛,呕吐,腹胀,便秘,疝痛	直刺1~1.5寸
商曲	下脘旁0.5寸	腹痛,泄泻,便秘	直刺1~1.5寸
石关	建里旁0.5寸	胃痛,呕吐,便秘,产后腹痛	直刺1~1.5寸
阴都	中脘旁0.5寸	肠鸣,腹胀,腹痛,便秘	直刺1~1.5寸
通谷	上脘旁0.5寸	呕吐,腹痛,腹胀,腹泻	直刺1~1.5寸
幽门	巨阙旁0.5寸	呕吐,嗳气,腹痛,腹泻	直刺0.3~0.7寸
步廊	在第5肋间隙,距前正中线旁开2寸	胸痛,咳嗽,哮喘	直刺0.3~0.5寸
神封	在第4肋间隙,距前正中线旁开2寸	胸痛,咳嗽,哮喘,乳腺红肿痛	直刺0.3~0.5寸
灵墟	在第3肋间隙,距前正中线旁开2寸	胸胁痛,咳喘,呕吐,乳腺红肿痛	直刺0.3~0.5寸
神藏	在第2肋间隙,距前正中线旁开2寸	咳喘,胸胁痛,呕吐	直刺0.3~0.5寸
彧中	在第1肋间隙,距前正中线旁开2寸	咳喘,胸胁痛,呕吐	直刺0.3~0.5寸
俞府	锁骨下缘,任脉旁2寸	咳嗽,哮喘,胸痛	沿肋间斜刺0.3~0.5寸

九、手厥阴心包经(共9穴)

穴 名	定 位	主 治	针 法
天池*	乳头外侧1寸,在第4肋间中	胸闷,胁痛	向外斜刺0.5寸
天泉	腋前皱襞尽头下2寸,当肱二头肌的两头间	心前区痛,胸胁痛,咳嗽,背及上臂内侧痛	直刺0.5~1寸
曲泽*	肘横纹上,当肱二头肌腱尺侧	急性吐泻,高热,烦躁不安,心绞痛,肘关节内侧疼痛,屈指肌麻痹	直刺0.5~1.2寸,或三棱针点刺出血
郄门	腕横纹上5寸,在桡侧腕屈肌腱与掌长肌腱之间	心动过速,过缓,心律不齐,心前区痛等心脏疾患,胸胁痛,膈肌痉挛,上肢瘫痪	直刺1~1.5寸
间使*	腕横纹上3寸,掌长肌腱与桡侧腕屈肌腱之间	心动过速,心律不齐,心绞痛,癫痫,精神病,胃病,呕吐,疟疾	直刺0.5~1.5寸
内关*	腕横纹上2寸,掌长肌腱与桡侧腕屈肌腱之间	心动过速,过缓,心律不齐,心前区痛,休克,无脉症,高血压,癫痫,精神病,哮喘,胸痛,胃病,呃逆,恶心,呕吐	直刺或向上斜刺0.5~1.2寸
大陵	腕横纹中央,当桡侧腕屈肌腱与掌长肌腱之间	心脏病,精神病,瘾病,胸胁痛,手腕部腱鞘病	直刺0.4~0.6寸
劳宫	屈指握拳,中指与无名指尖之间所对的掌心中	心前区痛,精神病,高热型中暑	直刺0.5~0.8寸
中冲*	中指尖端	昏迷,发热,中暑,心绞痛,舌强不语	毫针浅刺,或三棱针点刺出血

十、手少阳三焦经(共24穴)

穴名	定位	主治	针法
关冲*	无名指尺侧端,距指甲角后约0.1寸	咽喉炎,目红肿痛,发热	毫针浅刺或三棱针点刺出血
液门	在第4、5指缝间,指蹼缘的后方,握拳取之	头痛,目红肿痛,耳聋,咽喉肿痛,手臂痛,疟疾	直刺0.3~0.5寸
中渚*	手背第4、5掌指关节后陷中	耳聋,耳鸣,咽喉炎症,肩背部疼痛,落枕	直刺或斜刺0.3~0.8寸
阳池*	尺腕关节部,指总伸肌腱的尺侧凹陷中	尺腕关节部疾患,疟疾,耳聋	直刺0.3~0.5寸
外关*	前臂背侧面,腕关节上2寸的桡骨与尺骨之间	感冒,发热,耳聋,耳鸣,偏头痛,项、胁、肋及上肢疼痛	直刺0.5~1寸
支沟*	外关上1寸	胁痛,肩臂部痛,便秘	直刺0.5~1寸
会宗	在腕上3寸,支沟尺侧约一横指,当尺骨的桡侧缘	耳聋,上肢痛,癫痫	直刺0.5~1寸
三阳络	支沟上1寸	耳聋,上肢痛,失语	直刺0.5~1寸或斜刺
四渎	尺骨鹰嘴下5寸,当尺骨与桡骨之间	前臂痛,暴喑,耳聋,齿痛	直刺1~1.5寸
天井*	尺骨鹰嘴后上方,屈时呈凹陷处	胁、肋、颈、项、肩、臂部疼痛,淋巴结肿	直刺0.5~1寸
清冷渊	天井上1寸,屈肘取之	肩臂痛,头痛,目黄	直刺0.5~1寸
消泺	在清冷渊与臑会之中点	头痛,颈项强痛,臂痛,齿痛,精神病	直刺0.5~1寸
臑会*	腋下3寸,在肩髎与尺骨鹰嘴的连线上,三角肌的后缘	肩关节及周围软组织疼痛,甲状腺肿	直刺0.5~1寸,或向上斜刺
肩髎*	肩峰后下方,上臂平举时肩后呈凹陷处,约当肩髃后1寸许	肩关节及上肢外侧疼痛	直刺0.5~1寸,或向背侧斜刺
天髎	肩胛骨上角处,当肩井与曲垣连线之中点	肩臂颈项部疼痛	直刺0.5~1寸
天牖	在乳突后下部,胸锁乳突肌后缘,与天容,天柱相平	耳聋,项强,头晕,面肿	直刺0.5~1寸
翳风*	耳垂后方,当下颌角与乳突之间	耳聋,耳鸣,外耳道炎症,面瘫,乳突部疼痛,腮腺炎	向内上或内下刺入0.2~1.5寸
瘛脉	在乳突的中央,翳风与角孙之间分为3等分,当中1/3与下1/3交界处	头痛,耳鸣,耳聋,小儿惊痫,呕吐,泄痢	斜刺0.1寸,或点刺出血
颅息	瘛脉上方,翳风与角孙之间分为3等分,当中与上交界处	头痛,耳鸣,耳聋,小儿惊痫,呕吐涎沫	斜刺0.1~0.3寸
角孙	耳尖上方的发际内	耳部红肿,角膜云翳,牙痛,颈项强	斜刺0.1~0.3寸
耳门*	耳屏上切迹前方下颌关节后缘张口呈凹陷处	耳聋,耳鸣	向下斜刺0.6~1.5寸
和髎	在耳前之前上方,平耳廓根上缘的前方,当颞前动脉的后方	耳鸣,头痛,牙关紧闭,面瘫	斜刺0.1~0.3寸
太阳*	眉梢与外眦的中点,向后约1寸凹陷处	头痛,目红肿痛,面瘫,牙痛	直刺0.6~0.8寸,或向下方斜刺
丝竹空*	眉梢之外侧	头痛,面瘫,斜视,急性结膜炎	斜刺0.6~0.8寸

十一、足少阳胆经(共45穴)

穴名	定位	主治	针法
瞳子髎*	眼外眦角外端,当眶骨外缘	偏头痛,目红肿痛,近视,视神经萎缩	斜刺0.6~1寸
听会*	耳屏间切迹前方,下颌踝状突后缘	耳聋,耳鸣,精神病幻听,面瘫,下颌关节炎	直刺0.6~1.5寸
上关	耳前,颧骨弓上缘,下关穴直上方凹陷处	偏头痛,耳聋,耳鸣,齿痛,面瘫	直刺0.5~1寸
颔厌	在鬓发上当头维与曲鬓连线的上1/2段的中点取之	偏头痛,目眩,耳鸣,齿痛	向后沿皮刺,0.3~0.5寸
悬颅	鬓发边缘,当头维与曲鬓之间,沿鬓发弧形连线之中点取穴	偏头痛,牙痛,面肿	向后沿皮刺0.3~0.4寸
悬厘	鬓角下际,当悬颅与曲鬓之中点取之	偏头痛,耳鸣,面肿	向后沿皮刺0.3~0.5寸
曲鬓	平耳尖前方鬓发内,约当角孙前1横指	颌颊部疼痛,张口困难,头痛,项强	向后沿皮刺0.3~0.5寸
率谷*	耳尖上方,入发际2横指	偏头痛	沿皮刺0.3~0.5寸
天冲	耳郭后上方,率谷后0.5寸	头痛,牙龈肿痛,癫痫	沿皮刺0.3~0.5寸
浮白	乳突后上方,当天冲与头窍阴的弧形连线的中点取穴	头痛,耳鸣,耳聋,咽喉肿痛	沿皮刺0.3~0.5寸
头窍阴	乳突后方,当浮白与完骨之中点	头项痛,耳聋,耳鸣	沿皮刺0.3~0.5寸
完骨	乳突后下方凹陷处	头痛,颈项强痛,颊肿,牙痛,面瘫	向下斜刺0.3~0.5寸
本神	前额外侧发际,当神庭至头维间外1/3与中1/3联结点	头痛,目眩,项强,癫痫	向后沿皮刺0.3~0.5寸
阳白*	眉毛正中上1寸,眼平视,直对瞳孔定穴	面瘫,头痛,面痛,近视,青光眼,视力障碍	沿皮刺0.4~0.8寸
头临泣	前发际,当神庭与头维之间,入发际0.5寸	头痛,目疾,鼻塞	向上沿皮刺0.3~0.5寸
目窗	头临泣后1寸,当临泣与风池的连线上取之	头痛,目疾,鼻塞	向后沿皮刺0.3~0.5寸
正营	目窗后1寸	偏头痛,头晕,目眩,牙痛	向后沿皮刺0.3~0.5寸
承灵	正营后1寸	头痛,鼻塞,鼻衄,目痛,眩晕	向后沿皮刺0.3~0.5寸
脑空	枕外粗隆外侧,与脑户相平取之,下对风池	头痛,目眩,项强,耳鸣,癫痫	向后沿皮刺0.3~0.5寸
风池*	枕骨粗隆直下凹陷处与乳突之间,当斜方肌和胸锁乳突肌上端之间定穴	感冒,眩晕,头项痛,失眠,原发性高血压,目红肿痛,近视,视力障碍	针尖向对侧眼眶内下缘刺入0.6~1.5寸
肩井*	大椎与肩峰连线的中点处	肩背部痛,乳房红肿痛	直刺0.6~0.8寸
渊腋	当腋中线上,第4肋间隙取之	胸痛,腋窝淋巴结炎	斜刺0.5~1寸
辄筋	在渊腋前1寸,当第4肋间隙取之	胸痛,哮喘,呕吐,吞酸	斜刺0.5~1寸
日月	乳头直下,当第7肋间隙取之	胁肋痛,呕吐,吞酸,肝炎,呃逆	斜刺0.5~1寸

续表

穴名	定位	主治	针法
京门	第12肋骨游离端前下际	肠鸣,泄泻,腹胀,胸胁痛	直刺0.3~0.5寸
带脉*	第11肋端与12肋端连线中点引线下行与脐相平的横线交叉处	月经不调,小腹隐痛	直刺0.5~1寸
五枢	在腹侧,髂前上棘之前0.5寸约平脐下3寸处取之	带下,腰胯痛,疝气,腹痛,便秘	直刺0.5~1.5寸
维道	在五枢前下0.5寸	腰胯痛,带下,少腹痛,子宫脱垂,疝痛	直刺0.5~1.5寸
居髎*	髂前上棘与大转子最高点连线的中点	腰腿痛,下肢瘫痪	直刺1~1.5寸
环跳*	股骨大转子的后上方,侧卧,当股骨大转子最高点与骶骨裂孔的连线中1/3与外1/3的交界处取穴	下肢痛,麻痹,瘫痪	直刺1.5~3寸
风市	大腿外侧,腘横纹上7寸,当直立垂手时中指止点处取之	下肢关节痛,下肢麻痹,瘫痪,疼痛,风疹	直刺0.8~1.5寸
中渎	风市下3寸	半身不遂,下肢痛	直刺0.8~1.5寸
膝阳关	股骨外上髁上方凹陷中	膝关节痛,腘筋挛急,小腿麻木	直刺1~1.5寸
阳陵泉*	腓骨小头的前下方1寸凹陷处	肝、胆病,胸胁痛,下肢痛,膝关节及小腿外侧疼痛,麻痹,瘫痪,高热抽搐	直刺1~2寸
聋中*	腓骨小头下3寸,腓骨后缘	耳聋,耳鸣,下肢瘫痪	直刺1~2.5寸
阳交	在外踝上7寸,腓骨前缘,当外踝最高点与阳陵泉的连线上取之	胸胁胀痛,膝痛,下肢瘫痪、疼痛	直刺0.8~1.5寸
外丘	在阳交后约1横指,腓骨后缘取之	颈项强痛,胸胁痛,小腿外侧痛,腓肠肌痉挛	直刺0.8~1.5寸
光明*	外踝的中点上5寸,当腓骨前缘,趾长伸肌与腓骨短肌之间	失明,近视,夜盲,视力障碍,偏头痛,乳汁分泌减少,乳房红肿痛,小腿外侧痛	直刺0.8~1.2寸
阳辅	在外踝上4寸,腓骨的前缘	偏头痛,目红肿痛,胸胁部及下肢外侧疼痛,瘰疬,疟疾	直刺0.8~1.2寸
悬钟*	外踝的中点上3寸,腓骨后缘	落枕,小儿麻痹足内翻,下肢瘫痪,风湿痛,距小腿关节痛,下肢麻木、感觉异常、疼痛	直刺1~1.5寸
丘墟*	外踝前下方,当趾长伸肌腱外侧凹陷中定穴	胃病,吐酸,疟疾,胁下痛,腰腿痛,外踝及其周围痛	直刺0.5~1寸
足临泣*	第4~5跖骨结合部之前方凹陷中,当小趾伸肌腱外侧取穴	头痛,近视,目红肿痛,耳聋,胁痛,乳腺红肿痛,下肢外侧及足部痛	针尖稍偏向内侧刺0.6~1寸
地五会	在第4、5跖骨间,足临泣前0.5寸	目赤痛,腋下肿,乳腺红肿痛,足背红肿	直刺0.3~0.5寸
侠溪*	第4、5跖趾关节前凹陷中	头痛,耳聋,耳鸣,胁肋痛,目痛	直刺0.5寸或向上斜刺
足窍阴*	第4趾外侧,距指甲角约0.1寸处	胸膜炎,哮喘,头痛,咽喉炎	毫针浅刺

十二、足厥阴肝经(共14穴)

穴名	定位	主治	针法
大敦*	足大趾末节的外侧趾背上,当外侧趾甲根与趾关节之间	睾丸肿痛,外阴部瘙痒、疼痛,肠疝痛,尿失禁	毫针浅刺
行间*	足第1、2跖趾关节前凹陷中	头痛,眩晕,面瘫,面肌抽搐,目红肿痛,近视,青光眼,视力障碍,癫痫,小儿惊风,痛经,月经过多,尿频急痛,睾丸肿痛	直刺0.6寸,或向后斜刺
太冲*	足背第1、2跖骨结合部前的凹陷处	头痛,眩晕,原发性高血压,面瘫,面肌抽搐,精神病,癫痫,高热抽搐,小儿惊风,胁痛	直刺0.8~1.2寸
中封	内踝前1寸,当胫骨前肌腱与踇长伸肌腱之间	下腹痛,尿闭,疝痛,遗精,尿道炎	直刺0.3~0.5寸
蠡沟	内踝上5寸,胫骨内侧面,近内侧缘处取穴	月经不调,小便不利,小腿酸痛,疝痛	沿皮刺0.3~0.5寸
中都	内踝上7寸,胫骨内侧面,近内侧缘	崩漏,疝痛,少腹痛,下肢关节痛	沿皮刺0.3~0.5寸
膝关	胫骨内踝后下方,阴陵泉后1寸	膝关节痛	直刺0.4~0.6寸
曲泉*	屈膝,在膝关节内侧横纹上方,股骨内上踝的下方,胫骨内踝的后方凹陷中	尿潴留,尿频急痛,痛经,子宫收缩痛,膝关节及周围疼痛	直刺1~1.5寸
阴包	曲泉上4寸	腰痛,少腹痛,月经不调,小便不利	直刺1~1.5寸
五里	气冲下3寸,当长收肌之外侧	小腹胀,尿闭,遗尿,阴囊湿疹	直刺1~1.5寸
阴廉	骨内侧,气冲下2寸	骨内侧痛,月经不调	直刺1~1.5寸
急脉	在耻骨结节外下方,距任脉2.5寸,当气冲之外下方腹股沟处	尿道炎,疝痛,子宫脱垂,少腹痛	直刺1~1.5寸,避开血管
章门	在11肋骨游离端的下缘处	腹泻,消化不良,腰背、胁肋痛	直刺0.4~0.6寸,或斜刺
期门*	乳头直下,第6肋间隙中	胸胁痛	沿肋间隙向外侧斜刺0.3~0.5寸

十三、任脉(共24穴)

穴名	定位	主治	针法
会阴*	会阴部的中点,男子为阴囊与肛门之间,女子为大阴唇联合与肛门之间	呼吸衰竭,遗精,子宫脱垂,脱肛,痔疮	直刺0.8~1.2寸
曲骨	耻骨联合上缘	遗尿,小便不利,阳痿,遗精,白带,疝气	直刺0.5~1.5寸
中极*	前正中线上,脐下4寸	尿频急痛,尿潴留,遗尿,痛经,月经不调,小腹疼痛,子宫脱垂,外阴瘙痒	直刺0.5~1.5寸
关元*	前正中线上,脐下3寸	遗精,阳痿,早泄,月经过多,月经不调,痛经,小腹疼痛,尿潴留,子宫脱垂,遗尿,腹痛,腹泻,休克,中暑,肾虚气喘,全身衰弱	直刺1~1.5寸
石门	在前正中线上,脐下2寸	月经过多,闭经,疝气,腹痛,腹泻,尿闭,遗尿,水肿,高血压	直刺1~1.5寸

穴名	定位	主治	针法
气海*	前正中线上,脐下1.5寸	腹胀,腹痛,腹泻,尿频急痛,尿潴留,遗尿,遗精,阳痿,早泄,痛经,月经不调,月经过多,子宫脱垂,脱肛,胃下垂,休克,全身衰弱	直刺1~1.5寸
阴交	前正中线上,脐下1寸	月经不调,带下,产后腹痛,恶露不净,阴痒,疝痛	直刺1~1.5寸
神阙*	脐窝正中	肠鸣,腹胀,腹痛,泄泻以及其他虚脱证候	用艾灸治,本穴禁针
水分	前正中线上,脐上1寸	肠鸣,腹痛,腹泻,水肿,小便不通	直刺0.5~1.5寸,或用灸法
下脘	前正中线上,脐上2寸	胃痛,呕吐,消化不良,腹泻,胃下垂	直刺0.5~1.5寸
建里	前正中线上,脐上3寸	胃痛,呕吐,消化不良,水肿	直刺0.5~1.5寸
中脘*	前正中线上,脐上4寸	溃疡病,胃痉挛,胃下垂,胃炎,呕吐,呃逆,食欲不振	直刺0.5~1.5寸
上脘	中脘上1寸	胃痛,呕吐,呃逆,癫痫	直刺0.5~1.5寸
巨阙	前正中线上,脐上6寸	精神病,癫痫,心悸,胃病,呃逆	直刺0.5~1寸
鸠尾	胸骨剑突下,脐上7寸	心绞痛,胆道蛔虫症,精神病,癫痫	向下斜刺0.5~1.5寸
中庭	平第5肋间的胸骨中线上	胸胁胀痛,小儿吐乳,呕吐	向下沿皮刺0.5~1.2寸
膻中*	胸骨中线上,平第4肋间隙,正当两乳之间	心绞痛,胸痛,胸闷,呃逆,咳嗽,哮喘,乳汁分泌减少,乳腺炎	向下斜刺或向左右横刺0.5~1.2寸
玉堂	平第3肋间的胸骨中线上	咳嗽,哮喘,胸闷,胸痛,呕吐	向下沿皮刺0.5~1.2寸
紫宫	平第2肋间的胸骨中线上	咳嗽,哮喘,胸闷,胸痛	向下沿皮刺0.5~1.2寸
华盖	平第1肋间的胸骨中线上	咳嗽,哮喘,胸痛	向下沿皮刺0.5~1.2寸
璇玑	平第1肋骨上缘的胸骨中线上	咳嗽,哮喘,胸痛,咽喉肿痛	向下沿皮刺0.5~1.2寸
天突*	胸骨上窝正中	咳嗽,哮喘,喉头异物感,吞咽困难,呃逆,甲状腺肿大	先直刺0.2~0.3寸,再将针尖转向下方沿胸骨后壁刺0.5~1.5寸
廉泉*	喉结上方,当舌骨上缘凹陷中	失语,舌强语言不利,吞咽困难,哑症,咽喉不适	直刺0.5~1寸
承浆*	颏唇沟正中	面痛,面瘫,流涎,呕吐	斜刺0.5~1寸

十四、督脉(共29穴)

穴名	定位	主治	针法
长强*	尾骨尖端与肛门之间	脱肛,便血,里急后重,腰脊疼痛	直刺0.5~1寸
腰俞	在骶骨裂孔中	月经不调,腰脊强痛,痔疮,癫痫	向上斜刺0.4~0.8寸
腰阳关*	第4腰椎棘突下	腰痛,下肢瘫痪,月经不调,遗精,阳痿	向上斜刺1~1.5寸
命门*	第2腰椎棘突下	慢性腰痛,遗精,阳痿,早泄,月经不调,慢性腹泻	向上斜刺1~1.5寸

续表

穴 名	定 位	主 治	针 法
悬枢	第1腰椎棘突下	腰背痛,消化不良,肠炎,腹泻	向上斜刺0.5~1寸
脊中	第11胸椎棘突下	癫痫,黄疸,腹泻,小儿脱肛,痔疮	向上斜刺0.5~1寸
中枢	第10胸椎棘突下	腰背痛,胃痛	向上斜刺0.5~1寸
筋缩	第9胸椎棘突下	腰背痛,胃痛,癫痫	向上斜刺0.5~1寸
至阳*	第7胸椎棘突下	肝炎,胆囊炎,疟疾,咳嗽,胸胁痛	向上斜刺1~1.5寸
灵台	第6胸椎棘突下	咳嗽,背痛项强	向上斜刺0.5~1.5寸
神道	第5胸椎棘突下	神经衰弱,背痛,咳嗽	向上斜刺0.5~1.5寸
身柱	第3胸椎棘突下	咳嗽,精神病,背痛	向上斜刺0.5~1.5寸
陶道	第1胸椎棘突下	疟疾,头痛,项背强痛,癫痫,精神病	向上斜刺0.5~1.5寸
大椎*	第7颈椎与第1胸椎棘突之间	中暑,疟疾,热病,精神病,癫痫,咳嗽,哮喘,荨麻疹,项背疼痛	向上斜刺1~1.5寸
哑门*	第1、2颈椎之间,约当后发际上0.5寸	中风后遗症,精神病,癫痫,脑震荡后遗症,呕吐,咽喉不适,聋哑	低头进针针尖向下颌骨方向刺入0.5~1寸,不能进入硬脊膜
风府	在枕骨粗隆直下,两侧斜方肌之间的凹陷中	感冒,头痛,项强,中风后遗症,精神病,咽喉不适	直刺0.6~1.2寸
脑户	风府直上1.5寸,当枕骨粗隆上方	癫痫,头晕,颈项强痛	向上沿皮刺0.5~1寸
强间	脑户上1.5寸	头痛,项强,目眩,精神病	向前或向后沿皮刺0.5~1寸
后顶	强间上1.5寸	头痛,项强,目眩,精神病	向前或向后沿皮刺0.5~1寸
百会*	后发际上7寸,约当两侧耳尖连线中点的头顶部	头痛,眩晕,癔病,精神病,癫痫,昏厥(灸),子宫脱垂(灸),脱肛(灸)	向前或向后横刺0.5~1寸
前顶	百会前1.5寸	头顶痛,眩晕,鼻塞流涕,癫痫	向前或向后刺0.5~1寸
囟会	百会前3寸	头痛,眩晕,鼻塞流涕,小儿惊厥	向前或向后刺0.5~1寸
上星	在头部正中线,入前发际1寸	头痛,目痛,鼻塞流涕,鼻衄,精神病	向上沿皮刺0.3~0.5寸
神庭	在头部正中线,入前发际0.5寸	头痛,眩晕,鼻塞流涕,癫痫,惊悸,失眠	向上沿皮刺0.3~0.5寸
印堂*	两眉头的中间	头痛,神经衰弱,眩晕,鼻塞流涕,小儿惊风	向下横刺0.3~0.5寸
素髎*	鼻尖中央	休克,昏厥,呼吸衰竭,心动过缓	针尖稍向上斜刺0.5寸
人中*	人中沟的上1/3与中1/3交界处	休克,呼吸衰竭,中暑,精神病,癔病,急性腰扭伤,落枕	针尖稍向上斜刺0.3~0.5寸
兑端	上唇尖端,当鼻唇沟与口唇接连处取之	精神病,牙龈肿痛	向上斜刺0.1~0.2寸
龈交*	上唇系带与齿龈相接处	牙龈肿痛,鼻塞流涕,癫狂	向上斜刺0.1~0.2寸,或三棱针点刺出血

附录四　术语简释

本简释收录中医常用术语及用语,旨在帮助读者解决自学时的一些疑问。词条按首字笔画及首笔笔形(一丨丿丶乙)顺序排列。中西医病名相同者,以＝表示;相当者以≈表示。

一画

一息　息指鼻息,即呼吸。一呼一吸为一息。

乙癸同源　即肝肾同源,亦即精血同源,古人将脏腑与天干相配,肝为乙,肾为癸,故名。

二画

二阴　前阴和后阴的总称。前阴指外生殖器及尿道;后阴指肛门。

十二经脉　经络的主要组成部分。每一经脉都与相应的脏腑相联系。十二经脉分别属于十二脏腑。

十二经之海　冲脉的别称。

十四经脉　即十二经脉和奇经八脉中的任脉、督脉的合称。因十四经脉在体表的循行部位上皆有其所连属的经穴,为针灸学所重视。

七窍　指头面部的七个孔窍,即眼二、耳二、鼻孔二、口一。七窍与五脏相通,通过七窍可了解五脏的病变。

七情　①喜、怒、忧、思、悲、恐、惊七种情志变化。②中药配伍关系的七个方面。

七冲门　消化道的七个冲要之门,即飞门(唇)、户门(齿)、吸门(会厌)、贲门(胃上口)、幽门(胃下口)、阑门(大小肠交接处)、魄门(肛门)。

八法　前人将治法归纳为汗、吐、下、和、温、清、补、消八种治法。

八纲　最原则、最基本、最重要的一种辨证方法。阴、阳、表、里、寒、热、虚、实四对纲领可以概括疾病的基本性质。

人中　位于鼻唇沟上1/3与中1/3的交界点。

人迎　又称人迎脉,位于颈总动脉搏动处。

三画

三焦　三焦是上焦、中焦、下焦的合称,为六腑之一。可以认为其是体内包罗诸脏腑之一大腔。上焦位于膈上,包括心肺在内,中焦位于膈下、脐上之间,包括脾胃在内,下焦位于脐以下,包括肝、肾、膀胱、小肠、大肠在内。三焦的生理功能:一是通行元气,二为水液运行的道路,三是气化进行的场所。

三焦辨证　温病辨证的方法之一,现较少使用。

三消　即上消、中消、下消,是消渴病的三种分型。上消的病机是肺热津伤,以烦渴多饮为主症;中消的病机是胃热炽盛,以多食易饥为主症;下消的病机是肾阴亏虚,以尿频量多为主症。

下元　指肾阳,故肾阳虚,又称下元虚冷、下元虚惫、下元亏损。

下气　即降气,为气逆的治法,使上逆之气得以下行。

下乳　即催乳、通乳,为产后缺乳的治法。

下利　即腹泻。

下法　为八法之一,即通下或泻下的治法。

干呕　胃气上逆而出,有声无物。

寸口　即寸口脉,脉诊的部位,位于手腕桡动脉搏动处。

寸关尺　寸口脉由远侧端向近侧端分为三部分,依次名为寸、关、尺。

寸白虫　＝绦虫。

寸白虫病　＝绦虫病。

大头瘟　以颈项、颌下及面部肿大为主症,伴有高热、疼痛及吞咽困难的严重感染。≈颈、颌下及面部蜂窝织炎。

上气　表现为息粗气促,呼多吸少,为呼气性呼吸困难,见于气道不利之实喘,如哮喘。

口中和　口不干渴,食而知味,表示胃气正常,津液充足的口中正常感觉。

口气　即口臭。

口疮 ≈各种口腔炎,口腔溃疡,口角炎。
山岚瘴毒 指南方山林间湿热蒸郁而产生的一种病邪,类于自然疫源的性质,通常多指疟邪。
小腹 指下腹部中间的部位。
小肠气 又称小肠气痛,即疝气。=疝
小儿食指络脉 亦称小儿指纹。三岁以内小儿,望食指络脉以代替脉诊。
小儿暑温 =流行性乙型脑炎。
小产 妊娠12~28周内,胎儿已形成而自然殒堕者为小产。=晚期流产。

亡阳 脱证+大寒证;≈血压降低,休克。
亡阴 脱证+大热证;≈感染性休克。
卫气 是运行于体表之气,分布于皮肉之间。其作用为:①护卫肌表,防御外邪入侵。②温养脏腑、肌肉、皮毛。③调控腠理的开合及汗液的排泄。
卫分证 卫气营血辨证的第一阶段,见于温热病初起时。相当于八纲辨证的表热证。
子肠 =阴道。
子脏,子处 =子宫。
子门 又名子户,子宫颈口的部位。

四画

元气 又名原气、真气,是人体最基本、最重要的气,是人体生命活动的原动力。
元神之府 指脑。
元阳 指命门火,即肾阳。
天柱骨 =颈椎。
天行 又称天行时疫,指大流行性的传染病。
天行赤眼 =流行性球结膜炎。
天癸 指男女之肾精,是促进性腺发育成熟的物质。≈性激素。
天庭 位于额部的中央。
不振 虚弱之意,尤指阳虚。如脾阳不振,心阳不振。
不仁 麻木不仁,指肢体感觉减退或消失。
不用 肌力减退,肢体瘫痪,丧失活动能力。
不利 指功能活动减退或障碍,如关节屈伸不利,气机不利,气化不利。
不寐 即失眠。
不育 指男性不育。
不孕 指女性不育。
五更泻 病名。在黎明之前,阴寒较盛之时,腹部作痛,肠鸣即泻。因肾阳虚衰所致。
五轮 眼由外周向中心分为肉轮(眼睑,属脾)、血轮(内、外眦,属心)、气轮(白珠,属肺)、风轮(黑珠,属肝)、水轮(瞳人,属肾)。
五味 中药具有辛、酸、甘、苦、咸五种基本味,不同的味具有相应的药性。
五体 指分属于五脏的五种形体,即筋属肝,脉属心,肉属脾,皮毛属肺,骨属肾。
五官 指分属于五脏的五种头面部器官,即目属肝,舌属心,口属脾,鼻属肺,耳属肾。
五心烦热 病人感手心、足心及心口发热及虚烦，阴虚证。
五府 脑为元神之府,头为精明之府,腰为肾之府,膝为筋之府,脉为血之府,合称为五府。
五迟、五软 泛指小儿发育不全或发育迟缓。五迟指立迟、行迟、发迟、齿迟、语迟。五软指头软、项软、手脚软、口软。见于脑性发育不全、脑性瘫痪、佝偻病等。
无权 指脏腑功能减退,如肾虚摄纳无权而致虚喘。
太仓 胃之别称。
太息 即叹长气,深深地叹息,常见于心情郁闷不舒畅之时。肝气郁结患者易频频叹长气,称善太息。
太冲脉 冲脉之别称。
太阳 即颞颥,位于眼眶的外后方,颧弓上方的部位。
太阳病(证) 为伤寒六经辨证的初起阶段,相当于八纲辨证的表寒证。
开胃 增进食欲之意。增加食欲的药叫开胃药。
开窍 又称开闭、宣窍、醒脑,用于治疗神昏窍闭之证。分为清热开窍(凉开)、逐寒开窍(温开)及化痰开窍。
历节 病名,又名历节风。痹证的一种,以关节红肿、剧痛、不能屈伸为特点。
牙痛 ≈牙周脓肿。
牙宣 又名齿衄,即牙龈出血。
支饮 饮证的一种,又称寒饮伏肺或寒饮停肺。见于慢性支气管炎、支气管哮喘、支气管扩张等病。
少气 指呼吸微弱,言语无力的症状。见于气虚证。
少火 即生理之火,指温煦全身,推动脏腑生理活动的阳气。
少腹 位于脐下腹部两侧。
少腹拘急 下腹部有拘挛急迫(痉挛收缩)的感觉,或有疼痛,并可见小便频数短涩,排出不畅。

少腹急结　指下腹部胀满、板硬,为下焦蓄血的主要症状之一。

少阳病(证)　为六经辨证之证名。患伤寒,病邪已离太阳之表,而未入阳明之里,正在表里之间的病证,主要表现为寒热往来,胸胁苦满,心烦喜呕等。

少阴病(证)　为六经辨证之证名。伤寒历三阳证不愈,进入到三阴证,由太阴进而至少阴,表现为心肾机能衰减之全身虚寒,亦可为全身虚热。

见　意为呈现,表现,出现。如"胆气上溢则见口苦",又如"肝血虚或见肢体麻木"。

中风　＝脑血管意外。

中气　指中焦脾胃之气。

中气不足　指脾胃气虚。

中气下陷　即脾气下陷,亦称气虚下陷。

中阳不振　即脾胃虚寒。

内伤病　又称杂病,或内伤杂病。由内因——阴阳失调,气血紊乱导致的一类慢性疾病。

内火　或称内热,为内生五邪之一。内火有虚实之分。阴虚火旺为虚火;阳气过盛、邪郁、五志过极化火为实火。

内陷　疮疡毒邪恶化,正不胜邪,内陷入里,客于营血,内传脏腑称为内陷。

内障　凡眼球内部的疾病统称为内障。＝内眼病。

气机　通常泛指气的功能活动,亦指脏腑之气运行的通路及方向,以概括脏腑的功能,如肺主肃降,脾主升清,腑气以通降为顺。

气化　气的运动变化及其所产生的能量转化过程称为气化,即水谷津液在体内的代谢过程;将饮食物转化成水谷之精气,然后再化成气血津液,输布全身,产生能量,并排出代谢糟粕。

气分证　卫气营血辨证的第二阶段。温热病邪由表入里,正盛邪实,正邪剧争,阳热亢盛的里热证。

气门　即汗孔。

气海　宗气在胸中积聚之处称气海,又称膻中。

气随血脱　血脱后气亦随之而脱,即大失血后气血皆脱。

反胃　宿食不化,停留胃中,胃脘痞胀,朝食暮吐,暮食朝吐。

反治　是顺从疾病假象而治的一种治法,又称从治。实际上还是针对疾病的本质进行治疗。如用清法治疗真热假寒证,表面看是用清法治寒证,而实质上仍是用清法治热证。

从治　即反治。

化湿　祛湿邪的一种治法,又称芳香化湿。

风热喉痹　＝急性咽喉炎。

风疹　＝风疹。

风瘙痒　＝皮肤瘙痒症。

风火眼痛　又名风热眼、火眼。＝急性结膜炎。

月水　即月经。

月经先期　又称经期超前。月经周期提前1~2周。

月经后期　又称经期错后。月经周期延后1周以上。

月经愆期　又称经行先后无定期,经乱。月经不按正常周期来潮,或提前,或延后,或经期不定。＝月经周期不规则。

丹痧　又名烂喉丹痧,喉痧。＝猩红热。

文火、武火　指煎药的火力。火力小而缓为文火,火力大而猛为武火。

火　火的种类列举如下,意义见各词条。

$$火\begin{cases}少火\begin{cases}君火——心火(心之阳气)\\相火\begin{cases}命门之火(肾阳)\\肝之阳气\end{cases}\end{cases}\\壮火\begin{cases}外火——火热病邪\\内火\begin{cases}心火亢盛\\相火旺动\begin{cases}肝火上炎(实火)\\虚阳上亢(虚火)\end{cases}\end{cases}\end{cases}\end{cases}$$

火丹　又称流火。＝丹毒。

火毒　又称热毒,指火热病邪郁结成毒,在身体的局部形成疮疡痈疽等化脓性感染。

心肾不交　心肾两脏失去协调,出现肾水虚于下及心火旺于上的证候。

心脉痹阻　又称心血瘀阻,为瘀血阻于心的证候。＝冠心病。

心系　指直接与心脏连接的大血管。

心阳不振　即心阳虚。

水蛊病　＝肝硬化腹水。

水气　即水肿之古称。

水痘　又称水疮。＝水痘。

水火既济　又称心肾相交。正常情况下,心火与肾水互相协调,互相制约,使水火二脏保持动态平衡。

五画

玉门 又名胞门。妇女外生殖器的阴道口及处女膜的部位。

正治 是逆其证候而治的常规治法,又称逆治,如用温法治寒证,用补法治虚证。

正骨科 又称伤科,骨伤科,为治疗跌打损伤的专科。

本节 指手的掌指关节及足的跖趾关节。

平补阴阳 指能兼补阴阳的药性,如山茱萸既滋阴又补阳,为平补阴阳药。

石淋 =泌尿道结石。

石瘕 =子宫肌瘤。

东医 朝鲜、越南对中医的称谓。

长夏 农历六月称为长夏。

归经 对中药功效的一种归纳方法,归经即归该经所联系的脏腑,表示对该脏腑疾病有治疗作用。

目眵 俗称眼矢,即附着在内眦及睑缘的黄色分泌物。

目系 眼球内连于脑的神经。=视神经。

目窠 又称胞睑、目胞、眼胞,俗称眼皮。即上、下眼睑。

目窠肿 =眼睑水肿。

四末 指四肢的末端,即手和足。

四气 中药的寒、热、温、凉四种药性,称为四气。

四海 指髓海(脑),气海(膻中),血海(冲脉),水谷之海(胃)。

矢 通"屎",如蚕矢。

矢气 指肛门排出之臭气。俗称屁。

失音 即声音嘶哑。

失司 司意为主管、掌管。失司意指某脏腑之功能减退,如脾之运化失司,肾之封藏失司。

用 功用,功能,作用之意,如六腑以通为用,肝脏体阴用阳。

白睛 指眼球的白色部分,相当于巩膜部分。

白喉 =白喉。

白秃疮 =发癣中的白癣。

白疕 =银屑病。

白浊 尿道流出白色如米泔、如膏脂样的秽浊似脓样的分泌物,为一种淋病。

白屑风 =皮脂溢出症,皮脂溢性皮炎。

白驳风 白癜风。

外感病 感受外邪所致的疾病,分为伤寒和温病两大类。明代以前外感病按《伤寒论》六经辨证论治;明代以后温病学派兴起,外感病多按温病卫气营血辨证,于是外感病有伤寒派与温病派之分。

外火 指六淫之邪中的火邪。

外证 见于皮肤、肌肉等浅表部位的病变,包括各种皮肤病及热毒所致的疮疡痈肿皆为外证,属中医外科的范畴。

外障 凡眼球外部的病称外障。=外眼疾病。

皮痹 =硬皮病。

印堂 鼻根部两眉之间的部位。

玄府 即汗孔。

主 主宰、主持之意,如心主血脉。

闪挫 闪伤和挫伤合称闪挫。躯干突然用力旋转或屈伸,使筋膜、韧带、肌腱等受急骤的牵拉而引起的损伤称闪伤,属于扭伤的范围。体表受钝器猛烈撞击而致肌肉等软组织损伤称挫伤。

头风 慢性发作性头痛,如血管神经性头痛。

头重 头部的重坠、沉重、闷胀感。由外感湿邪或痰湿内阻所致。

壮热 即高热。

汉医 又称汉方医学,为日本对中医的称谓。

半身不遂 为中风后遗症状。=偏瘫。

发 发相当于西医的痈,或痈并发蜂窝织炎。痈之大者名发。

发表 即解表。

发颐 =化脓性腮腺炎。

发际 头发的边缘部位。在额上方者为前发际,在枕部者为后发际。

六画

百骸 泛指人体所有的大小骨骼。

百合病 ≈癔病,神经官能症。

平脉 正常人的脉象。

托毒透脓 运用补气血药,扶助正气,托毒外出,以免毒邪内陷的治法。用于疮疡中期毒邪盛,而正气未衰,疮疡痈肿尚能溃破者。

达邪 即透邪外出。

早产 =早产。

早泄 行性生活时排精过早的病状,因肾虚或相火过盛所致。

吐血 =呕血。

吐酸 见吞酸。

吸门 =会厌。

虫积 =肠寄生虫病。

血不归经 又称血不循经,即血不循血脉运行逸出于外而导致出血。

血分证 温病发展的最深重阶段,也是卫气营血辨证的最后阶段。在营分证的基础上,更有血热妄行和/或肝热风动的表现。

血脏 指子宫。

血脱 =失血性休克。

血证 出血病证的总称。

血室 ①指子宫。②指冲脉。③有时亦指肝脏。

血海 指冲脉。

伤食 由于暴饮暴食所致的急性消化不良或急性胃肠炎。

伤筋 又称软组织损伤。

伤寒 ①广义的伤寒是外感病的一大类。②狭义的伤寒是伤寒太阳病证的一种证型。③动宾词组,意为伤于寒邪。

伏气 感觉温热病邪,潜伏体内,经过一段时间才发病。此种病邪称伏气,此种温病称伏气温病。

华盖 指肺。因肺的位置最高,喻为华盖,遮盖着其他脏腑。

自汗 不因劳累、炎热、服发汗药而自行出汗为自汗,见于气虚卫表不固,感受外邪营卫不和,以及里热炽盛之时。

舌本 即舌根。有足太阴脾经连于舌本,散于舌下。

舌菌 ≈舌癌。

肌肤 又称肌表、肌腠,泛指体表。

肌肤甲错 皮肤干燥、粗糙、角化、脱屑如鳞甲状,且有瘙痒及抓痕。

肌衄 又称紫斑,指皮下出血。=紫癜。

杂病 指外感病以外的内科病证,病因为内因,多为慢性疾病。

狐惑病 ≈白塞病。

多寐 =嗜睡。

交骨 耻骨联合处。

安神 =镇静、催眠。

闭证 神昏之浅者为闭证,兼有热象者为阳闭,兼有寒象者为阴闭。

羊痫风 =癫痫大发作。

冲脉 奇经八脉之一。能调节十二经气血,故有"十二经脉之海"之称。其与妇女月经有密切关系,故又称"血海"。

冲任不固 "冲为血海,任主胞胎",冲任二脉与妇女的月经、妊娠有密切关系。冲任不固是冲脉、任脉不能固摄之意,易发生崩漏、流产等病证。

汗法 八法之一,即解表法。

壮火 指致病之邪火。

壮阳 用温补药以强壮阳气叫壮阳。壮阳主要指壮肾阳,比补阳的范围稍窄些。

阳事 指男子性生活或性机能。

阳明病(证) 伤寒六经辨证的病证之一,病邪入里化热为阳明病,又分阳明经证和阳明腑证两种证型。相当于八纲辨证的里实热证。

阳脉之海 督脉的别称。

阳盛格阴 邪热内盛,深伏于里,格阴于外,表现为四肢厥冷,脉象沉伏,身大寒反不欲近衣被,以及心腹烦热,扪诊腹部灼热之真热假寒之象。

阳痿 又称阳事不举,指性交时阴茎不能坚硬勃起的病证。

阴挺 =子宫脱垂,阴道前后壁膨出。

阴器 指男女生殖器。

阴脉之海 任脉的别称。

阴盛格阳 阴寒内盛,逼微弱之阳气浮于外,表现为内真寒外假热的证候。

阴痒 妇女外阴或阴道内瘙痒,甚则疼痛,常有渗出物。≈阴道炎,外阴瘙痒。

阴冷 男子阴冷指阴茎或阴囊冷而不温。女子阴冷指阴户有寒冷感,甚至下腹也觉冷。

阴户 指女子阴蒂、大小阴唇、阴唇系带及阴道前庭的部位。

阴阳格拒 是阴阳失调中比较特殊的一类病机,包括阴盛格阳和阳盛格阴两种。由于阴或阳的一方偏盛至极,因而壅遏于内,将另一方排斥格拒于外,迫使阴阳之间不相维系,从而出现真寒假热或真热假寒之证。

出血性中风 =脑溢血。

七画

赤游丹 =丹毒。

运脾 是治疗湿邪困脾的方法。湿浊内阻中焦，致使脾不耐重负，用祛湿之剂以解脾之围，俾其运化功能得以恢复。

走黄 是由疔毒入血，内攻脏腑而引起的全身性感染，一般以颜面部疔疮并发走黄者最为多见。=败血症，脓毒血症。

杨梅疮 =梅毒。

抑木扶土 又称疏肝与脾健药同用的治法，用于治肝旺乘脾之证。

更衣 解大便之婉称。

医案 即病案。

尪痹 又称顽痹，指久治不愈，关节肿胀、变形、致残的痹证。

芳香化浊 是使用藿香、佩兰、砂仁、蔻仁之类具芳香气味，能化除湿浊之邪的药物以治疗上、中焦湿证的治法。

劳淋 遇劳累辄发作的慢性淋证。=慢性肾盂肾炎。

坚阴 是平相火、固肾精的治法，用于相火妄动，肾气不固，梦中遗精之证。

呃逆 =膈肌痉挛。

助阳 即补阳，是用于阳虚证的治法。

时行 指流行性疾病。

时行感冒 =流行性感冒。

时方 指汉代张仲景所著《伤寒杂病论》以后，历代医家所制订的方剂。时方在经方的基础上有了很大的发展，但时方之药味往往多而杂。

肝痈 =肝脓肿。

肠覃 =卵巢囊肿。

肠痈 =阑尾周围脓肿。

肠澼 痢疾之古称。

体气 =狐臭。

佐金平木 又称泻肝清肺，是清肃肺气以抑制肝木的治法，用于肝火旺盛，影响肺气清肃之证。

利湿 又称渗湿，或渗湿利尿，是通利小便，使湿邪从下焦渗利而出的治法。

吞酸 酸水由胃中上逆至咽又随即咽下者称为吞酸；不咽下而吐出者则称吐酸。

针眼 =睑腺炎。

身热不扬 热受湿阻遏的一种热象，其特点是体表初扪之不觉很热，但扪之稍久则觉灼手。

身𥆧动 肌肉掣动或跳动，程度较筋惕肉𥆧为轻。

疔疮 泛指一切体表疮疡发病迅速而危险性较大者。相当于西医的疖、脓疱、疏松结缔组织炎、甲沟炎等体表化脓性感染。

泛恶 即恶心。

泄泻 =腹泻。

完骨 =颞骨之乳突部分。

证 又称证候，亦称证型，是中医辨证的结果，诊断疾病的单位，其对论治具有指导意义。

补火生土 又称温补脾肾，是温补命门以恢复脾的运化功能的治法，用于脾肾阳虚之五更泻。

纳呆 胃的受纳功能呆滞，表现为食欲不振，不思饮食。

君火 指心火。

附骨疽 无头疽的一种，附着于骨的感染，多为慢性，好发于四肢长骨，溃后难愈，可成窦道。≈慢性骨髓炎，骨结核。

延孔 指女子的尿道口。

八画

表证 外感病的初级阶段。八纲辨证证型之一，其对立面为里证。

表里双解 表证、里证同时存在时，必须表里同治，解表与通里清热之剂同用，此称表里双解。

青盲 =视神经萎缩。

直中 病邪（主要是寒邪），不经三阳经传变而直接侵入三阴经为直中。如直中太阴，直中少阴。

拘急 四肢拘挛难以屈伸，但较强直轻。

郁证 由于情志不舒，气机郁滞所引起的一类病证，以肝气郁结为其代表。=抑郁症。

郁热 为火热内生之实热，体内阳气过盛、病邪郁滞及五志过极皆能产生郁热，如肝郁发热、瘀血发热。

奇恒之腑 脑、髓、骨、脉、胆、子宫六个脏器称为奇恒之腑。奇恒有异乎寻常之意。它们似脏非脏，似腑非腑，但贮藏精气，与肾、心、肝三脏关系密切。

奇经八脉 指十二经脉以外的另一些重要经脉，包括任脉、督脉、冲脉、带脉、阴跷脉、阳跷脉、阴维脉、阳维脉。它们与脏腑没有直接的络属关系,但有联络和调节十二经脉的作用。

转筋 多指腓肠肌痉挛。

苗窍 通过五官的孔窍以审视病变的苗头。鼻为肺之窍,目为肝之窍,口为脾之窍,舌为心之窍,耳为肾之窍。审察这些苗窍可知内脏的变化。

齿齘 睡眠中上下牙齿自相磨切,嘎嘎作响的症状。

齿衄 即牙龈出血,又称牙宣。

肾囊风 又称绣球风。=阴囊湿疹。

性冷 =性欲低下,性厌恶。

岩 发于体表的坚硬如石形状不规则的肿物。岩与癌通。

股白肿 一侧下肢突然明显肿胀,皮色不变。=下肢深部静脉血栓形成,或血栓性静脉炎。

肥疮 =发癣中的黄癣。

乳核 乳房中结块形如弹丸,边界清楚,推之活动,轻度胀痛或无痛,与月经周期无关。=乳腺纤维腺瘤。

乳岩 =乳腺癌。

乳疽 指乳房深部脓肿。

乳痈 =急性乳腺炎。

乳癖 双侧乳房发生多个大小不等、边界不清的小结节,胀痛,经期前加重。=乳腺(囊性)增生病。

乳泣 妊娠期乳汁自出。=溢乳症。

乳蛾 =扁桃体炎。

乖戾 指一类具有强烈传染性的致病因素。

和 原意为和谐、调和,引申为适和、适中、和顺、平和、正常,如胃以降为和,口中和。

和法 八法之一,即和解法,实际上为其他七法所不能解决的一种调和法。其用于和解病邪在表里之间的少阳病证,用于调和肝强乘脾的肝脾不和证,也用于调和寒热互结心下之痞证。

命门 有生命之门的含义,为肾阳所在之处。

命门之火 简称命火,为肾火、肾阳的同义词。

命火不足 即肾阳虚。

命门火衰 指肾阳虚之甚者,又称肾阳衰微。

金水相生 又称补肺滋肾,是肺肾同治,滋养肺肾阴虚的治法,用于肺肾阴虚证。

炙 将药材与液体辅料共炒,使辅料渗入药材之内的炮制法。如炙甘草即是将甘草与蜜拌匀后加热同炒制成。

疠风 =麻风。

宗气 为积于胸中之气,由肺从自然界吸入的清气和由脾转输来的水谷精气在胸中结合而成。

宗筋 三阴、三阳的经筋会合于前阴部位称宗筋。宗筋又指男子的生殖器。

泻南补北 又称泻火补水法,即泻心火与滋肾水同用之滋阴降火法,用于肾阴不足、心火偏旺之心肾不交证。

泻肝 即清泻肝火的治法。

油风 =斑秃。

郑声 神识不清时,低声地、断续地重复说一些话语叫郑声,属心气大伤、精神散乱之虚证。

经脉 为经络系统的主要组成部分,包括十二经脉,奇经八脉及十二经别。经脉是经气运行的主要通道。

经气 泛指在经脉中运行的气。

经乱 即经行先后无定期,又称月经愆期。

经外奇穴 指十四经以外的穴位。

经方 主要指汉代张仲景在《伤寒论》、《金匮要略》中制定的方剂,经方的特点是药味少而精,组方严谨。

经闭 即闭经。

经穴 十四经脉(十二正经、任脉、督脉)所属的腧穴称经穴,分布于经脉在体表循行的路线上,供针灸用。

经行吐衄 又称倒经、逆经。每在经前或经期有规律性的出现吐血或衄血。=代偿性月经,子宫内膜异位症。

孤腑 指三焦。

九画

标本 辨证论治中经常使用的一对概念。其含义是多方面的。本:指根本、本质、病因、整体、正气、原发病、主要矛盾等;标:指枝节、现象、症状、局部、病邪、继发病、次要矛盾等。

封藏失司 肾有贮藏精气,主二便的功能,如肾气不固,出现遗精、滑精、早泄、小便失禁、夜尿频多、五更泄泻等症状,称之为封藏失司。

相须 性能功效相类似的药物配合应用,能增强疗效的叫相须,如银花与连翘,麻黄与桂枝。

相使 性能功效有某种共性的药物配合应用,辅药能提高主药的疗效叫相使,如清热泻火的黄芩配以攻下泻火的大黄,辅药大黄能提高主药黄芩的清热泻火作用。

相畏、相杀 实际上是一种配伍关系的两种提法。两药配伍,一药能减轻或消除另一药的毒性或副作用,如生半夏配生姜,生姜能减少生半夏的毒性,这种关系叫生半夏畏生姜,或叫生姜杀生半夏。

相恶 两药配合应用,有拮抗作用而致减效或失效叫相恶,如人参恶莱菔子,莱菔子能削弱人参的补气作用。

相反 两药配合应用,能产生毒副作用叫相反,此属配伍禁忌。

相乘 在五行生克关系中,相克太过叫相乘,如肝木乘脾土。

相侮 在五行生克关系中,出现反向的相克,叫相侮,又叫反侮或反克,如正常为金克木,但当木旺时反过来克金,比如木侮金或木火刑金。

相火 指正常的肾阳、肝阳。

相火妄动 相火因失却肾阴、肝阴的滋养而妄动,表现为肝阳上亢(眩晕头痛,急躁易怒)而虚火内灼(五心烦热,遗精早泄),称为相火妄动。

面游风 =脂溢性皮炎。

咳血 =咯血。

喑 同瘖,即失音。

骨痨 =骨结核。

带下 指生理的白带,有时亦指病理的白带过多,即带下病。

带下病 病理的白带过多,或色质的改变。=阴道炎、宫颈炎。

胞衣 =胎盘。

胞脉 =子宫内膜。

胞室 =子宫。

胞宫 =子宫。

胎动不安 妊娠期出现腰酸、腹痛、胎动、下坠感,甚至阴道少量出血。又称胎气不安。=先兆早产。

胎漏 亦称胞漏或漏胎。妊娠期阴道少量出血,时下时止,或淋漓不断,而无腰酸腹痛者。=先兆流产。

胎黄 =新生儿黄疸。

肺系 指肺的附属器官,如气管、喉、鼻道等上呼吸道的统称。

肺胀 =(慢性阻塞性)肺气肿。

肺痿 =肺纤维化,肺硬变,矽肺,肺不张。

肺痨 =晚期肺结核。

胸痹 即心脉痹阻,或心血瘀阻。=冠心病。

脉 指脉管,即血管,包括动脉、静脉及毛细血管。

脉象 脉诊所得脉搏的形象,包括频率、节律、充盈度、强度、幅度、动势诸方面的综合。

脉结代 泛指脉律不齐。

脉象冲和 指有胃(徐和之象),有神(柔和有力)之脉。冲和之脉见于平脉,亦见于病脉,如孕妇脉来滑数冲和,又如脉虽细弱,仍有徐和之象,不是完全无力,仍属冲和之象。

顺 通顺,和顺之意,引申为功能正常,如六腑以降为顺。

顺气 即降逆下气的治法,用于气逆证。

顺证 病情由重转轻,向好的方向发展叫顺证。

重听 即听力减退。

食积 又称积滞。表现为纳呆,恶食,恶心,脘腹痞闷,嗳腐吞酸,大便稀溏,舌苔厚腻。=慢性消化不良。

急下存阴 当热病耗伤津液之际,急用通下药以泻实热,以免津液进一步耗损,叫急下存阴。

类中风 由内风所致之中风叫类中风。即通常所称之中风,又称卒中。轻者表现为中经络,重者表现为中脏腑。

祛湿 祛湿的治法包括芳香化湿、苦温燥湿及淡渗利湿。

神阙 =脐。

神明 =神志,神识。

神昏 =昏迷。

神乱 =精神错乱。

语言不利 指语言障碍,发音困难或吐词不清。

语言謇塞 由于中风所致舌强不能言,发音困难或模糊不清。

语音重浊 简称声重。由于鼻塞,气道不畅通而发音低沉重浊(鼻音),为肺气不宣的症状。

室女 未结婚的女性,即处女。

客 用作动词,寄居他乡,停留异地之意,借指病邪侵犯身体某部位,如寒邪客肺。

疮疡 泛指体表部位的各种感染性疾病,包括疔疮、疖肿、痈疽、流痰、流注等。

烂喉丹痧 又称丹痧。=猩红热。

逆传心包 温病不按卫气营血次序传变,由卫分(肺)突然陷入营分(心包)为逆传心包。

逆证 病情突然恶化由轻转重,向坏的方向发展叫逆证。

逆治 即正治,见正治。

柔肝 治法用语,用滋养肝阴之药,以收敛过旺的肝气,功与滋阴潜阳近似,如白芍功效为柔肝止痛,平抑肝阳。

结核 泛指一切皮肉之间的圆形肿块。包括皮下囊肿、皮下结节、肿大的淋巴结以及肿瘤。

结喉 男子颈前方突起处,即甲状软骨。

结胸 热与水或热与痰结于胸腹,表现为心下胃脘或至少腹的硬满疼痛。

结代脉 为节律不齐脉的总称,包括结脉、代脉及促脉三种。

络脉 为经脉的分枝,纵横交错网络全身,把人体所有的器官组织联结成一个统一的有机整体。

绝汗 又称脱汗,见于亡阴、亡阳之际。

十画

顽疾 又称顽症,指难治或久治不愈的病症。

顽痰 指顽固难愈的痰证。顽痰多胶结胸膈发为痰饮、哮喘,或结为气痰、瘀痰、滞留多处形成痰核、瘰疬、肢体顽麻等病。

顽痹 又称尪痹,见尪痹。

恶阻 =妊娠呕吐。

恶(wù)寒发热 恶寒与发热同存,为外感病表证的热型。

真心痛 =心绞痛。

真中风 由外风侵袭而引发之中风称真中风。此种中风仅表现为中经络。

热因热用 反治法之一。热因热用意为以热治热,即用热性方药治疗热证(其实是真寒假热证)。

热入心包 即温热病的营分证,表现为高热、神昏、谵语。

热入血室 经期、行经前后、或产后恶露未尽之时,出现下腹部或胸胁下硬满疼痛及发热(寒热往来无定时)。≈急性盆腔炎。

热毒 即火毒。见火毒。

热(气)疱 =单纯疱疹。发热时出现的一种急性疱疹性皮肤病,多发生在唇缘、口角、鼻孔附近。

热痹 痹证的一种,即风湿热痹,表现为关节红肿热痛。

热淋 淋证属膀胱湿热证,其中热象明显称热淋。

破气 行气作用之峻烈者叫破气,具有散结导滞的作用。

破伤风 =破伤风。

破血 活血祛瘀作用之峻烈者叫破血。

逐水 用猛烈泻下药,引起剧烈腹泻,使体内水液排出的治法叫逐水。

顿咳 =百日咳。

峻下 即逐水。见逐水。

脐风 =新生儿破伤风。

脐突 =脐疝。

脑鸣 即耳鸣。

脑漏 病名,鼻渊的俗称。

胸痞 指胸中满塞不痛。若胸中满塞兼痛者则为结胸。

胸痹 =冠心病。

胸胁停饮 =胸水。

胸阳不振 即心阳虚。

脏躁 =癔病。

积聚 又称癥瘕,见癥瘕。

缺盆 =锁骨上窝。

缺血性中风 =缺血性脑血管病。

鬼胎 =葡萄胎。

息微 呼吸浅表,气息微弱。见于虚证。

息粗 呼吸气息粗糙、急迫。见于实证。

透邪 又称达邪,即用辛凉解表法治风热表证,使病邪往外透达。

透疹 麻疹、风疹之类病,在皮疹透发不畅或应出未出之时,采用辛凉解表一类的治法,使其顺利出疹,不致发生变证,叫透疹。

透表 即透邪、透疹一类的治法。

倒经 又叫逆经,经行吐衄。在月经周期中或行经前后出现周期性吐血或衄血的病证。

釜底抽薪 用抽去灶中的柴火以降低釜中温度,来比喻通大便以泻去实热证的治法。

症 =症状。

病 又称病名。中医的病名和西医的病概念完全不同。中医的病名不具有独立的诊断价值,只是几个有关联症的组合。例如痢疾是下利赤白黏冻、里急后重症状的组合,各种类型的痢疾皆包括在内。

痈 中西医痈的概念不同,中医的痈相当于西医的脓疱或脓肿。发生在体表皮肉部位的急性化脓性感染称外痈,相当于西医的脓疱;发生在内脏的化脓性感染称内痈,相当于西医的脓肿,如肺痈即肺脓肿。

疽 分有头疽与无头疽两种。有头疽是发于肌肤间的阳性疮疡,相当于西医所称之痈及蜂窝织炎。无头疽的发病部位深在筋骨,初起漫肿无头,多为阴性,相当于西医的慢性骨髓炎、骨关节结核等深部慢性感染。

疳 又称疳病或疳证,泛指小儿营养不良及其合并症。表现为营养不良、面黄肌瘦、消化不良、腹部膨胀、慢性腹泻等。轻度者称疳气,中度者称疳积,重度者称干积。

痄腮 ＝流行性腮腺炎。

疰夏 ＝小儿夏季热。

废用 即瘫痪。

病机 病因启动后,引发疾病的病理过程称病机,病因、病机常连用称病因病机。

病进 指病情恶化或加重。

病退 指病情好转或向愈。

高骨 手腕近拇指一侧有显著隆起的部分称高骨,即桡骨茎突处。

家 指患者,如称失血患者为亡血家。

流痰 好发于骨关节间,起病缓慢,化脓亦迟,溃后流脓清稀,或夹有干酪样物质,不易愈合而形成瘘管。≈骨关节结核,慢性骨髓炎。

流火 ＝小腿部位的丹毒。

消瘅 ＝消渴之古名。

消渴 ≈糖尿病,尿崩症。

浸淫疮 ＝急性湿疹。

流注 是由它处病灶的毒邪,转移扩散到深部肌肉,停留住了而发生的脓肿,具有初起微肿,块不甚明显,皮色如常,发生无固定部位的特点。≈寒性脓肿。

涤痰 用峻烈祛痰药荡涤顽痰的治法。

浮火 为阳虚至极,欲亡之象,见于阴盛格阳于外,真阳外逸将亡之际。

消法 八法之一。有消散,消导之意。使积聚之实邪渐消缓散的治法。适于气滞、血瘀、肿瘤、结石、食滞、水肿诸证。

消导 即消食化滞,是消除食滞以恢复脾胃运化功能的治法。

润燥 是使用滋润药以治疗燥证的治法。

粉刺 又名酒刺。＝寻常痤疮。

益火补土 是温肾阳而补脾阳的一种治法,又称温肾健脾或温补脾肾法。适用于肾阳式微而致脾阳不振之证。

调和营卫 是解除风邪以纠正营卫不和的治法,代表方为桂枝汤。

调气 即理气,包括行气、降气,以治气滞、气逆证。

通因通用 反治法之一,是以通治通的治法,即用通利方法以治疗表象通泄,实际上是因阻滞而欠通畅的病证。适用于湿热痢、湿热淋、瘀血性崩漏、热结旁流等真塞假通之证。

通阳 阳气被寒邪或湿邪阻碍时,使用祛寒方药或祛湿方药使阻碍的阳气得以宣通的治法。

绣球风 ＝阴囊湿疹。

十一画

黄胖病 ≈钩虫病。

黄水疮 ＝脓疱疮。

萎黄 由虫积、食滞所致慢性营养不良,表现为面黄肌瘦,皮肤干燥不润泽,倦怠乏力,纳呆便溏等。

营气 是与血共行于脉中之气,营与血的关系极为密切,可分而不可离,故常"营血"并称。

营分证 温病卫气营血辨证的第三阶段,由气分证传变而来,是温热病邪内陷的深重阶段。表现为高热、神昏、谵语、斑疹隐现、舌质红绛、脉象细数。

营卫不和 营是汗液的物质基础,卫指卫于体表的阳气。营卫不和是指太阳中风(表虚)证的自汗而言。

培土抑木 即健脾疏肝法,用于治肝脾不和证。

培土生金 即补脾益肺法,用于治脾虚进而脾肺两虚之证。

理气 又称调气。又分行气及降气,前者用于气滞证,后者用于气逆证。

虚里 即心尖搏动处。

蛊病 又称蛊胀。＝血吸虫病肝硬化。

蛇串疮 ＝带状疱疹。

蛇皮癣 ＝鱼鳞病。

跌阳脉 又名冲阳脉,位于足背动脉搏动处。

悬饮 ＝渗出性胸膜炎,多为结核性胸膜炎。

雀目 ＝夜盲症。

崩漏 在非经期,阴道大量出血称崩中,出血淋漓不断称漏下,合称崩漏。若经期延长,达三周以上,称经崩或经漏,亦属崩漏范畴。

脚气　≈维生素B_1缺乏病，或营养不良性水肿。
脚湿气　≈足癣。
脱肛　=直肠脱垂。
脱骱　=关节脱臼。
脱气　=虚脱。
脱(骨)疽　=血栓闭塞性脉管炎。
脱汗　又称绝汗，见于亡阴、亡阳之时。
脱证　①虚证为慢性消耗不足之证，分气虚、血虚、阴虚、阳虚四种；而脱证为急性亡失之证，分气脱、血脱、亡阴、亡阳四种。久虚虽可致脱，亦可无久虚而突发暴脱。总之脱证是病情急骤的危重阶段。=虚脱，休克。②中风，有神志障碍者称中脏腑，又有闭证与脱证之分。其中重度神昏者为脱证。=深昏迷。
秽浊　①指秽浊之气，为一种中伤人体的污秽混浊之气，以及"山岚瘴气"之类的病邪。②指体内排出的污秽混浊之物。
敛阴　即收敛阴气的治法，用于阴津耗散而病邪已衰退的病证。

麻疹　=麻疹。
麻风　=麻风。
宿疾　指旧有的疾病，与新病相对而言。
惊风　=小儿惊厥。
盗汗　=睡时出汗，醒后汗止的异常出汗症状，见于阴虚证。
清气　指水谷精气中的轻清部分。
清窍　①指上窍。②指脑。
清法　八法之一，即治疗实热证的清热法。
淋证　表现为小便频数短涩，滴沥刺痛，欲出未尽，小腹拘急或痛引腰腹的病证。
淋浊　淋证之有小便混浊者称淋浊。
绿风内障　=青光眼。
胬肉攀睛　=翼状胬肉。
堕胎　凡妊娠12周内，胚胎自然殒堕者称堕胎。=早期流产。
隐疹　=荨麻疹。

十二画

厥阴病(证)　伤寒六经辨证，三阴病发展的最后阶段。在此阶段正气和病邪相争于内，表现极为错综复杂，厥热胜复，寒热交错为其特点。
厥证　突然昏倒，神志不清，或有四肢逆冷，短时间内可以苏醒。=昏厥，晕厥。
喑　又称瘖，即失音。
紫斑　=紫癜。
喉风　指发病急速，病势严重，咽喉肿痛剧烈，痰涎壅盛，呼吸困难的病证。又分急喉风、烂喉风、缠喉风及锁喉风四证。
喉痹　即咽喉肿痛。=咽喉炎。
喉痧　又称烂喉丹痧或丹痧。=猩红热。
蛔厥　=胆道蛔虫症。
遗溺　=遗尿。
黑睛　即眼睛的黑色部分，相当于角膜部分。
短气　呼吸困难，气不接续，短而促，浅而快。见于虚喘。
鹅口疮　又称雪口。=口腔白色念珠菌病。
鹅掌风　=手癣。
舒肝　即疏肝。
(腓腨)转筋　=腓肠肌痉挛。
筋　指附着于骨关节处的肌腱。

筋惕肉瞤　即肌肉抽掣跳动，其病机与"身瞤动"基本相同，不过津液损伤的程度更甚。
痞块　上腹之硬块，属癥积范畴。=肝脾肿大。
痞满　自觉脘腹痞塞不通，满闷不舒，但检查腹部未能触得肿块。
痢疾　=痢疾。
痧　痧的概念含混不清，其临床表现多样，实际上是一类病症的概称，有热痧、暑痧、瘟痧、绞肠痧等诸种痧之分。简言之，痧是感受秽浊之邪，不正之气，多发于夏秋的一类时病。表现有发热、闷乱、腹痛、吐泻或出疹等多种症状。实际上一些温病、中暑、瘟疫、干霍乱等也包括在其中。
滞下　痢疾之古称。
滞颐　小儿常流口涎而渍于颐下，故名。
湿土　指脾。
湿毒　=慢性湿疹。
湿疮　=湿疹。
湿浊　指湿邪。湿邪为患，表现为口中发黏，舌苔垢腻，胃纳呆滞，脘腹闷胀，大便溏泻故称湿浊。
湿温　温病病种之一。≈伤寒、副伤寒。
湿热痢　=急性菌痢。
滑胎　凡堕胎、小产连续发生三次以上者称滑胎。=习惯性流产。

温病 是感受四时不同的温邪所引起的多种急性热性病的总称。伤寒与温病是外感病的组成部分。温病学虽后起于伤寒论，但由于切合临床实际，应用更为广泛。

温法 八法之一，即温里法，用温热方药以祛除寒邪的治法。

滋水涵木 即滋养肝肾法，是滋养肾阴以养肝阴的治法。用于肝肾阴虚而肝阳偏亢之证。

善 ①长于。如肉桂善通血脉。②易于。如"肝郁患者善太息"，"中消患者消谷善饥"。

寒因寒用 反治法之一。是以寒治寒，即用寒性方药治疗真热假寒证。

疏表 即疏解表邪。使用发表作用较弱的解表药，不一定引起出汗即能解除表证的治法。

疏风 使用善于祛风的药物以疏散外感风邪的治法。

强中 即阴茎异常勃起。

十三画

鼓胀 ＝腹水。

暗产 ＝自然流产。

腠理 概括皮肤的孔隙，皮下的空隙及肌肉的间隙。

脾约 古病名，指脾虚津少，肠液干燥以致大便坚硬难出的病证。≈习惯性便秘。

腧穴 即穴位。

解颅 头颅骨缝分裂，前囟扩大不闭合，见于重症佝偻病及脑积水。

解痉 即镇痉，又称熄风。

解肌 外感表证有汗的治法，如桂枝汤为辛温解肌方，柴葛解肌汤为辛凉解肌方。

微热 即低热。

错经 即经行便血，每在行经时出现大便下血，而经血量减少。

痹 闭塞不通之意。如胸痹，脉痹，痹证。

痹证 风、寒、湿、热、痰、瘀等邪闭阻经路，致气血运行不畅，发为关节、肌肉疼痛，或有肿胀变形。＝风湿病。

痼疾 久治不愈的顽固性疾病。

痿证 是肢体痿弱废用，筋弛不收的一类病证，多见于下肢。≈脊髓病变导致的截瘫或轻瘫。

痰核 为皮下肿起如核的结块，结块多少不一，不红不肿，一般不化脓溃破，多为淋巴结核。

痰浊 指广义的痰证。痰浊上干清窍则头目眩晕，滞于胸中则胸闷咳喘，阻于胃则恶心呕吐，流窜经络则结为痰核瘰疬等。

廉 侧或面之意。如上廉即肢的上侧或上面，内廉即肢的内侧或内面。

新感 温病中感受病邪立即发病者称新感温病。

溏 大便稀薄为溏。如便溏，溏泄。

塞因塞用 反治法之一，意为以塞治塞，实为以补开塞，即用补益方药治疗因虚而闭塞的真虚假实证或本虚标实证。如用补脾法治脾虚腹胀。

缠腰火丹 又名缠腰蛇丹。＝(腰腹部或胸胁部的)带状疱疹。

十四画

截疟 在疟疾发作前进行治疗以制止再次发作称截疟。

嘈杂 胃脘似饥非饥，似辣非辣，似痛非痛的一种莫可名状的症状。

鼻鼽 以阵发性发作鼻痒、喷嚏、流清涕为主要特点的慢性鼻病。≈过敏性鼻炎。

鼻衄 ＝鼻出血。

鼻痔 ＝鼻息肉。

鼻渊 ＝副鼻窦炎。

膏粱厚味 膏为肥肉，粱为细粮。膏粱厚味泛指油脂浓厚的荤腥美味。

瘖 同喑，即失音。

精微 饮食经过消化吸收的精微部分，通称水谷精微。

漏肩风 ＝肩关节周围炎。

熄风 平熄内风的治法。

十五画

横痃 各种性病所致的腹股沟淋巴结肿大称横痃。
聤耳 又称脓耳。＝化脓性中耳炎。
噎膈 ≈食道癌,贲耳癌,食管贲门失弛缓症。
嘶嗄 又称音哑,即声音嘶哑。
镇痉 又称解痉,即熄风。
瘛疭 即俗称之抽风。＝抽搐。
癃闭 癃指小便不利,量少,点滴而出;闭指小便不通。概指排尿困难。≈尿潴留,无尿症。
潮热 发热如潮水定时而至,多在每日午后出现。多见于内伤,如阴虚潮热,骨蒸潮热。亦见于外感病,如湿温潮热,阳明日晡潮热。
潜阳 治阴虚而肝阳上亢的治法,又分重镇潜阳及滋阴潜阳,二者常结合运用。
谵语 高热神志不清时的胡言乱语,属实证。

十六画

醒脾 脾为湿邪所困之际,运用祛湿药使脾的运化功能得以复苏叫醒脾,意同运脾。
霍乱 古人把上吐下泻并作的病都叫霍乱。≈霍乱,急性肠胃炎。
噫气 又称嗳气。
瘰疬 ＝颈部结核性淋巴结炎。
瘾疹 俗称风疹块。＝荨麻疹。
瘿病 ＝甲状腺肿大诸病。

十七画

戴眼 俗称翻白眼,目睛上视不能转动的危重症状。
戴阳 因下焦虚寒而阳气浮越于上,为下真寒上假热的证候,属阴盛格阳所致真寒假热的一种表现。
瞳神 又称瞳仁。＝瞳孔。
膻中 位前胸正中,两乳的正中间部位。
臁疮 发生在小腿部位的慢性溃疡。
謇 转动艰难之意。如舌謇则语言不利,称语言謇塞。
豁痰 意同涤痰、逐痰,即豁痰醒脑,此法用于治疗痰涎壅盛而有神志障碍之痰证。
燥湿 祛除中焦湿邪的治法,又分苦温燥湿及苦寒燥湿。

十八画以上

髀骨 ＝股骨。
巅 头顶部。
蟹足肿 ＝瘢痕疙瘩。
癥瘕 又称积聚。腹内有块,可触及、坚硬不移,痛有定处为癥,又称积;腹内有不定型之物,但聚散无常,推之游移不定,痛无定处为瘕,又称聚。
癫狂 ＝精神病。
髓 包括骨髓、脊髓及脑髓三种,均属于肾,为肾中精气所化生。
蠲 祛除之意。如蠲痹,蠲毒。